AROMATHERAPY PERFECT BOOK

香りを知る・楽しむ・活用する

アロマセラピー
パーフェクトBOOK

アネルズあづさ 著

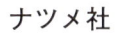
ナツメ社

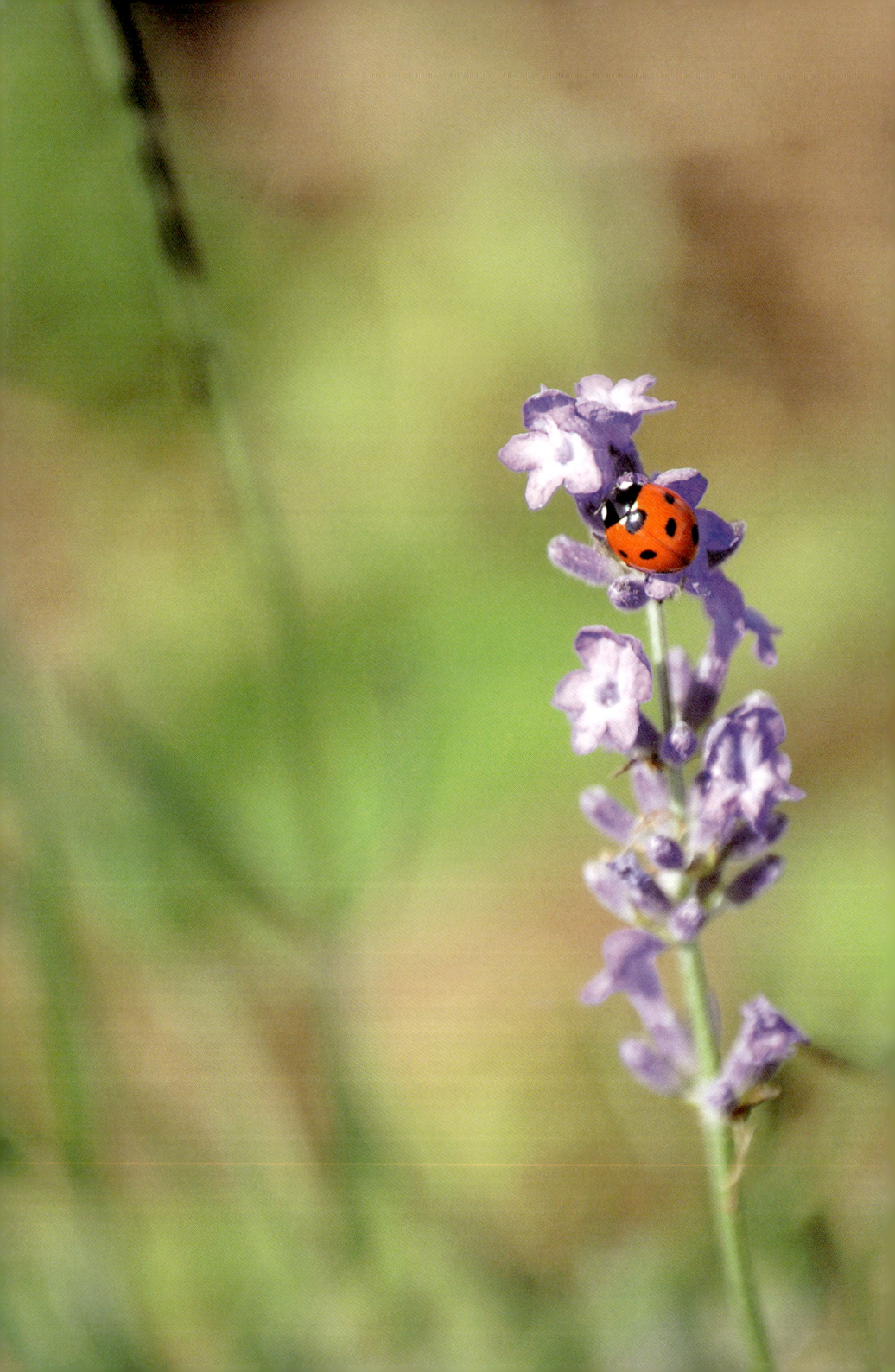

みなさんは、なにがきっかけで「アロマセラピー」に興味を持ちましたか？
私の場合は、大学時代の先輩が取り組んでいた研究が
「アロマセラピーと運動能力の関連性」だったことでした。
当時は「香り」がどうして運動能力に影響するかが、まったくわかりませんでしたが、
その「香り」という未知的な分野に卒業後も心惹かれ、何度か大学の研究室に通いました。

「まず自分でも精油を使ってみよう！」と、知識のないまま手に取ったのが、
ゼラニウム、ラベンダー、そしてレモングラスでした。
これらはインスピレーションで選んだのですが、この出来事が自分のために精油を活用し、
専門的な学びの道に進むきっかけとなりました。
それから「深く知りたい・触れたい・感じたい」という思いの
ひとつひとつをどのように実現していくか日々考えるようになり、英国に留学することを決めました。

3年半、アロマセラピーそしてホリスティックなアプローチに関連する療法を学び、
日本に帰国後から今までアロマセラピーの仕事に従事しています。
英国の学校を卒業してからも、恩師を含めたくさんの方々から多くを学び、
様々な現場で経験を積んできました。それが今の私の支えです。

本書は、精油の使い方や注意事項など基礎的な内容の解説に加え、目でも楽しんでいただけるように、
自分の足で訪れた農家などで撮影した植物写真をふんだんに載せています。
なぜなら、文字で理解できるアロマセラピーではない、
写真が教えてくれる植物の姿とイメージが、自分の理解度を高めてくれたからです。
そして、初めてアロマセラピーを楽しむ方だけではなく、
アロマセラピストを目指す多くの方にも、同じように役立つと思ったからです。

精油の香りと植物の姿は、想像以上に個性にあふれ、多くの効果を秘めています。
もちろん、人それぞれにその捉え方や感じ方が違っても良いものです。
アロマセラピーを学ぶ方法は様々な形がありますが、
私は、学びから「判断力」を養うことが大変重要であると考えています。
しかし、その判断力は文字からだけでなく、様々な知識や人の経験、
自分の感覚や本能を、そして実体験を含めた総合的な力で積み上げられていくものです。

アロマセラピストの学びに終わりはありません。

決して枠組みにはまり過ぎることなく、「感覚に正直に香りを楽しむ」ことを軸に、
どのようにアロマセラピーを活用できるかを、これからも追求していきたいと思います。

そして、本書がみなさんにとって少しでも深く学ぶきっかけになることを、
心から願っています。

アネルズ あづさ Annells Azusa

CONTENTS

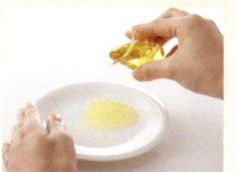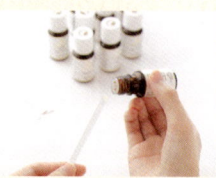

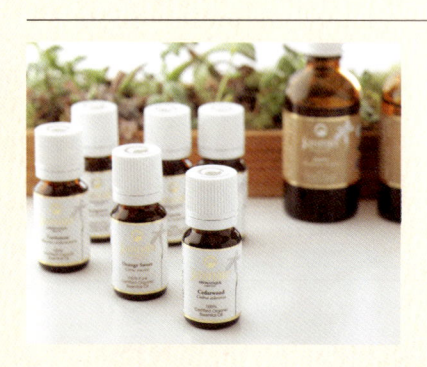

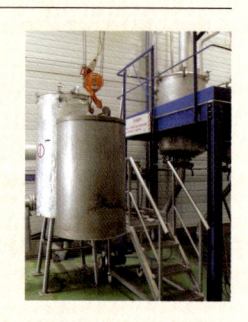

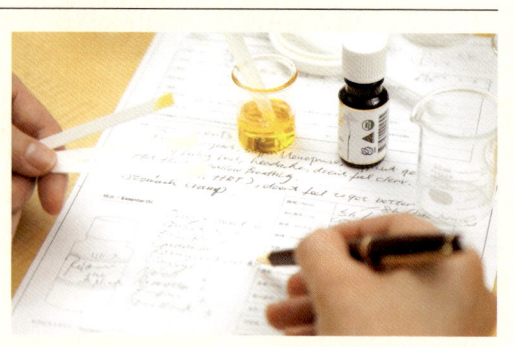
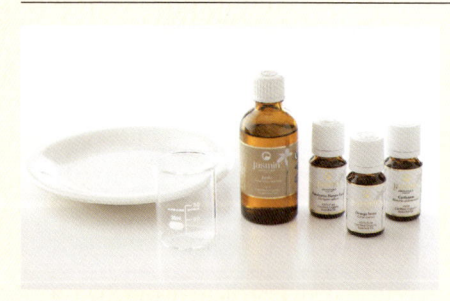
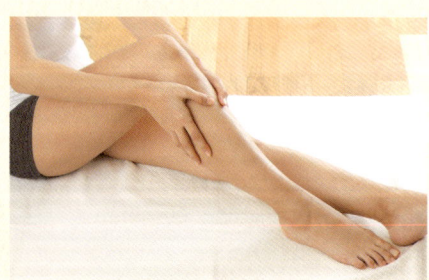

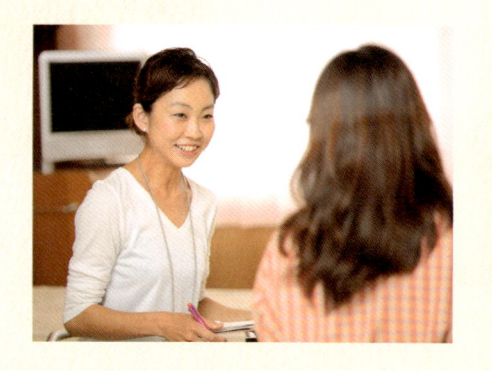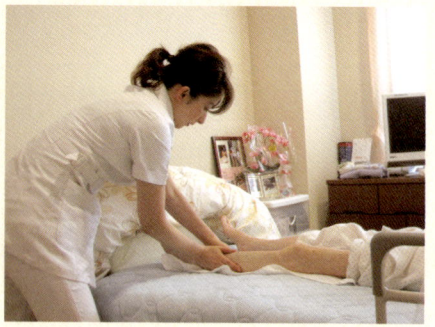

258 Chapter9
様々な分野で活躍するアロマセラピスト

アロマセラピーを始める前に読んでください。

精油の扱いには十分注意してください。

● 45ページに精油を使う際の注意事項を掲載しています。使用する前にかならず読んでください。

アロマセラピーセルフケアは「治療」ではありません。

● 本書では、健康や美容に役立つ様々なアロマセラピーの利用法を紹介していますが、それはあくまで「予防」や「改善」のために行うものであり、「治療」を目的として行うものではありません。
● 精油は「医薬品」ではありません。
● 妊娠中の方、特定の症状がある方、体調が優れない方、健康状態が気になる方は、まず医師の診断を受けてください。
● 本書の著者、出版社は精油を使用して生じた一切の損傷や負傷、そのほかについての責任は負いません。

本書で使用している精油や植物油はすべて「ジャスミンアロマティーク」のものです。

http://annellsazusa.com/

「ジャスミンアロマティーク」は、オーストラリアのゴールドコースト内陸部にあるオーガニック認証を得た自社農場や、世界中のオーガニック農家から届く最高級品質の原料を使用し、商品を開発・製造しているブランドです。精油や植物油も世界中のオーガニック契約農家から仕入れ、厳格な温度管理や品質管理のもと、お客様へと届けられています。

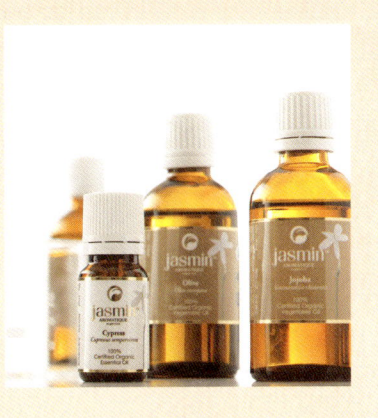

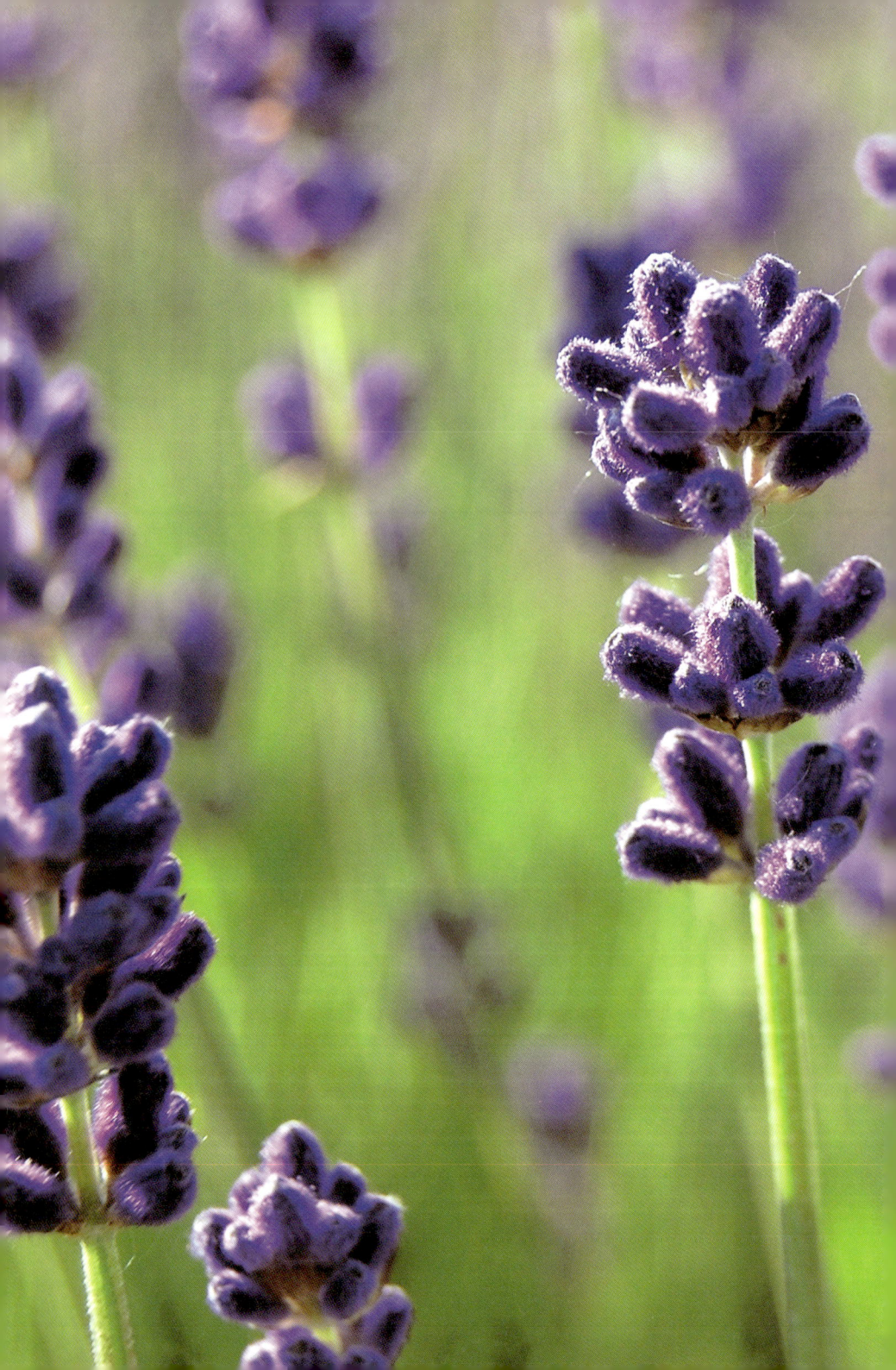

Chapter1

アロマセラピーの基礎知識

アロマセラピー（Aromatherapy）とはアロマ（Aroma）と療法（Therapy）を合わせた造語。ルネ・モーリス・ガットフォセというフランス人化学者によって20世紀前半に生み出されました。文字通り、香りを使って心身をより良い状態へと導く療法ですが、まずは私たちのまわりにある香りを感じることから始めましょう。次に、香りに対してあなたがどのように感じたかを大切にすること。そこから、アロマセラピーの扉は開かれます。

「香り」「アロマセラピー」のある暮らし

アロマセラピーの第一歩は、「香り」を感じることから始まります。まずは、あなたの身のまわりにある香りの中から、好きな香り、心地良いと思える香りを見つけましょう。

家、オフィス、電車……
生活の中に常に存在する香り

どこかのカフェや家のソファなどに座って好きな飲み物を飲みながら、好きな香りがあればそれを感じつつ、ゆったりと深呼吸をして一緒に考えてみましょう。

私たちは普段、常に「香り」を意識しながら家の中で生活したり、外を歩いたり、眠りについているでしょうか？　どちらかというと、常に香りを意識しているというよりも、香りを感じて初めて意識するという順番になっています。家、オフィスや教室、タクシーや電車などの空間の中の香り、人や動物から感じる香り、食べ物や飲み物から感じる香り、環境が発している香りなど……これらを意識し始めると、私たちが住む世界から香りを取り去ることは難しいと理解できます。それと同時に、「香り」はあまりにも身近なところに存在していることもわかります。

そんなことに気づき始めたあなたは今、自分の髪の香りや洋服の香り、目の前の物の香りを嗅いでみているかもしれません。日常生活の中では、私たちを心地良くする香り、逆に不快に感じてしまう香り、その両方を嗅覚が香りとして認識することができます。こういった香りによって生じる心身の変化を感じることが、「香りを楽しむ」スタートであると言えます。

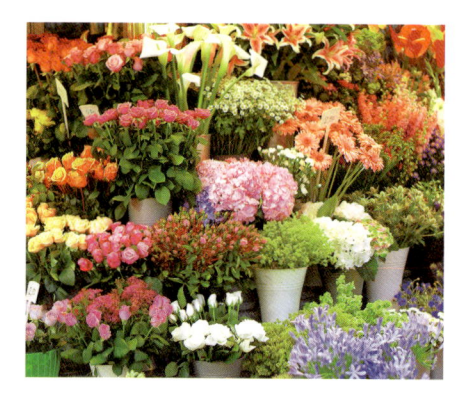
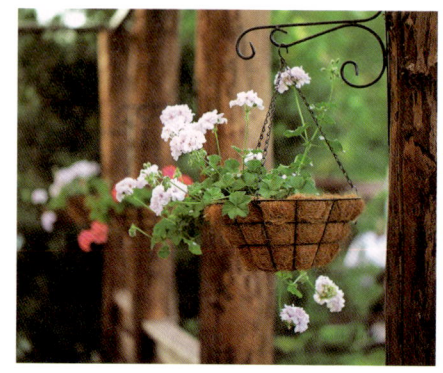

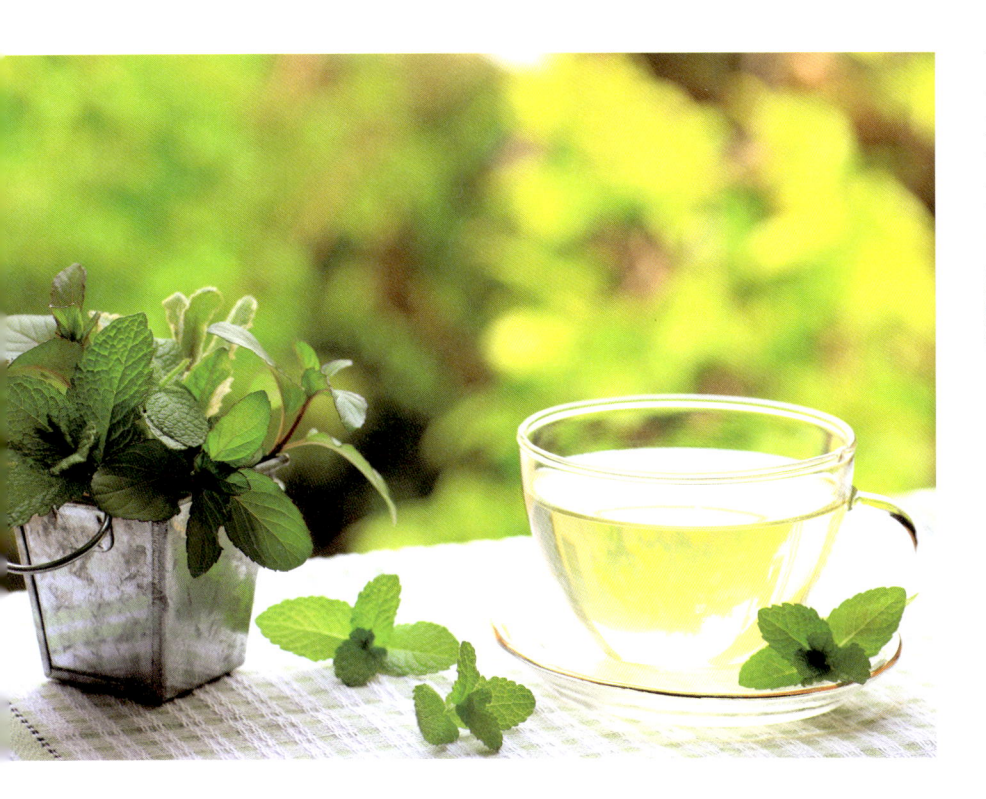

アロマセラピーは香りをどう感じるかが大切

　香りの中でも、とくにハーブ（芳香植物）から抽出した精油（エッセンシャルオイル）を意識的に、そして目的を持って活用する方法を「アロマセラピー（芳香療法）」と呼びます。アロマセラピーは文字の通り、芳香を活用する療法であるため、私たちの嗅覚が香りをどう身近に感じ、そしてどう心地良く楽しむことができるかが大切なポイントとなります。

　様々な香りを持つ精油は感覚を無視したり無理強いしたりして使用するものではありません。どんなに文献などで、この精油は「〜に良い」「〜に働く」と書かれているものであっても、実際に使う方が心地良く感じるかという点は、忘れてはいけないことです。もし、香りに対する感覚が他人と違うことがあったとしても、それは決して間違いではありません。香りの感じ方は個性があって当たり前なのです。

　このようなことを軸として、普段口にしている食べ物や飲み物の香りを感じたり、あなたが「至福の時間だな」と思える香りを楽しんだりしなから、少しずつ「香り」そして「アロマセラピー」を学ぶために、気持ちを解放していきましょう。

香りを感じる・触れる・視る

生活の中のあらゆる場面で感じる香り。それはどこから漂うものなのか、私たちはどのように感じているのか、それを意識することでアロマセラピーや精油への理解も深まります。

いい香り、嫌な香りは人それぞれ
香りの好みは一般論では語れない

あなたのまわりにある様々なものに、まず意識を向けてみましょう。コップは香りがしますか？　本は？　服は？　食べ物は？　自分は？　これらの中には、香りがするものと、しないものがあることに気づきます。18〜19ページで詳しく説明していますが、香りは基本的に香りの「分子」が嗅細胞に届いて認識しているため、多少なりとも感じ方に違いがあります。なお、香りがしな

いものは、嗅細胞がうまく認識できていない結果ということになりますが、香りの分子がまったく存在していないということではありません。

簡単に言うと、無臭の世界で生活しない限りは、常に私たちのまわりには香りの分子が存在していると言えます。また「いい香り・嫌な香り」という定義も、人によって大きな違いがあります。そのため、香りの好みを一般論化することは、実は大変難しいことなのです。

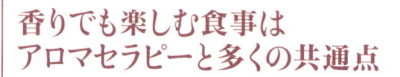

香りでも楽しむ食事は
アロマセラピーと多くの共通点

では、冷蔵庫を開けてみましょう。果物、野菜など、あなたが今手に取っているものは、香りがしますか？　その香りはどこからしていますか？　次は庭の植物。どのような植物がどのような香りを放っていますか？　そして家の中。あなたがいい香りと思う香りは、どこから漂っていますか？　こうして考えると、どういった場所から香りが発せられているかに気づくことができます。

また、私たちは毎日「食事」を摂取するときに、かならず香りと味を同時に感じて

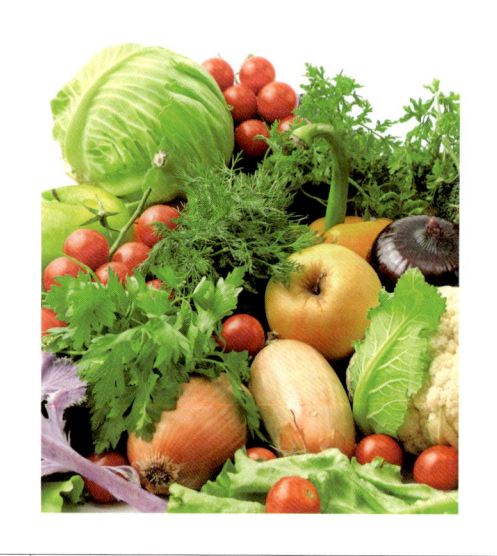

楽しんでいます。けれど、なにか食べながら鼻をつまんでみてください。途端にそれまで感じていた香りや味の一部を感じることができなくなります。次は鼻を解放してみましょう。「ほわ〜っ」と感覚が戻るのがわかりませんか？ このように、私たちは栄養素だけではなく、香りや味によって感覚的にも食事を楽しむことができ、さらに食事によってこの感覚を養うことができるのです。逆に言うと、香りも味もしない食事は、私たちを感覚的に楽しませてくれないだけでなく、継続しにくいと言えるのではないでしょうか。

　私は、この食と香りとの関連性において、アロマセラピーの中でも同じような現象を感じることが多くあります。精油を選択したりブレンドしたりすることは、料理をすることに大変似ていると長年感じてきました。そして、香りの持つ性質に嗜好性が組み合わさって、それぞれの香りの受け入れられやすさや受け入れにくさ、そして苦手意識が生じると考えています。

精油が抽出される
芳香植物を視て観察を

　食材のような感覚で、精油をひとつひとつ手に取って香りを確かめてみましょう。次は色。精油の色を確かめるのは少量であればあるほど簡単ではありませんが、ただひとつお伝えできるのは、純粋な精油で無色のものはほとんど存在しないということです。それぞれに色を保持していることは、

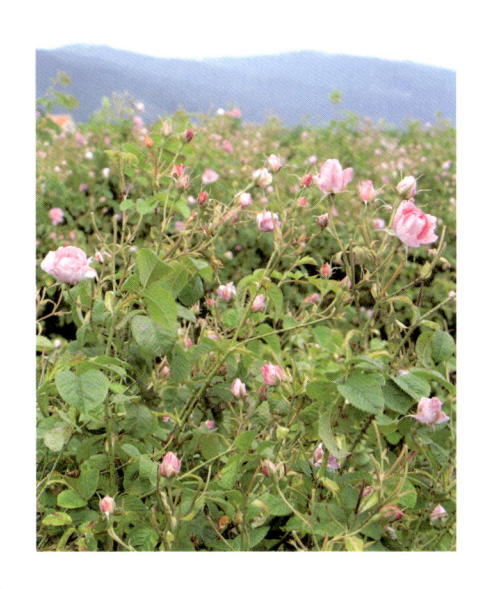

植物から抽出されている純粋な精油の特性でもあります。

　また、私はスクールで教える際、精油が抽出される植物そのものをできるだけ視るように生徒さんにもすすめています。植物そのものを視るというのは、植物を栽培し、精油を抽出している農家に足を運ぶことが一番良い方法です。私自身も、アロマセラピストとして過ごした16年間の中で、すべての精油の農家に足を運ぶことはまだまだできていません。それは、これからも長く続く勉強だと思っています。ただ、便利なことに、現在は写真でその姿を見ることもできるため、まずは写真でその植物をイメージしてみると良いでしょう。本書のChapter4では、農家に足を運んで私自身が撮影した写真をたくさんご紹介していますので、その写真からいろいろなイメージを膨らませていただければ幸いです。

アロマセラピーの歴史

人間は、紀元前の昔から芳香植物を生活の中で役立ててきました。それほど古くから、芳香植物の持つ様々な効能を人間は知っていたということ。その関係性はとても奥深いものです。

古代エジプト時代は神への祈りに薫香を利用

　私たちがアロマセラピーの歴史を学ぶには、古代エジプト時代までさかのぼる必要があります。古代エジプトでは神に祈りを捧げるために薫香を用いていたとされ、私たちが香水を指す「Perfume（パフューム）」という言葉は、「〜を通して」という意味の「per（ペル）」と、「煙」という意味の「fumum（フムム）」を合わせたもので、「煙を通して」といった意味があります。この語源のように、「香り」と言う言葉からは焚いて煙を立たせ、天に昇る煙ととも

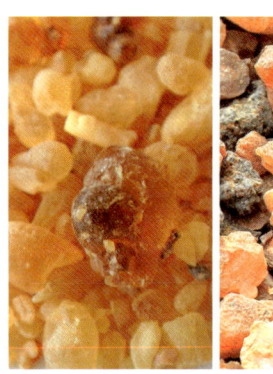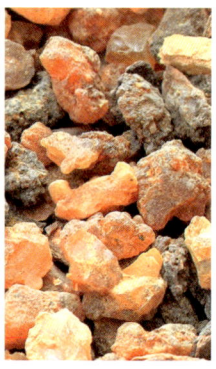

聖書による言い伝えでは、キリストが誕生した際に、東方の三賢者がフランキンセンス（乳香）、ミルラ（没薬）、黄金を捧げたとされています。どれも当時は大変高価なものでした。

に神に祈りを捧げる画がイメージできます。私自身も、テントに人が横たわり、香りを感じながら瞑想を行っていたことを歴史のプログラムで学びましたし、この光景を実際に目にしたこともあります。

抗菌作用や抗酸化作用のあるミルラを使ってミイラづくり

　古代エジプトでは、死者は3000年かけて空気や大地などを通り、また元の体に魂が戻ってくると考えられていたため、死後の体を大切に保存していたとされています。それがミイラです。その際に、まず内臓を取り出して芳香植物を詰め、さらにミルラなどを包帯に浸して体に巻いていたという記録があります。そして、ミルラは現在でも、抗菌作用や抗酸化作用が高い精油として活用されています。

　なぜ、当時の人々がこういった芳香植物の機能性や活用方法を知り得たのかは、今なお大きな謎に包まれています。それは、現在に続く歴史の知恵のひとつであり、植物の恩恵は、私たちが暮らしている自然界に古くから存在していたことを示してくれるものでもあります。

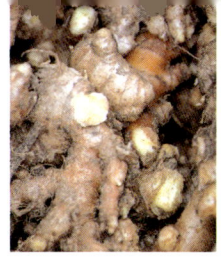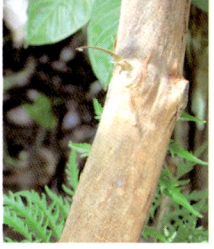

ジンジャーやシナモンなどは料理用のスパイスとしても世界中で利用される植物。これらは東西の間の重要な交易品として、ときには高値で取り引きされていました。

また、当時はキフィ（Kiphi）と呼ばれる芳香植物やハチミツ、ワインなどが調合されたものが活用されており、それを現代に再現し、当時の香りを感じるといったイベントなどもあります。このように、「アロマセラピーの歴史」といった枠組みからさらに進み、「植物と人間の歴史」という観点で視ると、私たちの祖先がどのように生活や医療などに植物や精油を活用してきたのかがひも解かれ、アロマセラピーに対する理解がさらに深まります。

ラベンダーの精油を使ってやけどを治療

アロマセラピーとは、精油を意識的かつ目的を持って活用する芳香療法であると13ページで述べましたが、この言葉を生んだのは、フランス人化学者のルネ・モーリス・ガットフォセです。彼は化学の実験中にやけどを負い、その治療にラベンダーの精油を役立てました。その自らの経験から精油の薬理効果を発見し、研究を重ね、1937年に「Aromatherapie」という著書を発表。それを機に、アロマセラピーという言葉が誕生しました。

また、精油の薬理効果を広めるにあたり、重要な役割を果たしたのが、フランス人軍医のジャン・バルネです。1942年、第二次世界大戦に従軍した彼は、精油を負傷者たちの治療に用いました。そして、同業の医師や薬剤師にアロマセラピーの啓蒙を行い、その効果を広めることに大きく貢献しました。

ホリスティック・アロマセラピーを確立したマルグリット・モーリー

精油を美容や心身の健康に役立てる、現代の「ホリスティック・アロマセラピー」を確立させたのが、1960年代に活躍したマルグリット・モーリーというオーストリア人女性。彼女の考えは『Le capital' Jeunesse'（最も大切なもの……若さ）』という著書とともに英国内外に大きく広がりました。また、近年のアロマセラピーブームのきっかけとなったロバート・ティスランドの著書『The Art of Aromatherapy』は、世界で最も多く読まれているアロマセラピーの書籍のひとつです。そして今日では、多くの日本人が国内外でアロマセラピーを学び、活躍しています。

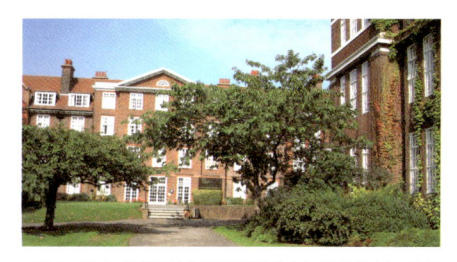

アロマセラピー先進国とも言える英国には、著名なスクールも多数。私もロンドンにある「Institute of Traditional Herbal Medicine and Aromatherapy」で多くを学びました。

アロマセラピーと心身のメカニズム

植物から抽出した精油を使って、私たちの心身をより良い状態に導くアロマセラピー。どのような経緯で、精油は私たちの心身に作用するのでしょうか。それには3つのルートがあります。

1. 皮膚から吸収されるルート

アロマセラピーで用いられる精油は非常に小さな分子構造をしているため、皮膚の表面である皮脂膜や表皮を通過し、その下の真皮層の中にある血管に入ります。そして、全身をめぐる血液によって、全身の各組織や器官に運ばれます。植物油に精油を混ぜて肌に塗布するアロマセラピーマッサージや、お湯に精油を垂らして体を浸けるアロマバスなどが、このルートを利用するアロマセラピーです。

2. 肺から吸収されるルート

呼吸とともに吸い込まれた精油の芳香分子は、気管支を通って肺に入り、その末端にある肺胞を通り抜けます。そして、微量ではありますが血流に入り込み、全身をめぐります。アロマセラピーは精油の芳香成分を鼻から吸収するため、すべての方法がこのルートを利用すると言えます。

3. 鼻から吸収されるルート

香りを嗅ぐことによって、鼻から入った精油の芳香分子は、電気的信号となって嗅覚を通して脳に到達します。肺からの吸収と同様、すべてのアロマセラピーの方法がこのルートを利用します。

精油の香りが鼻から脳へ伝わる詳しいルートは右記のようになります。

鼻から脳へ伝わるルート

精油の香りを嗅ぐ

↓

精油の芳香分子が鼻腔に入る

↓

芳香分子が鼻腔にある
嗅上皮を通る

↓

芳香分子が嗅細胞の先端にある
嗅毛に受容される

↓

芳香分子が電気的信号となって
大脳辺縁系に届く

↓

香りの情報が、
視床下部や下垂体に届く

↓

ホルモン分泌や
自律神経の働きに作用する

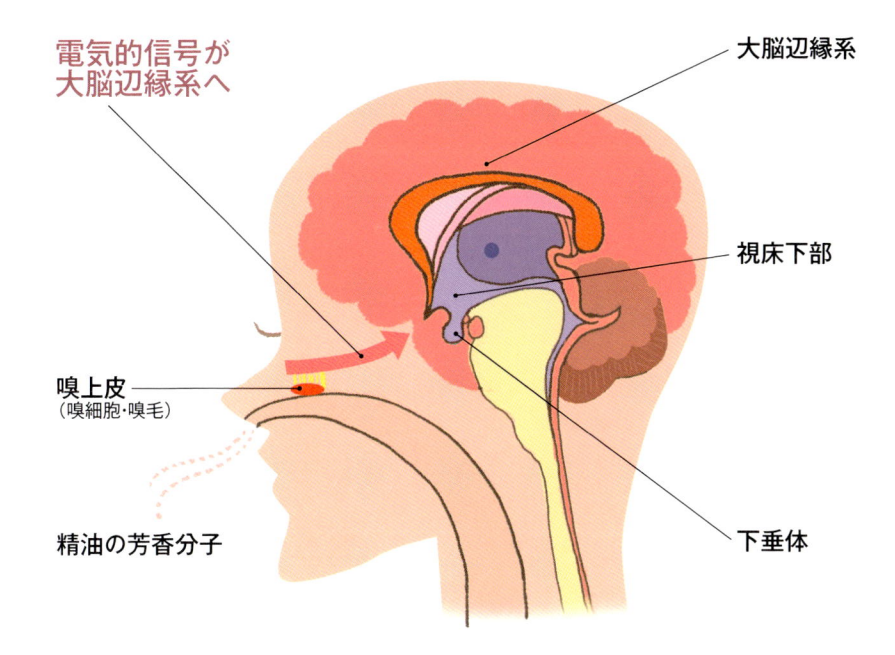

電気的信号が
大脳辺縁系へ

大脳辺縁系

視床下部

下垂体

嗅上皮
（嗅細胞・嗅毛）

精油の芳香分子

　鼻から入った芳香分子は、鼻腔にある嗅上皮という粘膜を通り、嗅細胞の先端にある嗅毛に受容されます。そして、芳香分子は電気的信号に変わって大脳辺縁系にダイレクトに届けられます。大脳辺縁系は私たちの本能を司り、感情全体を支配するなどの大切な役割を果たしている脳の一部。その後、体温やホルモンを調節する自律神経の中枢である視床下部や下垂体にまで香り

の情報が届けられます。その結果、私たちが生きるための大変重要な制御機能に作用するとされています。

　私たちが精油の香りを嗅いだだけで、無意識のうちにリラックスしたり、元気が出たり、幸福を感じたりするのは、精油の持つ芳香分子がこのようにして脳に働きかけているからなのです。

column

((香りと記憶))

　香りは記憶との関連性が深く、ある香りが過去に訪れたことのある場所、経験した場面、出会った人などの思い出とリンクする場合があります。これは、香りの電気的信号が記憶を司る脳にダイレクトに伝わることに関係します。その香りが心地良いか不快に感じるか、つまり好きか嫌いかは、自分でも無意識のうちに過去の記憶に起因する場合が少なくありません。

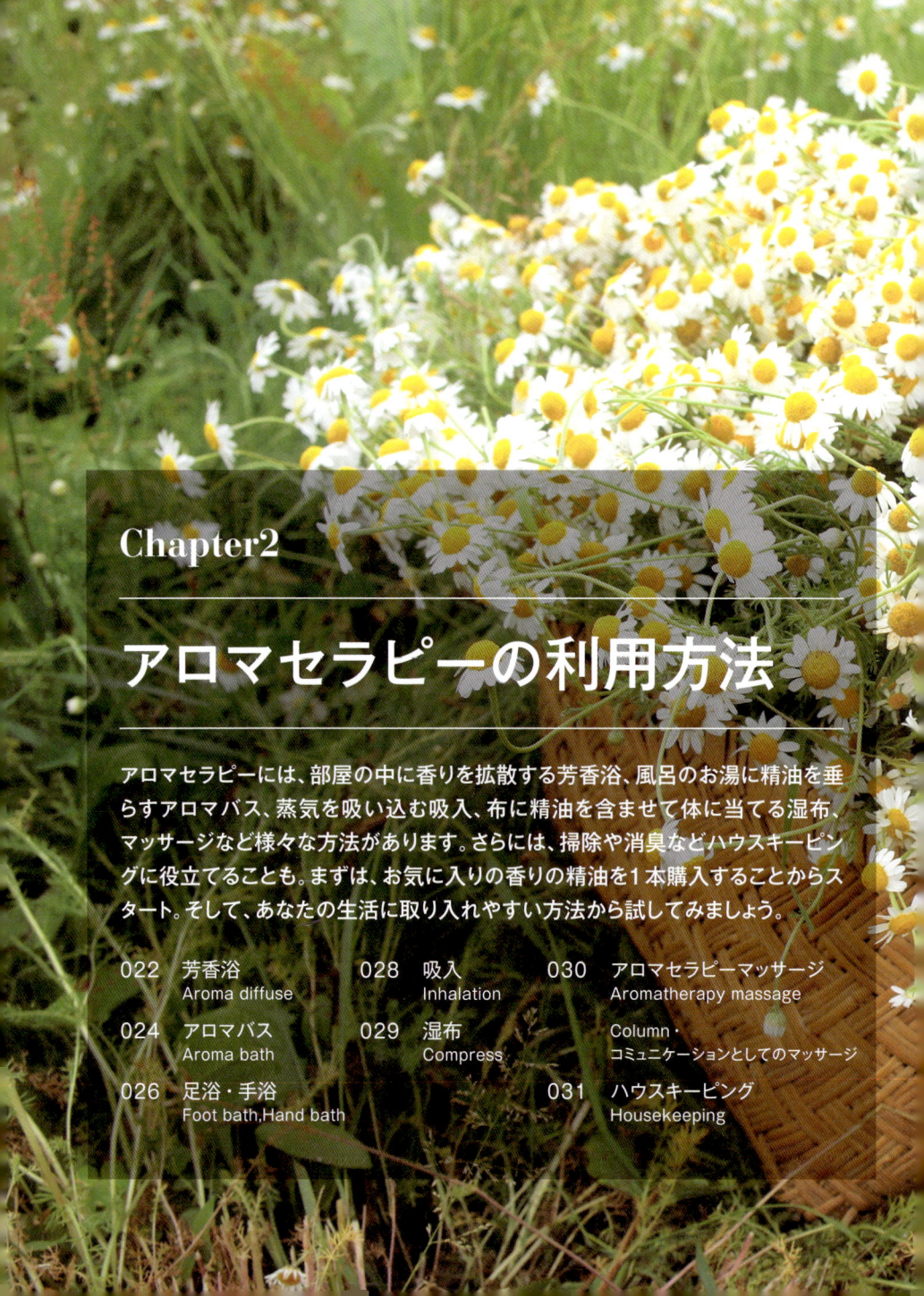

Chapter2

アロマセラピーの利用方法

アロマセラピーには、部屋の中に香りを拡散する芳香浴、風呂のお湯に精油を垂らすアロマバス、蒸気を吸い込む吸入、布に精油を含ませて体に当てる湿布、マッサージなど様々な方法があります。さらには、掃除や消臭などハウスキーピングに役立てることも。まずは、お気に入りの香りの精油を1本購入することからスタート。そして、あなたの生活に取り入れやすい方法から試してみましょう。

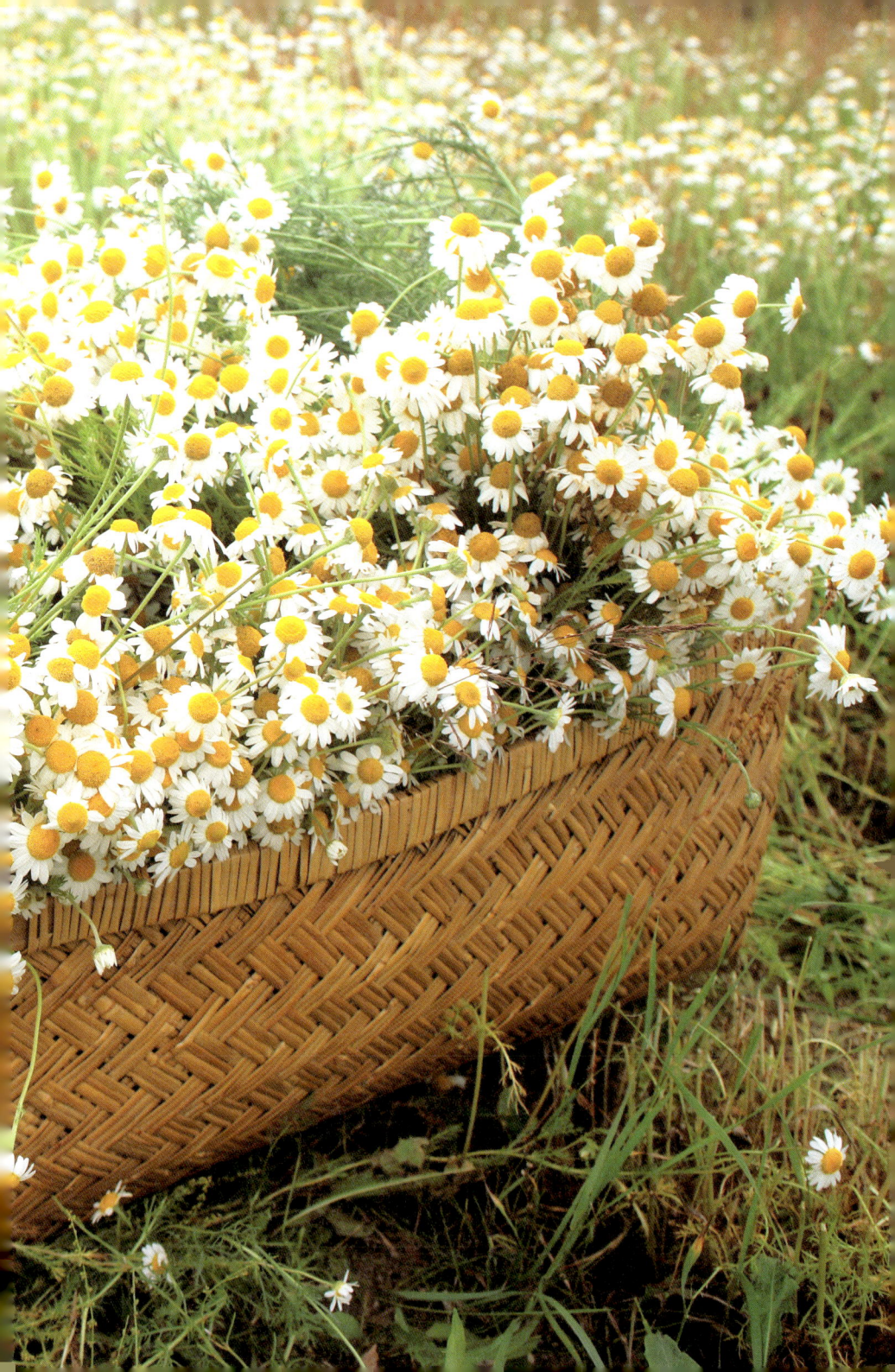

芳香浴

精油の香りを部屋に拡散
ライフスタイルに合った方法で楽しみましょう

　精油の香りを部屋の中に拡散させて楽しむ方法が芳香浴。ディフューザーなどの専用器具を使って広く拡散させる方法がポピュラーです。ただ、ティッシュに精油を垂らしたり、スプレーを手づくりしたりするなど簡単な方法でも楽しむことができます。アロマセラピーの第一歩は、自分が好きな香りを感じること。ライフスタイルに合ったトライしやすい方法で、ぜひ始めてみてください。

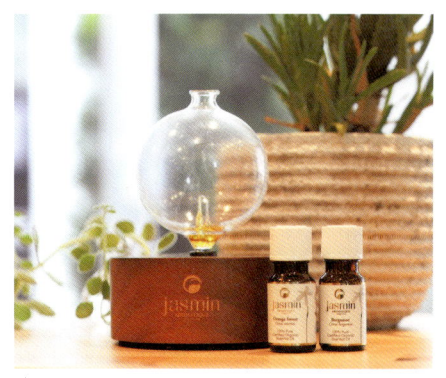

◆ 専用の器具を使う方法

各器具の説明書に従ってください。

専用の器具を使って
広い空間で香りを楽しむ

　専用の器具には、超音波による振動で水蒸気とともに香りを拡散させるディフューザー、キャンドルの炎で精油を揮発（蒸発）させるオイルウォーマー、電球の熱を利用するアロマライトなどがあります。精油は引火性があり、熱に弱い性質があるため、火も熱も使わないディフューザーが推奨されています。

((旅先のホテルでも芳香浴が習慣))

Annells recommend

　私は出張が多いのですが、滞在するホテルにチェックインして部屋に入ったら、すぐに精油をティッシュに垂らし、部屋の数カ所に置くことが習慣となっています。そうすると、一旦出かけてホテルに戻って来たときに、部屋の近くの廊下からほんのりと香りが漂い、心地良い気分で部屋に入ることができます。

　使用する精油が純粋であれば揮発性が高く、香りが部屋に長時間とどまるようなことはありません。そのため、香りがホテルの部屋についてとれないといった余計な心配もしなくてすみます。

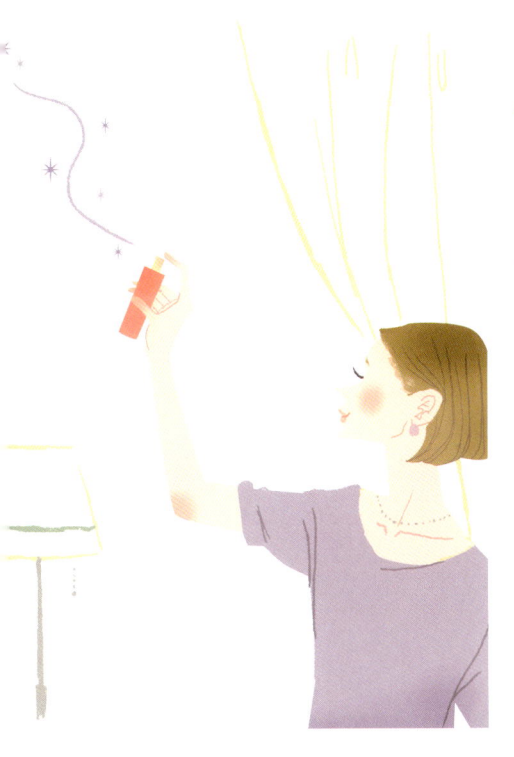

手づくりスプレーを
シュッとひと噴き

　水と精油をスプレーボトルに入れるだけの簡単スプレーを利用しましょう。専用の器具はなくても、部屋の中に香りを漂わせることができます。使用する水は、薬局で販売している精製水または飲料用ミネラルウォーターを使います。水と精油は分離しているため、使用する前によく振ってから噴射してください。

◆ スプレーのつくり方

　スプレーボトルに水を50ml入れ、精油を20〜25滴混ぜます。強めに香らせたい場合は30滴混ぜます。

ティッシュに垂らして簡単に芳香浴

　芳香浴を一番簡単に楽しめるのは、精油を吸収しやすいティッシュや試香紙などに数滴垂らして利用する方法です。器具を使わないので、とても手軽。ポケットやカバンに入れ、ときどき香りを楽しむこともできます。就寝の際は、枕元に置くなどして使用できます。

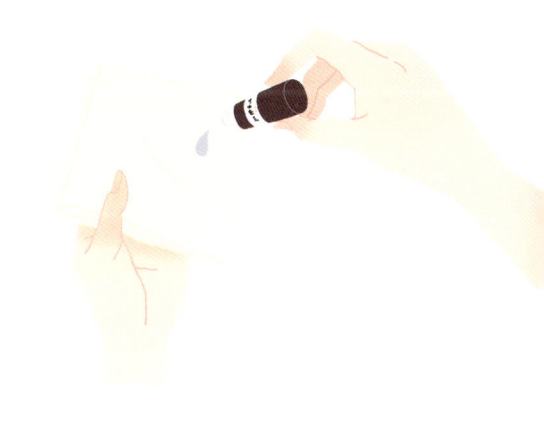

◆ ティッシュを使う方法

　ティッシュに2〜6滴垂らして近くに置きます。携帯する場合は、精油を垂らした部分が肌につかないように注意しましょう。

アロマバス

浴槽のお湯に精油を垂らし
立ち上る蒸気を吸い込み深呼吸

アロマバスは、浴槽のお湯に精油を垂らして楽しむ方法です。ぬるめのお湯に浸かり、立ち上る蒸気を深呼吸しながら吸い込み、ゆったりとした気分で香りを楽しみましょう。アロマバスは血液循環や新陳代謝が高まるとともに、副交感神経が優位になることで心身の緊張がほぐれ、リラックスを促します。ストレスや緊張、疲労、肩や腰のこり、胃腸のトラブルなど心と体両方のケアに幅広く役立ちます。

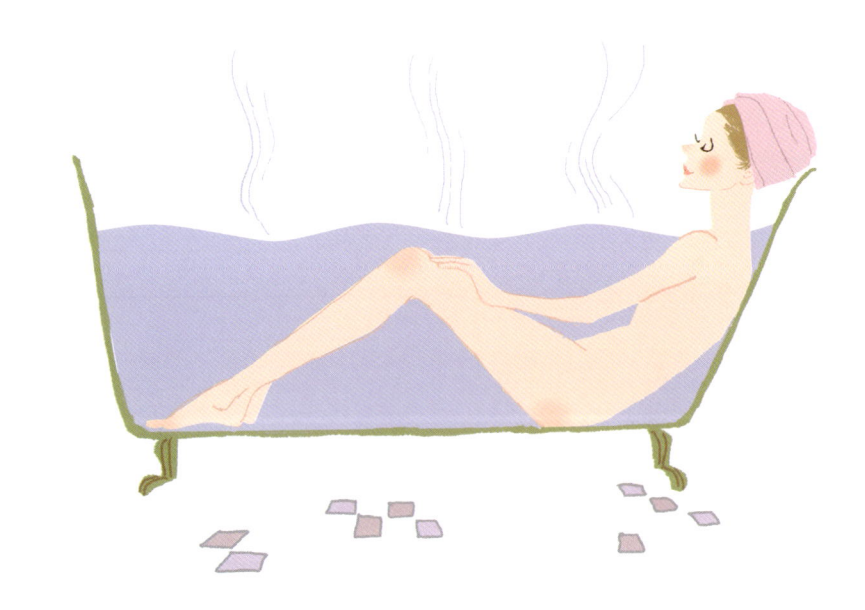

全身浴

肩までお湯に浸かる方法。全身をお湯に浸けることでリラックスでき、血行も良くなります。

半身浴

みぞおちまで浸かる方法。心臓への負担などが少ないため長時間お湯に浸かることができ、全身をしっかり温めることができます。

◆ アロマバスの方法

　全身浴の場合は精油を2〜10滴、半身浴の場合は2〜7滴入れるのが目安。幼児、高齢者、肌の弱い方は5滴までにしておいたほうが安心でしょう。実際はそれぞれの浴槽の大きさ、そして個々のコンディションによって滴数を調整する必要があります。自分の体質（肌質）や体調、環境、年齢などで判断しましょう。このように、日常生活の中で精油を使うにあたっては「判断していく力」を養うことも大切です。

　またシングル（単品）で精油を使用するのではなく、2種類以上の精油を組み合わせて使用するのがおすすめ。ブレンドすることで、香りに広がりと深みが増し、精油の働きにも相乗効果が生まれます。

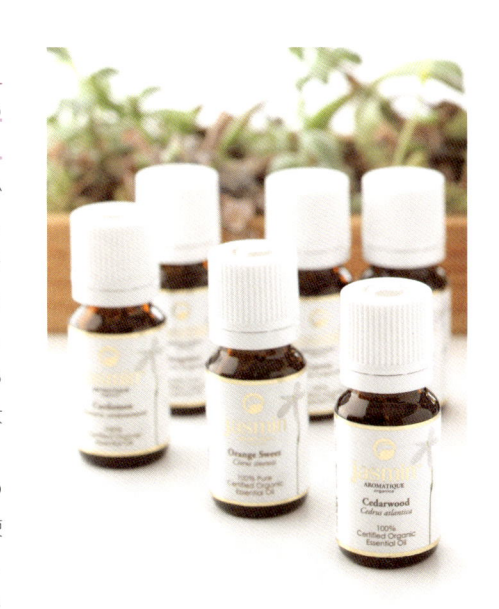

アロマバスでの注意

精油は水に溶けやすい基材*と混ぜて使用を

　アロマバスを行う前に知っておきたいのが、純粋な精油をお湯に垂らしても、お湯に精油は混ざらないということ。これは、精油が水に溶けない性質であり、大変揮発しやすい性質であるためです。湯船に精油を垂らすとまず揮発し、蒸気として浴室内に香りが広がります。アロマバスはこの香りを楽しみます。

　アロマバスは、肌に刺激がないようであれば、上記で説明した滴数の精油をそのままお湯に垂らして利用してかまいません。ただし、肌が弱い人は注意が必要。

　なぜなら、精油の成分の中には、直接肌に触れた場合にかゆみや刺激になるものも含んでいるからです。そのため、あらかじめ天然塩、ハチミツ、牛乳、植物油などの基材（それぞれ大さじ1〜2杯）に精油を混ぜる使用方法が推奨されています。しかし、混ぜる基材によっては入浴後の浴槽洗浄に手間がかかることも。中でも洗浄しにくい植物油の使用は現実的には敬遠される場合が多いようです。

＊精油を安全な濃度に希釈する（薄める）ときに使う材料のこと。

足浴・手浴

手や足を温めて
血液循環も新陳代謝もアップ

精油を混ぜたお湯に、足を浸けるのが足浴、手を浸けるのが手浴です。どちらも血液の循環を促し、新陳代謝を高め、疲労感やだるさ、むくみ、冷え性などに役立ちます。また、体を温めるだけでなく立ち上る

蒸気とともに香りを楽しみながら、リラックスもできます。アロマバス（全身浴・半身浴）より手軽に行えるため、お風呂に入れないときや気分転換したいときなどにおすすめの方法です。

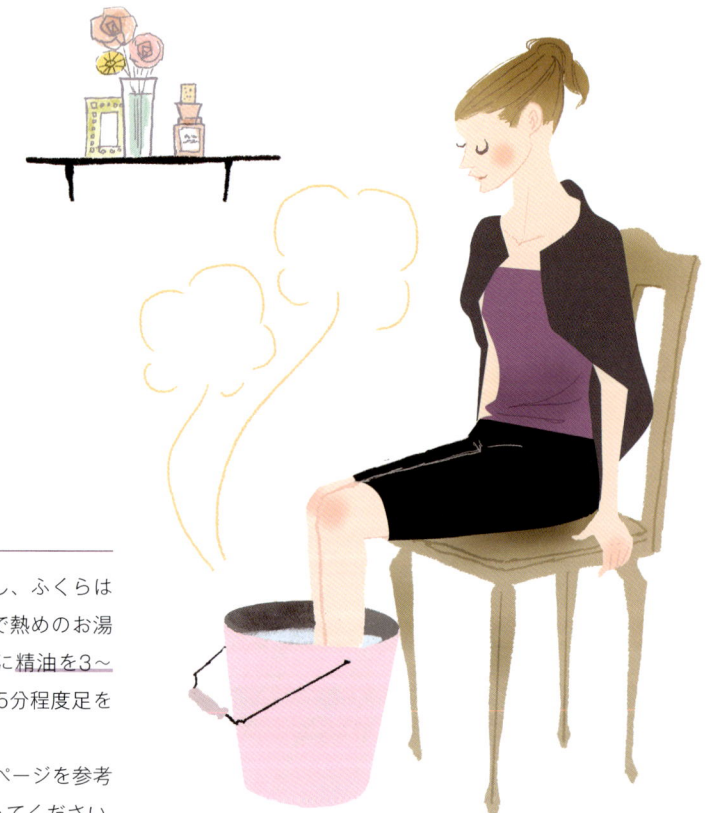

◆ 足浴の方法

バケツなどを用意し、ふくらはぎが浸かるくらいまで熱めのお湯を入れます。その中に精油を3〜4滴垂らして混ぜ、15分程度足をゆっくり浸けます。

肌が弱い方は、25ページを参考に基材で希釈して行ってください。

◆ 手浴の方法

　洗面器などを用意し、手首が浸かるくらいまで熱めのお湯を入れます。その中に精油を3〜4滴垂らして混ぜ、15分程度手をゆっくり浸けます。

　肌が弱い方は、25ページを参考に基材で希釈して行ってください。

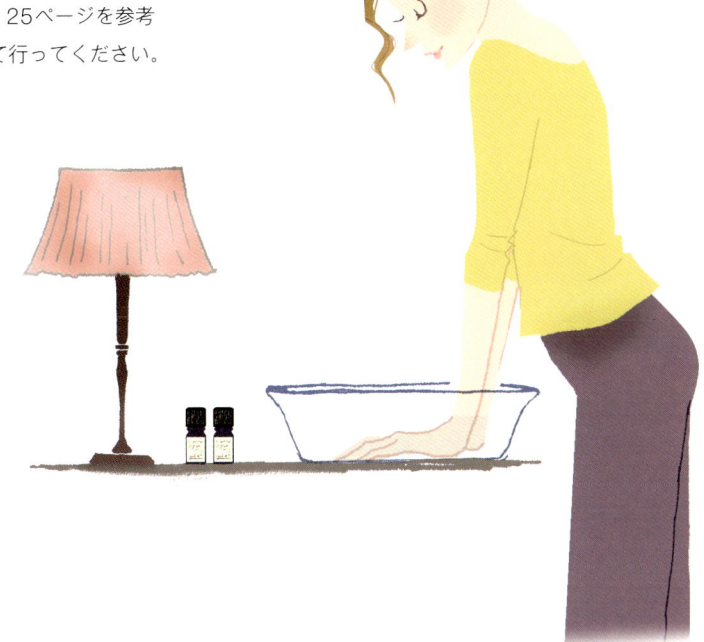

Annells recommend

((　湯船に浸かれない場合はアロマシャワーで　))

　湯船に浸かる時間がない、旅先のホテルに浴槽がない、というときに最適なのがアロマシャワーです。シャワーのお湯を出す前に、床に3〜5滴の精油を垂らし、すぐにその垂らした場所をめがけてシャワーのお湯を当てます。そうすると、お湯の熱で一気に精油が揮発して蒸気とともに浴室内に香りが広がり、その香りを楽しみながら、シャワーを浴びたり、体を洗ったりすることができます。

　これは、私が旅先でよく利用する方法。夜と朝の両方シャワーを浴びることができる場合には、その都度、精油の香りを変えて自分のマインドを切り替えたり、2〜3種類の精油をブレンドしたりして香りを楽しんでいます。この方法は簡単にできるので、男性にもおすすめです。

吸入

Inhalation

精油の揮発成分を
深呼吸しながら吸って体内へ

吸入は精油の揮発成分を身近にある道具を使って吸い込む方法。主に風邪の予防や呼吸器系のトラブル、吐き気を抑えたいとき、気分転換したいときなどに役立ちます。マグカップや洗面器に入れたお湯に精油を数滴垂らせば、蒸気とともに精油の芳香成分を吸入できますし、マスクに数滴垂らすだけでもかまいません。

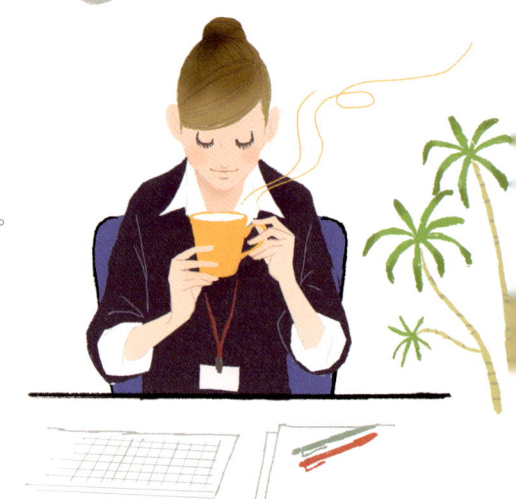

◆ マグカップや洗面器を使った吸入の方法

マグカップに熱めのお湯を入れるか、洗面器や洗面台に熱いお湯をはり、精油を2〜3滴垂らします。立ち上る蒸気に顔を近づけ、ゆっくり深呼吸しましょう。洗面器を使う場合は、頭から大きめのタオルをかぶると蒸気が逃げず、さらに効果的です。

吸入の注意

精油を垂らした直後に顔を近づけ過ぎないように注意しましょう。急激に香りを含んだ蒸気を吸い込むと、むせてしまうことがあります。また、マグカップを使用する場合は、精油を混ぜたお湯を飲用しないように、自分もまわりの人も十分に注意しましょう。

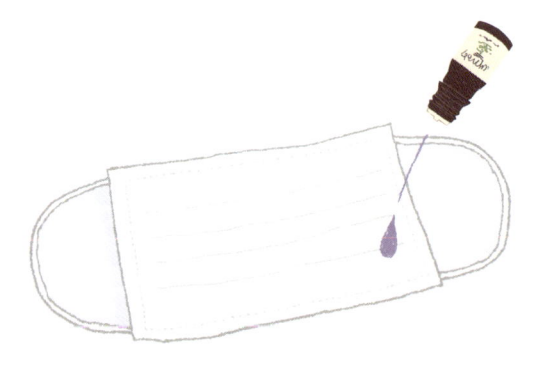

◆ マスクを使った吸入の方法

マスクをつけたときに、下の角になる部分に精油を2〜4滴垂らします。精油を垂らした部分が肌に密着しないように注意しましょう。

湿布

精油を含ませたタオルを
体に当て、こりや痛みを緩和

精油を含んだお湯や冷水にタオルなどを浸して絞り、体に当てる方法です。ねんざや打撲、体のこりや痛み、疲れなど、局所的な問題に役立ちます。

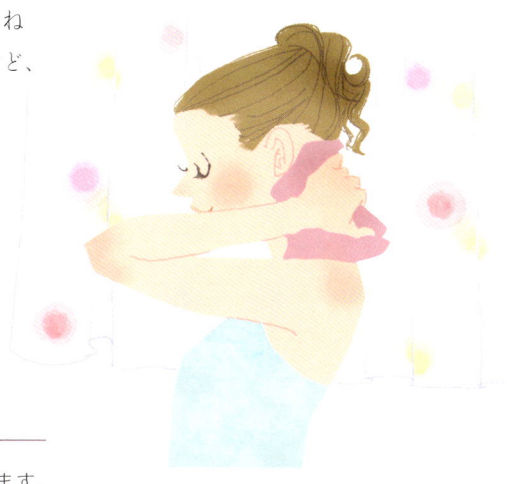

◆ 湿布の方法

1. てぬぐいやフェイスタオルを準備します。温湿布の場合にはお湯を、冷湿布の場合には冷水を洗面器に入れます。

2. お湯や水に精油を2～3滴垂らし、てぬぐいやフェイスタオルにも1～2滴精油を垂らします。

3. てぬぐいやフェイスタオルをお湯または水にくぐらせてよく絞り、それを体に当てます。

湿布の注意

左記の方法でつくった湿布を、顔に直接当てるのは避けてください。

温湿布

体を温めたいとき、血行を良くしたいときに向いています。

冷湿布

体を冷やしたいとき、急性のトラブル、炎症を起こしているときなどに向いています。

＊上記は一般的なものです。痛みがある場合はまず医師の診断を受けてください。

アロマセラピーマッサージ

精油を混ぜたマッサージオイルで全身ケア
正しい方法で行うことが大切

　植物油に精油を混ぜたマッサージオイルを体に塗布し、擦ったり揉んだり押したりする方法です。血液やリンパの循環を促し、血圧を整え、免疫機能も刺激すると言われています。また、「触れる」という行為は、心身の緊張をほぐし、ストレスを緩和するのにも有効、自然治癒力を高めるサポートにもなります。

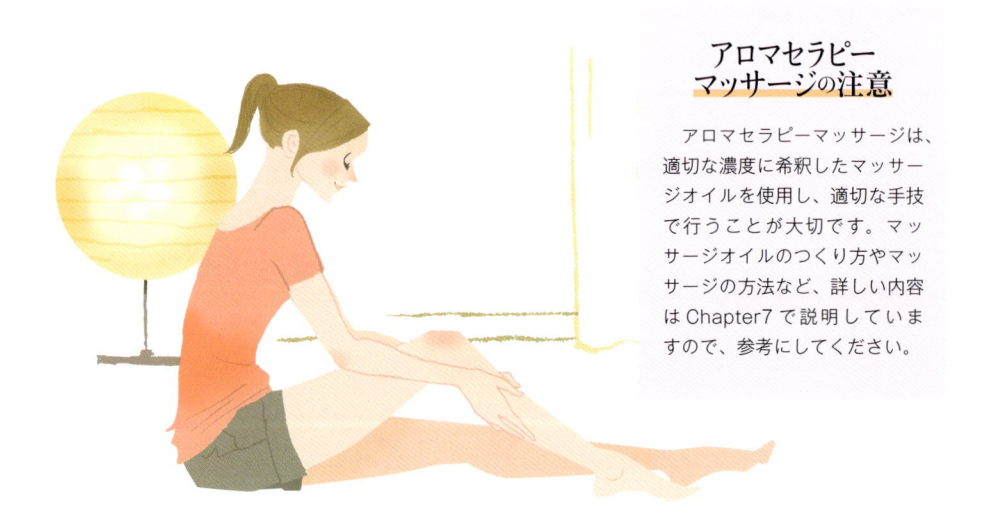

アロマセラピーマッサージの注意

　アロマセラピーマッサージは、適切な濃度に希釈したマッサージオイルを使用し、適切な手技で行うことが大切です。マッサージオイルのつくり方やマッサージの方法など、詳しい内容はChapter7で説明していますので、参考にしてください。

> column

((コミュニケーションとしてのマッサージ))

　触れ合うマッサージはコミュニケーションツールにもなり、する側とされる側ともにリラクゼーション効果を得られます。とくにハンドマッサージ（190～191ページ参照）は手軽なのでおすすめ。精油の香りが気になったり皮膚刺激が心配になったりする場合は、植物油（Chapter5参照）だけで行ってもかまいません。

ハウスキーピング　Housekeeping

掃除や生活の中の
臭い消しにも精油が活躍

　精油は、家の掃除や消臭にも活用することができます。拭き掃除する雑巾に直接精油を垂らしたり、スプレーをつくって利用したりするなど方法も様々。爽やかな香りの精油を生活に取り入れることで、家族みんなが快適に過ごす手助けとなります。

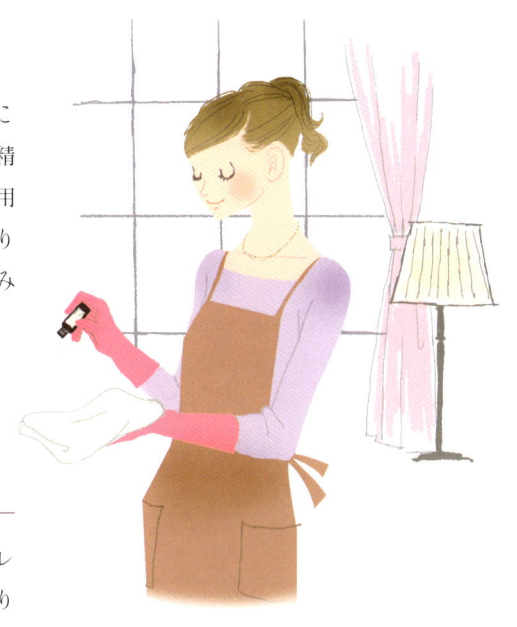

◆ 利用方法1. 拭き掃除

　一番簡単なのが、拭き掃除する雑巾にレモンなどを2〜3滴垂らす方法です。香りを楽しみながら、掃除ができます。

◆ 利用方法2. 掃除用スプレー

　スプレー容器に無水エタノール（3mℓ）とティートリーなどを30滴入れ、よく振って混ぜます。そこに、水（30mℓ）を入れてさらに振って混ぜれば掃除用スプレーの完成です。拭き掃除などに利用しましょう。

◆ 利用方法3. 消臭

　下駄箱の臭いが気になる場合は、クローブ、ティートリー、ペパーミントを2滴ずつティッシュに垂らして置いておきましょう。生ゴミ入れやゴミ箱、使用後のオムツ入れの臭い消しにも、この方法が役立ちます。

◆ 利用方法4. 除菌

　まな板の除菌には、ペパーミントなどを1〜2滴垂らしてゴム手袋をした手で伸ばし、1時間後によく洗い流します。

ハウスキーピングの注意

使用する材質によっては変色する可能性があるため、注意してください。

Chapter3

精油の基礎知識

アロマセラピーとは精油を利用して行う芳香療法です。アロマセラピーにとって精油は不可欠なものですが、そもそも精油はなぜ私たちの心身に役立つ効能を持っているのでしょうか。さらには、どのようにして植物から抽出されるのか精油である条件とはなにか、この章では、そんな精油の基礎知識を学びます。また、正しく安全にアロマセラピーを利用するために、精油の取り扱いのルールもしっかり守りましょう。

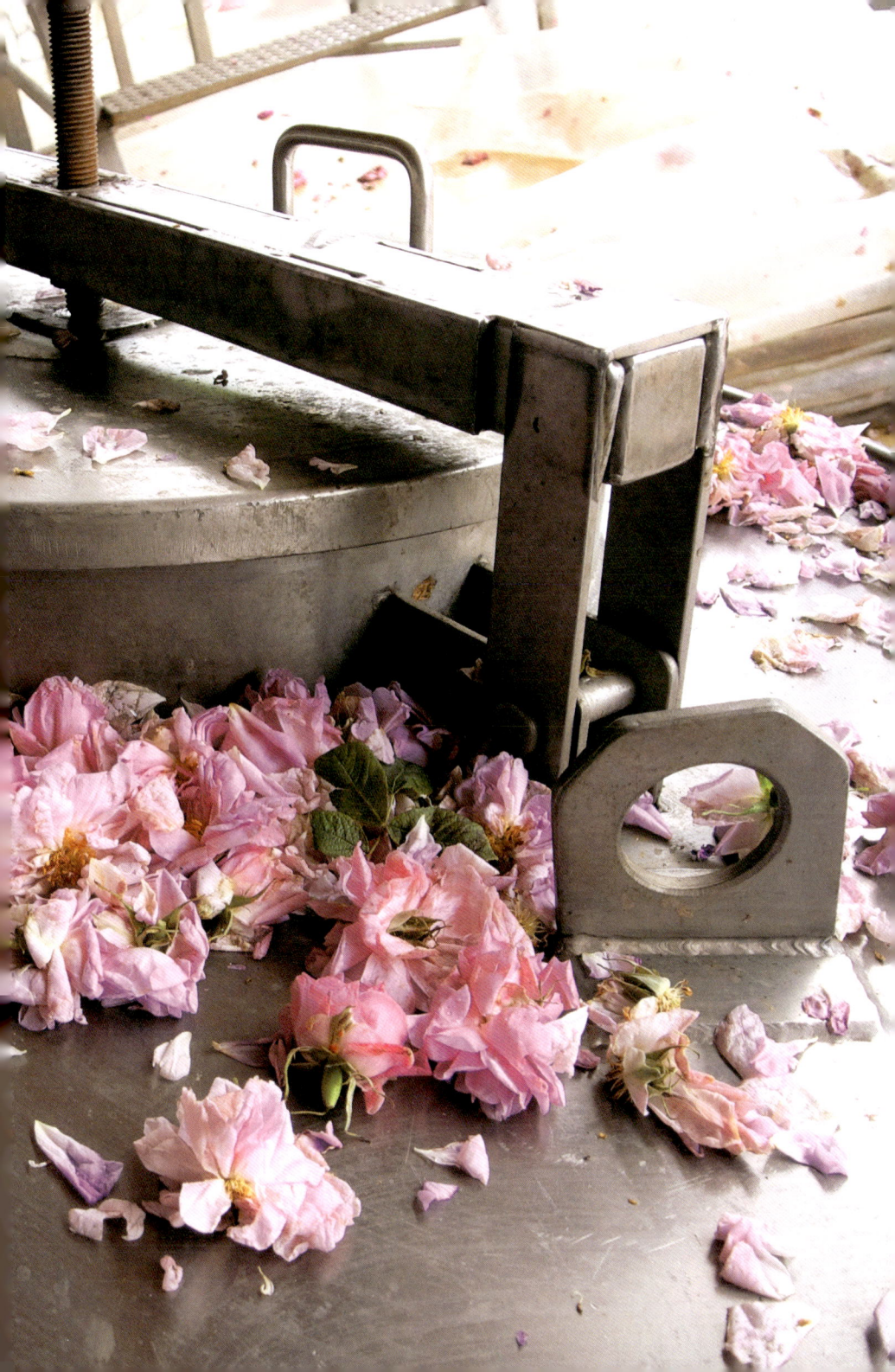

精油ってなに？

青色や茶色の小さな瓶に入った精油。ほんの数滴でも、とても豊かな香りがするその液体は、そもそもなにか？ どうやって得られるのか？ 精油の正体を探ってみましょう。

植物が生きていくために自らつくる物質、それが精油

精油は植物の中の「分泌腺」という部分でつくられ、「油胞」として蓄えられているものです。植物は、花、葉、果実の皮、樹皮、根茎など、様々な部位から香りを放ちますが、その香りのする部位に精油は蓄えられています。その精油が蓄えられた植物の部位を中心に収穫し、38〜41ページで説明しているような、特別な方法で精油は抽出されます。

ただ、植物に日が当たると、その日差しの熱によって分泌腺でつくられた精油は揮発（蒸発）します。揮発してしまうと、抽出する精油の量が減ってしまうため、通常収穫の多くは夜明け前など日差しが強くなる前に行われます。

ではなぜ、植物は自身の中で精油をつくる必要があるのでしょうか。それは、精油が下記のような役割を果たしているから。精油は植物が生きていくために不可欠なものなのです。

植物の生存・保存維持に重要な役割を果たす精油

下記に述べた精油の役割に「種の生存・保存維持」とありますが、それについて少し詳しく説明しましょう。植物は動物と違って、自ら動き回って生殖活動をすることや栄養を得るために動くことができません。つまり、植物が受粉するためには、ミツバチの力を借りる必要があるわけです。

日差しが当たって精油が揮発し、いい香りを漂わせると、その香りにミツバチをはじめとする様々な虫が反応して集まり、自ら動いて生殖活動をしない植物のために受粉をサポートします。このように、精油は植物の種の繁栄を継続するために重要な役

植物における精油の役割

- ●生存競争に勝つため　●病気予防　●害虫などの回避　●種の生存・保存維持
- ●エネルギーの貯蔵　●情報伝達　●温度調節　など

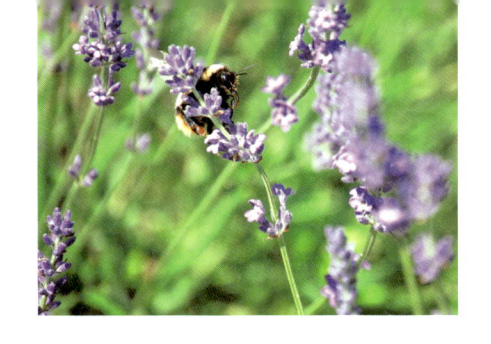

割を担っているわけです。こういった植物と動物の関係性は、長い間通常の流れとして行われていました。しかし、近年の環境破壊によって、これまで当たり前に行われていたことが、当たり前でなくなるといった状態にも転じています。精油を活用する私たちは、こういった自然界の根本的な問題にも思いを置くことが大切です。

アロマセラピーで利用するのは 天然の植物から得られた精油

　天然の植物の生体内でつくられ、そこから特別な方法で抽出されたものが精油です。人工的につくられた成分はもちろんのこと、アルコールや水も一切含まれていません。本書ではアロマセラピーによる様々な効果を紹介していますが、あくまで植物から抽出された100%純粋な精油に関して述べています。

　最近は、小さな瓶に入った精油と似たような香りのする液体が、雑貨店などでも売られている場合がありますので、精油と間違わないように注意が必要です。アロマセラピー本来の機能と効果が期待される純粋な天然の精油とはどのようなものか、右記にまとめましたので、確認しましょう。

精油の大きな特性は熱に弱いこと それを理解して活用しましょう

　精油は、揮発性が高いだけでなく、基本的に熱や光によって酸化が生じ、高い温度に弱い性質を持っています。そのため、精油を直接火であぶったり、熱を加えたりすることは適していません。火であぶったり熱を加えたりする使用方法では成分の変質と香りの変化が生じるため、使用の際には十分に注意が必要です。22ページでも説明していますが、芳香浴に火を用いるオイルウォーマーや熱を利用するアロマライトではなく、ディフューザーを推奨するのは、このような理由からです。

純粋な精油の特性

- 植物が生体内で生合成した100%天然の揮発性物質である。
- 花、果皮、果実、根、葉などの様々な部位より抽出される。
- 環境の変化や気候、災害によって毎年採れる量が異なるため、それが価格に反映される。
- 熱に弱い。
- 水より軽い性質を持つ。
- 数十種類から数百種類まで、精油によって含まれている化学成分数が異なる。
- アルコールや水などは添加されていない。

学名は世界共通の名前
使用する際には確認を

精油を購入する際に、知っておきたいのが学名です。精油は、それぞれ一般名と世界共通で使用される学名（ラテン名）を保持しています。例えば、「Lavender」や「ラベンダー」と一般名が書いてある精油のラベルには、「*Lavandula angustifolia*」という学名も記されています。実際にラベンダーという一般名は、ひらがな、カタカナ、英語、あるいはほかの国の言語など、様々な表記方法があり、どのような記し方でも基本的に問題はありません。しかし、「学名」は世界共通でその種を特定するものであり、国によって表記が異なることはありません。

先に述べた「*Lavandula angustifolia*」は、日本では「真正ラベンダー」を示しますが、学名に「*Lavandula latifolia*」と書いてある場合には「スパイクラベンダー」という種類に。同じ *Lavandula* で始まる学名でも、精油の成分が異なります。アロマセラピストにとってこの違いは、どういった方に使用できるか？ できないか？ を判断する大切な役割を持ちます。例えば、真正ラベンダーは妊産婦ケアに活用できますが、スパイクラベンダーは避けるべき精油に位置づけされているため、こういった学名の認識は軽視できません。

もし、今後アロマセラピストとして活動していこうと考えているのであれば、この学名を学び暗記する必要があります。また、農家によっては学名だけで取り引きしている場合もあるので、私自身も精油の買い付けを農家で行う際には、かならず一般名ではなく学名を確認します。精油の種類によっては、歴史的に同じ精油であっても学名を３つほど保持するなど、深く入れば入るほどに混乱を生じる場合があります。これは、植物に寄り添い、植物の恵みを使わせてもらう私たちが理解するべき内容であり、必要な知識とも言えます。英語だからと苦手意識を持たず、前向きに取り組みましょう。

((市販のハーブと精油は原料となる植物の量が大きく異なります))

アロマセラピーに興味をお持ちの方は、ハーブティーを飲んだり、食事にハーブを利用されたりする方も多いかと思います。ローズマリーやタイムなど、ハーブと精油は同じ名前の植物を使用することも多いのですが、ハーブティーや食事などで摂取するハーブと精油には大きな違いがあります。それは、植物の使用量です。ハーブティーや食事で摂取する量は少量であり、かご一杯のハーブを一度に摂取することは、まずありません。しかし、精油は数滴を抽出するために、数キロ単位の植物を使用する場合も少なくありません。つまり、精油は植物の成分を濃縮した状態のもの。そのぶんパワーも強いため、使用量や取り扱いには、注意が必要です。

精油もハーブも、心身の状態によって使用する種類や活用法が異なるというのは同じ。とくに、メディカルハーブは一定の体調や症状を改善・サポートする目的で使用される方法で、より注意事項や活用方法の確認が必要となります。使用する場合は、専門家に相談しましょう。

同じ種の植物でも、生育環境によって 成分が異なるケモタイプ

　植物によっては、同じ種から生育しても、天候、土、水、人などの生育環境によって生育後に抽出される精油成分に大きな違いが生じることがあります。こういった植物は、種は同じであっても、一部の成分が多く含まれていたり、背丈や色が多少違ったりということが生じます。これらは「ケモタイプ」と呼ばれ、ほかの精油とは分けて判断できるようになっています。ケモタイプは、学名の後に ct（chemotype ケモタイプの略）とつけ、その後に化学成分名がくる表記となります。ローズマリーやタイムが、代表的なケモタイプの精油。ラベンダーやユーカリもたくさんの種類がありますが、これらはケモタイプではなく種そのものが異なります。混同しないように気をつけましょう。

ケモタイプの精油・ローズマリー

　すべて学名は一緒、つまり種は同じで血のつながったローズマリーなのですが、生育環境によって生育後に一部の成分が多く生じ、それが精油として抽出されるものです。ローズマリーのケモタイプには、下記の3種類があります。

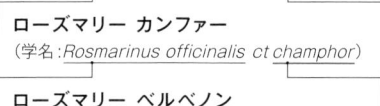

ローズマリー シネオール 1,8
（学名:*Rosmarinus officinalis ct 1,8 cineole*）

ローズマリー カンファー
（学名:*Rosmarinus officinalis ct champhor*）

ローズマリー ベルベノン
（学名:*Rosmarinus officinalis ct verbenone*）

学名は同じ　／　成分が異なる

ケモタイプではない精油・ラベンダー

　下記の3種は、学名がすべて Lavandula で始まるので、すべて「ラベンダー属」の仲間です。しかし、さらに細かく分類する種小名が異なるため、これらは同じ種の血のつながったラベンダーではなく、「ケモタイプ」として区分けしません。

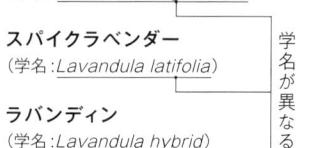

真正ラベンダー
（学名:*Lavandula angustifolia*）

スパイクラベンダー
（学名:*Lavandula latifolia*）

ラバンディン
（学名:*Lavandula hybrid*）

学名が異なる

精油の製造方法

精油は植物の特性に合わせ、様々な方法で精油が抽出されます。最も多用されているのが、水蒸気蒸留法、次に圧搾法です。手間がかかる方法で抽出された精油は価格も高くなります。

水 蒸 気 蒸 留 法

芳香植物に水蒸気を当て抽出する方法

　熱した水から発生する水蒸気を芳香植物に当てることで、植物に含まれる精油を抽出する方法。私たちが使用する多くの精油が、この方法で抽出されています。水蒸気蒸留法は、11世紀にアラビアの錬金術師そして医師であったイブン・シーナが発明した方法で、現在も基本的には当時と変わらない方法で精油が抽出されています。主なプロセスは下記となります。

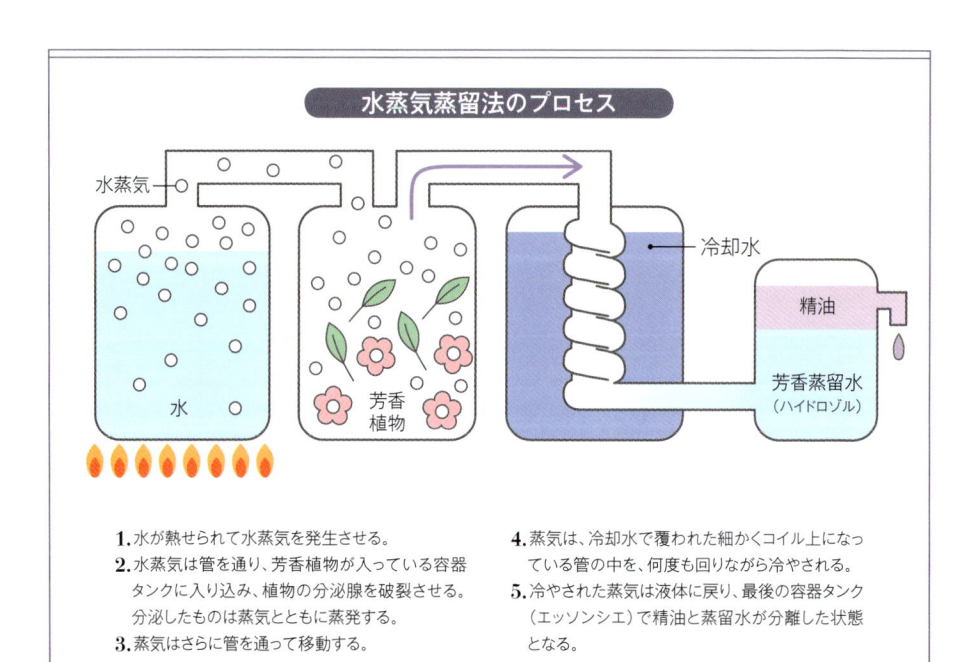

水蒸気蒸留法のプロセス

水蒸気　　水　　芳香植物　　冷却水　　精油　　芳香蒸留水（ハイドロゾル）

1. 水が熱せられて水蒸気を発生させる。
2. 水蒸気は管を通り、芳香植物が入っている容器タンクに入り込み、植物の分泌腺を破裂させる。分泌したものは蒸気とともに蒸発する。
3. 蒸気はさらに管を通って移動する。
4. 蒸気は、冷却水で覆われた細かくコイル上になっている管の中を、何度も回りながら冷やされる。
5. 冷やされた蒸気は液体に戻り、最後の容器タンク（エッソンシエ）で精油と蒸留水が分離した状態となる。

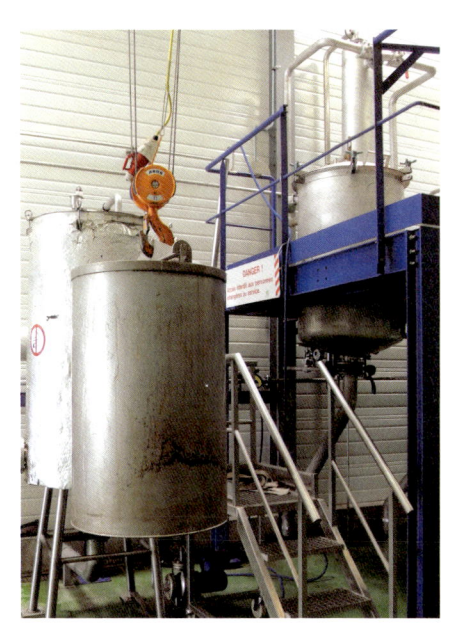

水蒸気蒸留法に使用する機械は農場ごとに工夫されています。

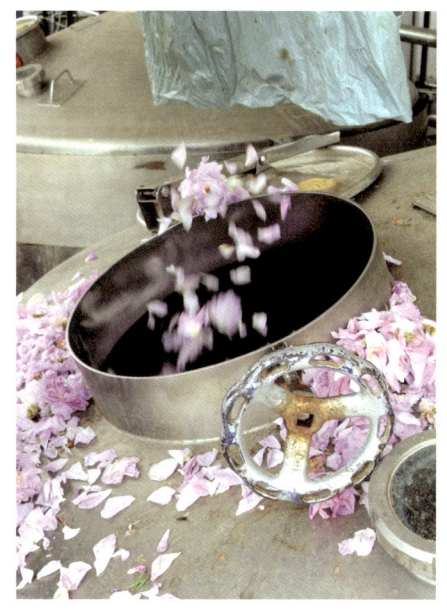

ローズのように大量の花びらから少量の精油しか抽出できないものは、必然的に高価になります。

熱によるダメージを抑えるため 約2時間での作業が目安

水蒸気蒸留法のプロセスは、大変クリアに目視できます。これらの抽出作業は、できるだけ短い時間の中で終了することを目指しており、多くの農家が2時間を目安としています。それは、熱による香りのダメージを最小限に抑えるためでもあります。

カモミールジャーマン（54〜55ページ参照）の精油に見られる「青いインク」のような精油の色は、元々の植物の色ではなく、この水蒸気蒸留の抽出段階によって生じるカマズレンという成分によるもの。このカマズレンのように、精油には抽出によって特性として現れる成分が存在します。

蒸留装置は農家によって異なり、少しでも多くの精油を抽出できるようにそれぞれ工夫されています。さらに、抽出時間中は水をずっと使用した状態で作業をするため、水が豊富ではない地区で抽出作業を行う場合は、抽出後に採れる芳香蒸留水を再利用して冷却水にしたり、日常生活の台所や風呂などで大切に活用されたりしています。

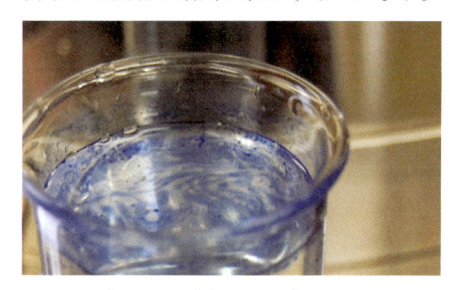

カモミールジャーマンに含まれるカマズレンは、インクのような鮮やかなブルーです。

圧 搾 法

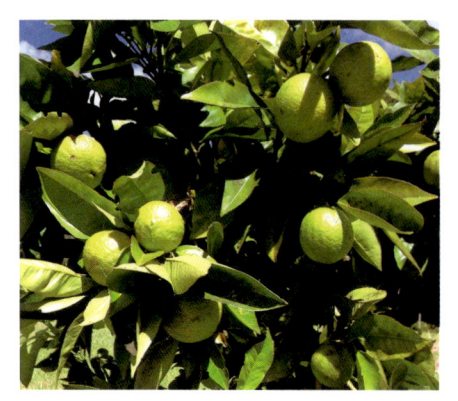

柑橘系の精油は、果皮を圧搾して抽出されます。

果皮を絞って抽出する方法
柑橘系の精油に使用

　柑橘系の果皮から精油を抽出する際に使用する方法です。柑橘系は果皮に精油が蓄えられているため、機械を用いて果皮を絞る圧搾法により精油を抽出することができます。かつては手作業で果皮を絞り、海綿に精油を染み込ませるといった方法が行われていましたが、現在は遠心力を利用した機械が使われています。この方法は熱を加えないため、成分をほとんど変化させずに精油を抽出することができます。

溶 剤 抽 出 法

溶剤に芳香植物を浸す方法
主に香水産業で使用

　揮発性溶剤（石油エーテル、ヘキサン、トルエン、ベンゼン、メチルアルコール、エタノールなど）を使用する方法です。含まれる芳香成分が少ない植物（ジャスミンなど）や樹脂（ベンゾインなど）にはこの方法が使われます。

　芳香植物をこれらの溶剤に浸すと、コンクリートと呼ばれる蝋状の物質が得られます。このコンクリートをアルコールで処理したあと、約50℃の熱が加えられ、芳香成分を含む揮発性の物質が抽出されます。こうして得られた精油は「アブソリュー

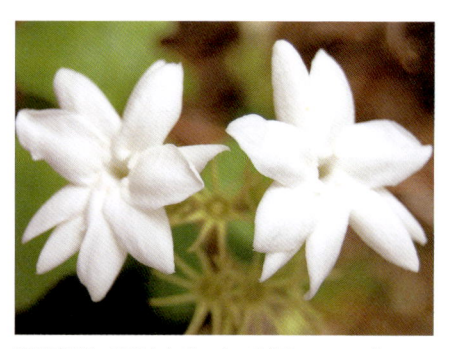

溶剤抽出法で得られたジャスミンは「ジャスミンアブソリュート」と呼ばれます。

ト」と呼ばれます。

　溶剤抽出法による精油は、植物中に含まれる芳香により近い香りを持っているため、主に香水産業で使用されています。しかし、天然でない化学物質にさらされる過程や、溶剤の残留物が含まれていることから、肌に塗布する利用には適していないと言われています。

アンフルラージュ法

動物性油脂を利用する方法
デリケートな花からの抽出に利用

　非常に古くから行われてきた方法で、ジャスミンやネロリ、ローズなど熱によって優雅な香りが損なわれてしまう、デリケートな花から抽出する際に使用されてきました。

　まず、無臭の動物性油脂を網の上に塗って枠にはめ、その上に花びらを丁寧に並べます。それらを幾つかの層になるように積み重ねます。並べた花びらから徐々に精油が油脂に溶け出していきますが、常にこれらを新鮮な花びらに置き換える作業が何度も繰り返されます。油脂が芳香成分で飽和状態になったあとアルコールで希釈し、強く振ることで精油と油脂を分離させます。最後は蒸留によってアルコールを分離させ、精油が抽出されます。

　この抽出法は非常に手間がかかるため、精油は高価になります。現在では行われていませんが、伝統的な方法であるため、歴史ある香水会社や関連の博物館などでは、当時の道具や様子を見ることができます。

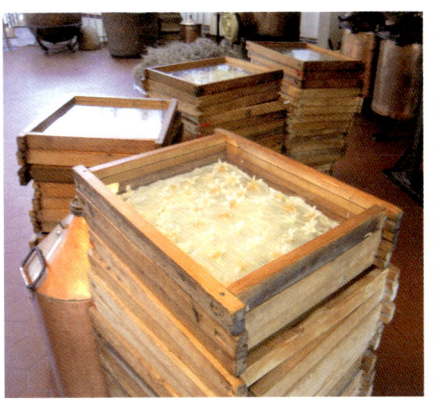

かつては花から精油を抽出する方法として使われていました。

超臨界流体抽出法

高圧な二酸化炭素ガスを利用
1980年代初頭に発表

　非常に高圧な二酸化炭素ガスを用いて精油を抽出する方法で、1980年代初頭に発表されました。熱が加わらないため、自然の植物に近い香りの精油が抽出されますが、水蒸気蒸留された精油とは化学構造が異なった精油が抽出されます。また高価な装置を使用するために精油の価格が高くなります。以上の点から、この抽出法は一般的に広く普及していないのが現況です。

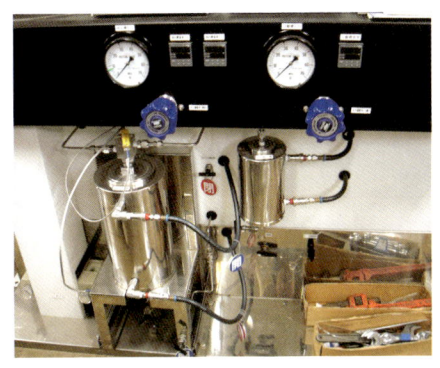

非常に高価な装置を使用。

植物の生育環境と精油

芳香植物から抽出される精油。その芳香植物が適切な環境のもと健康に育って、初めて質の良い精油が抽出されます。それは、農家の人々の力と自然の力によって生み出された賜物です。

農家ごとに工夫されている精油抽出と保存の方法

　精油が抽出される芳香植物は、世界中の農家で栽培され、収穫されています。実践されている栽培方法と細かな精油抽出法は、各農家によって千差万別。使用している蒸留システムの仕様も、それぞれに工夫されたものとなっており、それは伝統的に伝えられています。私自身、今までたくさんの農家に足を運びましたが、そのすべての農家にこだわりがあり、少しでも効率良く、かつ香り高い精油を抽出するためのシステム特性を確認することができました。また、抽出した精油の保存方法も、それぞれに違うことを目の当たりにしてきました。それが、「どの農家から精油の買い付けをする

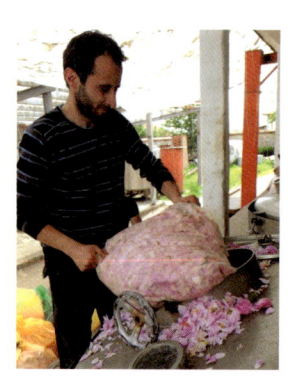

収穫は季節も期間も限られるため、時間との戦いです。

ことが適しているか？」という判断を最終的に行うときの指標にもなっています。

環境が植物の生長や精油の品質にも大きく影響

　それぞれの芳香植物の生育は、気候、土、湿気、水などの環境に左右されやすいため、必然的に土地柄に沿った植物が栽培され、精油が抽出されています。私はお付き合いのある農家のご紹介で、ほかの農家を渡り歩くといったことを長い年月行い、畑の環境がどれほど芳香植物の生育に影響するのかを自分の目で見てきました。

　ラベンダーを例にあげてみましょう。ラベンダーは高地で水はけが良い土を好み、湿気を嫌うといった特性があります。日本では北海道が有名な産出地ですが、北海道と同じような環境を東京で整えて、ラベンダーを生育させることは大変難しいことです。これは湿気や水はけ、また高地環境などの要因が影響し、東京はラベンダーの生育に適した環境を持つとは言えないからです。このように、同じ種であっても、どこでも同じように植物が生長し、収穫できるわけではありません。つまり、質の良い精油を

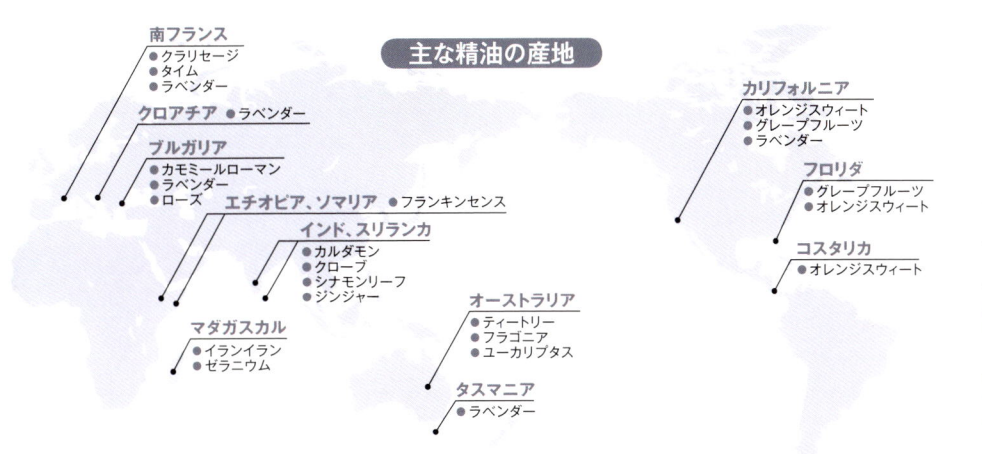

主な精油の産地

南フランス
- クラリセージ
- タイム
- ラベンダー

クロアチア ●ラベンダー

ブルガリア
- カモミールローマン
- ラベンダー
- ローズ

エチオピア、ソマリア ●フランキンセンス

インド、スリランカ
- カルダモン
- クローブ
- シナモンリーフ
- ジンジャー

マダガスカル
- イランイラン
- ゼラニウム

オーストラリア
- ティートリー
- フラゴニア
- ユーカリプタス

タスマニア
- ラベンダー

カリフォルニア
- オレンジスウィート
- グレープフルーツ
- ラベンダー

フロリダ
- グレープフルーツ
- オレンジスウィート

コスタリカ
- オレンジスウィート

抽出できるということは、芳香植物が必要とする生育条件と環境とが合致し、健康に生長した結果得られる自然の賜物なのです。

新鮮な「香り」 それが本来のアロマセラピー効果

　例えばラベンダーは、南フランスを中心として、ブルガリア、クロアチア、カリフォルニア、南半球ではタスマニアなど様々な地区で栽培され、精油が抽出・出荷されています。その結果、同じラベンダーと言う名前のついた精油でも、生産地によって、それぞれに色や香り、そして抽出量も異なったものが私たちの手に届くこととなるわけです。さらに、オーガニック（有機）栽培、野生種、通常栽培など農家によって栽培方法が異なり、また、品質、収穫量、価格も異なります。とくに現在は、品質が高くて香りも良いオーガニック栽培や野生種のものは生産が限られており、大変希少価値が高くなっています。この生産

地によって異なる新鮮な精油それぞれの色や香りが私たちの感覚に影響を与え、視覚でも嗅覚でも楽しませてくれます。私自身は、それが本来のアロマセラピー効果であると信じ、これからも伝えていきたいと願っています。

香りの品質を判断できる人には 質の良い精油が提供されます

　私は世界中で精油を買い付けして、それぞれの農家の方々とお話をする機会に多く恵まれました。その中で、買い付けする人が「香りの品質を判断する力を持っているかどうか」、その判断ができる人とできない人の区別を、農家側がしていると感じました。農家の方たちは買い付けする人の能力によって区別したりレベル分けをしたりしており、「厳しく判断できる人」には大変質の良い精油が用意される、それが買い付けの現場の現実と言えます。香りの品質を判断できる訓練を積むことはもちろんなのですが、私はこういったビジネスによる取り引きにも、お金だけではなく、「人と人」の信頼関係が強く結び付いていることを忘れないようにしたいと思っています。

精油の選び方・扱い方

アロマセラピーで最も大切なのが、好きな香りの精油を選び、正しく利用すること。購入した精油の保管にも注意が必要です。ルールを守りながら、アロマセラピーを楽しみましょう。

精油を厳重に管理する国も その扱いには注意が必要

　私たちがアロマセラピーを利用しようと思ったとき、日本では精油を容易に手に取ることができ、気軽にだれもが購入できます。しかし、決して他国が日本と同じであるとは限りません。ある国では、一般店舗では精油を手にとって購入することができず、鍵のかかった棚の中に展示され専門家の手で分けられているのを目にしたことがあります。このように、精油はそれぞれの国のルール下で管理され、それに基づいた扱いで販売されています。しかし、品質上純粋な精油であれば、鍵のかかった棚で厳重に管理されている精油と、私たちが気軽に手に取ることができる精油に違いはありません。精油はそれだけ扱いに注意が必要であることを心得ておきましょう。

信頼できる専門店で 実際に香りを嗅いで購入を

　精油を選ぶにあたっては、農家から栽培抽出された「純粋な精油」であることが条件です。仮に、少しでもなにか混ぜられていたり、人の手で内容成分が操作されていたりする場合は、アロマセラピーの効果を十分に得ることができません。まずは、信頼できる専門店で購入することが第一です。

((精油のオーガニック認証は厳しい基準がもうけられています))

　精油の中には、「オーガニック認証」がつけられているものがあります。この「オーガニック認証」は、独自基準ではなく、基本的に第3者機関によって査察と認定が行われ、その基準に合格したという証です。しかし、残念ながら第3者機関による厳しい認定と民間の独自基準による認定との違いがわかりにくい状態で販売されている場合もあります。また、日本では化粧品や精油のための第3者機関が他国に比べて整備されていないため、とくにわかりにくく、それぞれ購入者が海外のウェブサイトや情報を追って確認しているのが現状です。

　精油のオーガニック認証は厳しく、オーガニック認証の査察を毎年受けている農家において栽培抽出されていること、ボトリングする工場や作業場も毎年オーガニック認証の査察を受けていることが条件。それを満たしている精油のみが、最終的にラベルにオーガニック認証マークをつけることが許されています。

購入する際は、実際に香りを嗅ぎ、まず好きな香りかどうかを確認しましょう。

　もし、アロマセラピストを目指すのであれば、メーカーからの情報だけではなく、購入する側の私たちが「判断する力を養う」必要性もあります。また、メーカーから提供される書面やデータだけでは、判断材料が足りないため、自分自身が「純粋な精油」を嗅覚で判断できるかどうかも同じくらい重要なスキルとなります。

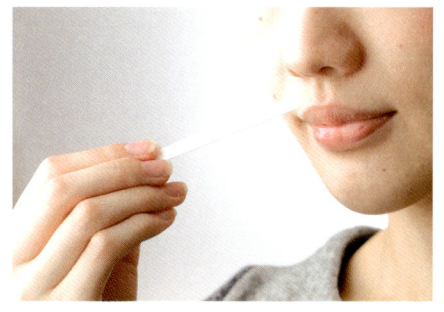

精油を購入する際は、かならず香りを嗅いで決めましょう。同じ学名の精油でもブランドによって、香りは微妙に異なります。

精油の注意事項

精油を扱うにあたっては、下記のことをかならず守ってください。

①純粋な精油原液をそのまま皮膚に塗布したり、飲用したりしない。

②精油は引火する可能性があるので、火気まわりでの使用は避ける。

③高温多湿を避け、日の当たらない場所で保管する。

④子供の手の届かない場所で保管する。

⑤使用後、キャップはしっかりと閉める。

⑥精油の品質を確認してから使用する。

⑦自分が安全性を確認できないような精油を気軽に使用しない。

⑧高齢者、乳幼児、妊産婦、てんかん、心臓病、高血圧、腎臓病、糖尿病、免疫障害（アレルギーなど）を持つ方への使用には、それぞれの知識を持った専門家もしくはアロマセラピストの指示を仰ぐ。

⑨精油の特性によって使用期限を注意する（下記参照）。

精油の使用期限

　柑橘系の精油は開封後6カ月での使用が望ましく、未開封で保管する場合も1〜2年を目安としてください。そのほかの精油は、開封後1〜2年が目安です。一番大切なのは、精油をコレクションとせず、使用するときに必要な精油を購入すること、そして新鮮なうちに使い切るように努めましょう。

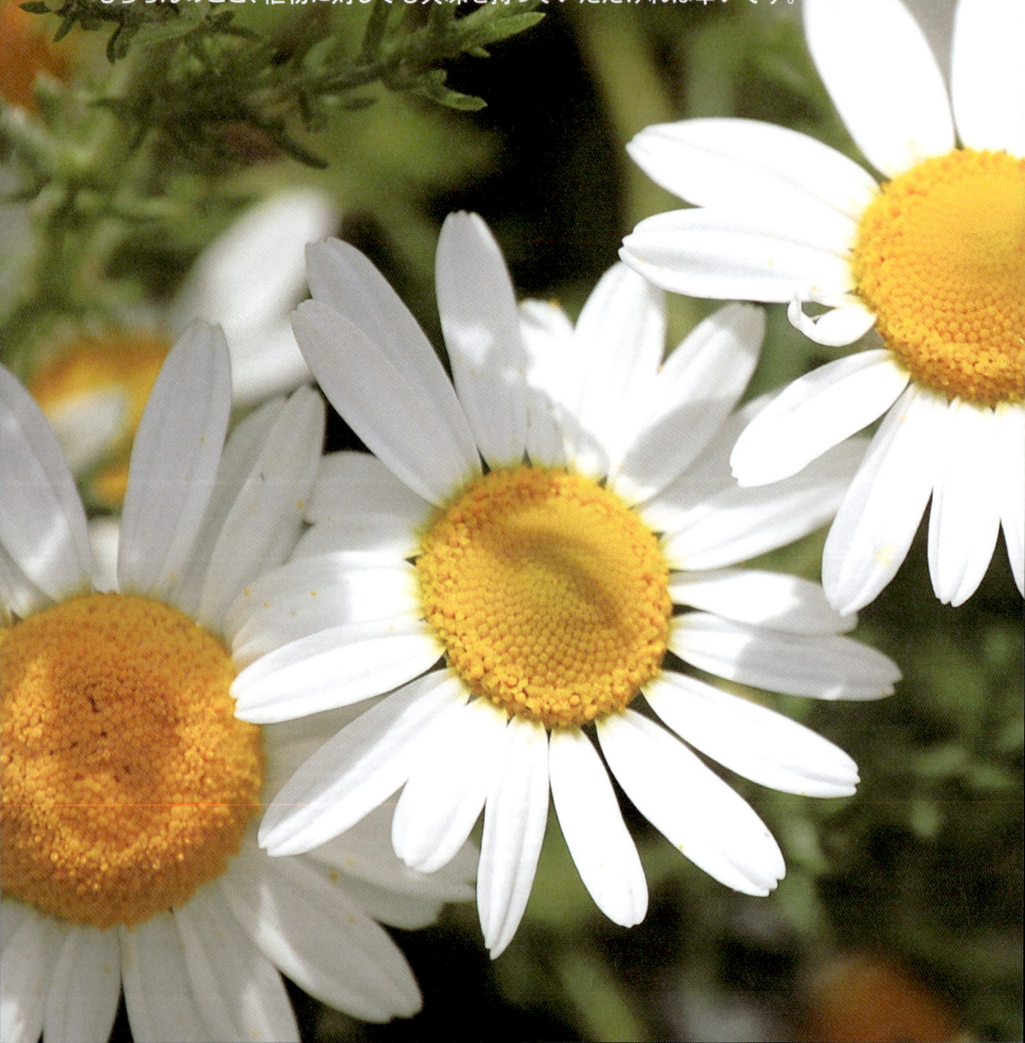

Chapter4

写真で視る精油のプロフィール

アロマセラピーでは精油の効能を知ることも大切ですが、私は精油を知る第一歩は「植物を視る」ことと考えます。そのため、世界中の農家を訪ね、自分の目で植物が生育する姿、精油が抽出される過程を視ることがライフワークとなっています。この章で紹介する写真は、その際に私自身が撮影したものです。写真を通して、精油はもちろんのこと、植物に対しても興味を持っていただければ幸いです。

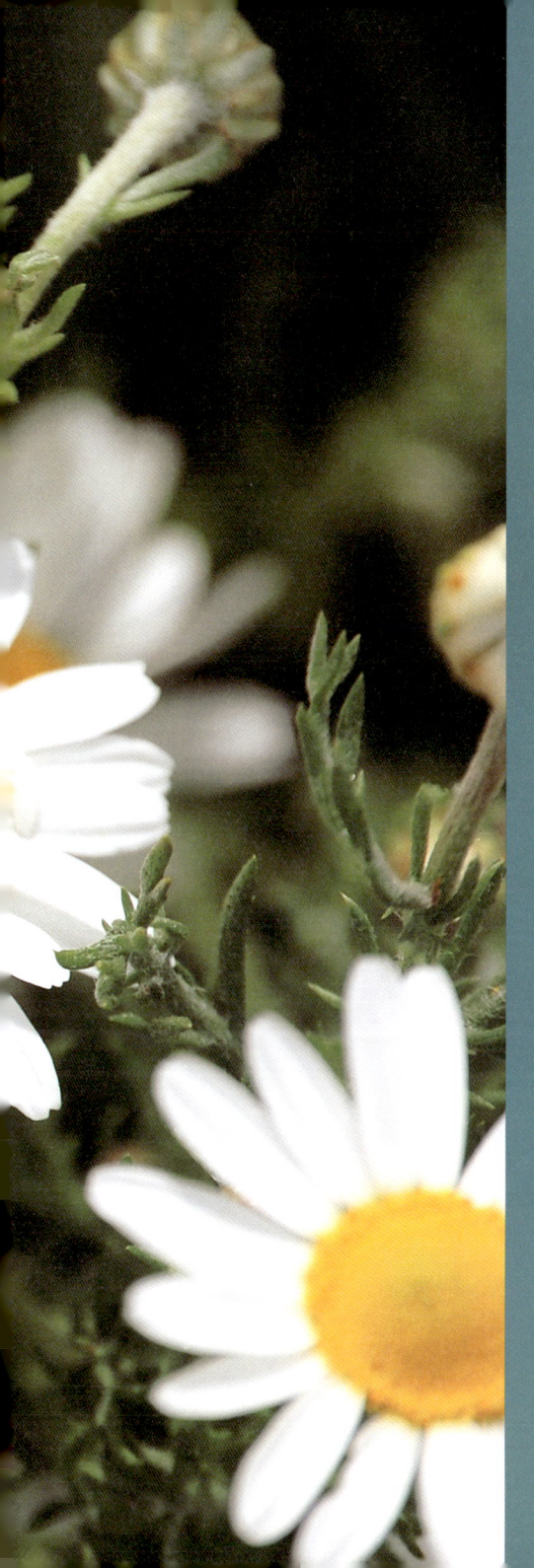

精油プロフィールの見方・使い方

❶ 植物写真

精油の原料となる植物そのものの写真のほか、農場の風景、収穫の様子などの写真を掲載しています。ほとんどの写真が、世界中の農場を回って著者本人が撮影したものです。

❷ DATA

● 学名

世界共通で使われる学術上の名称です。精油を購入する際は、この学名を確認してください。また、アロマセラピストを目指す方は暗記するようにしましょう。

● 科名

植物を分類するうえでの名称です。

● 抽出部位

植物のどの部分から精油が抽出されるかを記しています。

● 精油製造法

植物からどのような方法で精油を抽出しているかを記しています。抽出方法についての詳しい説明は38～41ページをご覧ください。

● ノート

ノートとは香りが揮発する速さ、伝わる速さのことで、トップ、トップ・ミドル、ミドル、ミドル・ベース、ベースの順に香ります。160～163ページで詳しく説明しています。

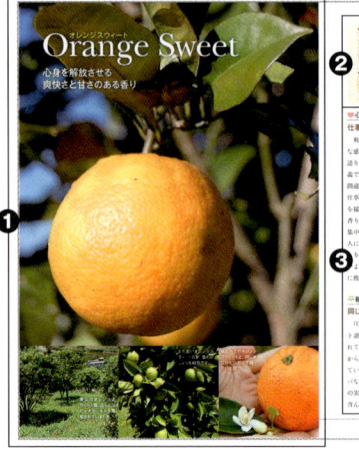
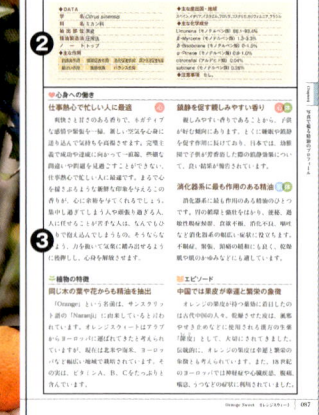

● 主な作用

それぞれの精油が持つ、代表的な作用（働き）です。

● 主な産出国・地域

それぞれの精油が産出される、代表的な国や地域です。

● 主な化学成分

どのような化学成分を含んでいるかを、割合とともに明記しています。化学成分については、164～165ページで詳しく説明しています。

● 注意事項

精油を使用する際に注意するべきことを記しています。購入する前、使用する前に、かならず確認してください。

❸

♥ 心身への働き

それぞれの精油が私たちの心身にどのように働きかけるか、どのような状態のときに役立つのかを紹介しています。

📚 エピソード

精油にまつわる歴史的な言い伝え、産地で伝承されている利用方法などを紹介しています。

＊精油によっては、下記の項目がないものもあります。

🌱 植物の特徴

精油の原料となる植物がどのような場所で、どのような姿・形で生育しているかを紹介しています。

🔵 成分の特徴

精油に含まれている成分がもたらす働きについて紹介しています。

COLUMN

著者が原料となる植物に触れたときの感想、農場を訪れたときの体験や生産者から聞いた話などを紹介しています。

作用の説明

*本書で紹介している精油の主な作用についてのみ説明しています。

引赤作用
血流の量を増やし、体を温める作用

うっ滞除去作用
血流が静脈内などで停滞した状態を除去する作用

強肝作用
肝臓の働きを強化する作用

強壮作用
体の機能を高める作用

去たん作用
気管支内のたんを排出する作用

空気浄化作用
空気を浄化する作用

駆風作用
腸内のガスを排出させる作用

血圧降下作用
血圧を下げる作用

血圧上昇作用
血圧を上げる作用

血液浄化作用
血液を浄化する作用

月経調整作用
月経を促してサイクルを整える作用

血糖値低下作用
血糖値を下げる作用

解熱作用
高くなった体温を下げる作用

健胃作用
胃の不調を整え、健やかにする作用

抗アレルギー作用
アレルギーの症状を軽減する作用

抗ウイルス作用
ウイルスを抑える作用

抗うつ作用
うつの症状を軽減し、気持ちを明るくする作用

抗炎症作用
炎症を鎮める作用

抗カタル作用
過剰な粘液の分泌を抑える作用

抗感染作用
体内に発症した感染症と闘う作用

抗菌作用
細菌の繁殖を軽減する作用

抗けいれん作用
けいれんを未然に防ぐ作用

抗酸化作用
体内の酸化を抑える作用

抗真菌作用
真菌の繁殖を軽減する作用

抗神経痛作用
神経痛の症状を軽減する作用

抗糖尿作用
尿の糖分を抑える作用

抗バクテリア作用
バクテリアの繁殖を軽減する作用

抗リウマチ作用
リウマチの症状を軽減する作用

催淫作用
性欲を強める作用

催乳作用
母乳の量を増やす作用

殺菌作用
細菌を殺す作用

殺虫作用
有害な虫を殺す作用

子宮強壮作用
子宮の働きを強壮する作用

刺激作用
エネルギーを増進する作用

止血作用
出血を止める作用

脂肪分解作用
体内の脂肪分解を促す作用

充血除去作用
充血を除去する作用

収れん作用
組織を引き締めて結束する作用

循環促進作用
血液やリンパなどの循環を良くする作用

消化促進作用
消化を促す作用

消臭作用
不快な臭いを消す作用

静脈強壮作用
静脈を強くする作用

食欲増進作用
食欲をアップさせる作用

神経強壮作用
神経を強壮する作用

神経バランス調整作用
神経のバランスを調整する作用

整腸作用
腸の働きを整える作用

性的強壮作用
性的な機能を強める作用

胆汁分泌促進作用
胆汁の分泌を促す作用

鎮けい作用
けいれんを鎮める作用

鎮静作用
興奮を鎮める作用

鎮痛作用
痛みを鎮める作用

デオドラント作用
不快な臭いを抑える作用

発汗作用
汗の分泌を促す作用

バランス作用
心身の様々なバランスを整える作用

はんこん形成作用
はんこん組織ができるよう促す作用

皮脂分泌抑制作用
過剰な皮脂の分泌を抑える作用

防腐作用
腐敗を防ぐ作用

保湿作用
肌を保湿して潤す作用

母乳抑制作用
母乳の出過ぎを抑える作用

ホルモンバランス調整作用
ホルモンのバランスを調整する作用

虫除け作用
虫を近づけないようにする作用

免疫強壮作用
免疫の働きを強化する作用

利尿作用
尿の量を増やす作用

リンパうっ滞除去作用
リンパが停滞した状態を除去する作用

リンパ循環促進作用
リンパの循環を促す作用

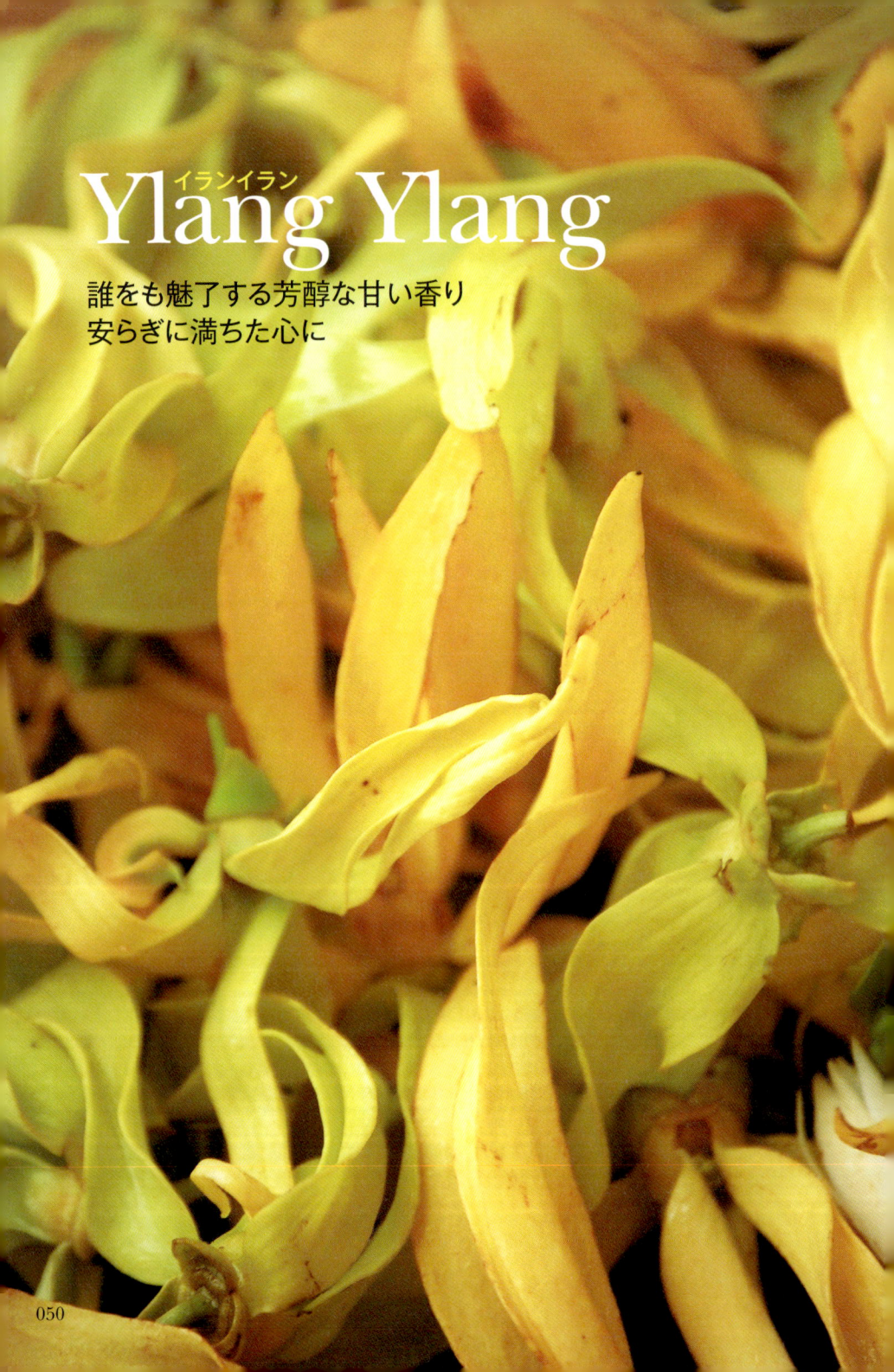

Ylang Ylang
イランイラン

誰をも魅了する芳醇な甘い香り
安らぎに満ちた心に

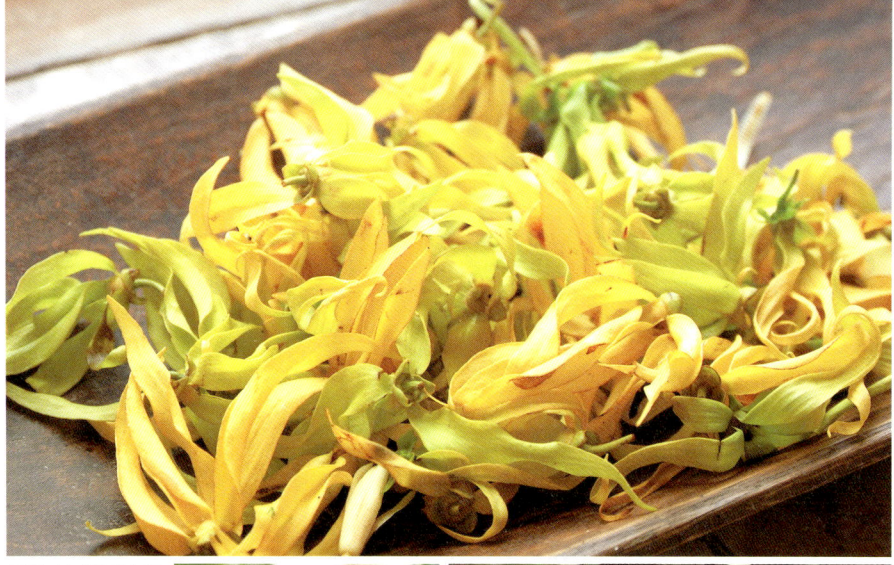

↑鮮やかな黄色の花びらは、温度や管理状態ですぐに黒く変色してしまいます。

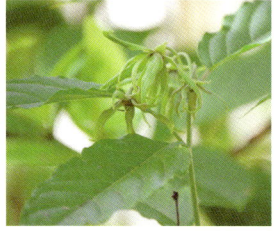

→緑色をした花びらが、だんだん黄色に変わっていきます。

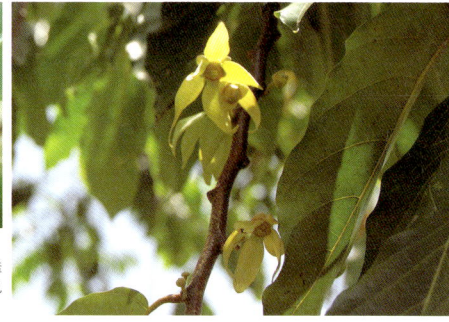

→花びらは厚く、垂れ下がったように見えるのが特徴です。

↓イランイランの木は横に大きく広がり、まるで傘のよう。木の下にすっぽり人が入れます。

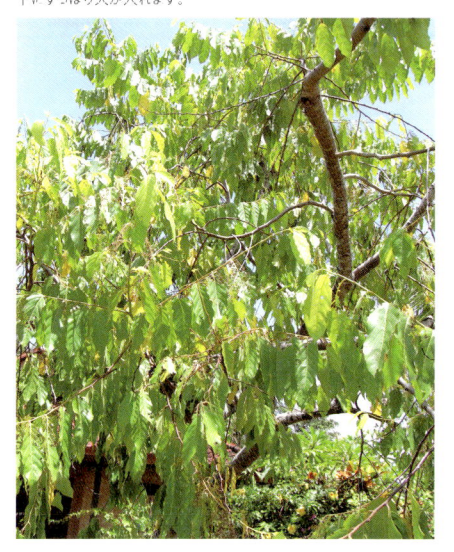

🌿 植物の特徴

厚みのある香しい花びらは繊細ですぐに変色

　フィリピン地方の言葉で、「そよ風に揺れる花」という意味の「alang-ilang」が名前の由来です。垂れ下がったような厚みのある花びらを咲かせるイランイランは、インドネシアの市場などでも頻繁に見ることができ、神へ供える花として毎日飾られています。厚くて力強い花びらからは想像できないような繊細さがあり、温度や管理状態によってすぐに黄色い花びらが真っ黒に変色してしまいます。

Ylang Ylang イランイラン

◆DATA

学　　　名	*Cananga odorata*
科　　　名	バンレイシ科
抽 出 部 位	花
精油製造法	水蒸気蒸留法
ノ ー ト	ミドル・ベース

◆主な化学成分

Benzyl acetate（エステル類）25.1%
p-Cresyl methyl ether（エーテル類）16.5%
Linalool（アルコール類）13.6%
Methyl benzoate（エステル類）8.7%
Geranyl acetate（エステル類）5.3%

◆主な作用

抗うつ作用	抗炎症作用	抗感染作用	抗糖尿作用
催淫作用	鎮けい作用	ホルモンバランス調整作用	

◆注意事項

●多量の使用は、頭痛や吐き気を起こす可能性があります。
●乳幼児・敏感肌の方は本書に記載している半分の滴数で使用してください。

◆主な産出国・地域

マダガスカル、フィリピン、南アジア、インドネシア

💗 心身への働き

緊張や不安を和らげ 落ち着く環境を香りで提供

　異国の地をイメージさせる甘い香りが、誰をも魅了するイランライン。その芳醇な香りが、あなたの「落ち着く環境」を提供してくれます。もし、仕事などで自分自身の空間を確保できずに混乱しているようなら、ぜひ試してみましょう。また、気持ちが高ぶってコントロールが難しい……そんな緊張を和らげ、精神的な落ち込みをサポートしてくれます。不安や恐れがありながらも、それを表に出せないとき、自らの感情を押しとどめているときなどにおすすめです。自分に対する自信のなさやイライラが募ると、人からは「神経質な人」「いつも緊張している人」と思われがちですが、心を落ち着かせて、マイナスの印象を和らげる助けにもなります。眠りを誘う精油としてもよく知られ、月経前に不調和を感じるPMS（月経前症候群）を緩和します。

神経系の緊張が原因の 動悸や高血圧に有効

　過剰な神経の緊張により、動悸や高血圧を引き起こしている状態に有効です。糖尿病の補助療法としてもイランイランがすすめられています。英国バーミンガム大学のティムベッツ博士によると、てんかん症の発作前に精油の香りを嗅ぐと、良い結果が得られたという研究報告がされています。

脂性肌も乾燥肌もサポート 髪のお手入れにも

　脂性肌と乾燥肌の両方におすすめ。イランイランには、嗅覚の刺激によってホルモンバランスを調整する働きがあるため、肌のハリや潤いを保つなどの改善を感じることができるでしょう。とくに月経前後の集中ケアや、睡眠前のケアとしてマッサージオイルでの使用が有効。頭皮の血行促進や保湿、髪のお手入れにも役立ちます。

▤ エピソード

結婚初夜のベッドに花びら
伝統的な頭皮ケアにも

　エキゾチックでセクシーな香りであることからインドネシアでは、結婚初夜のベッドに花びらを散らす風習があります。現地の人々は花を摘んでココナッツオイルに浸し、「boori-boori」というポマードをつくってスキンケアやヘアケアに使用していました。これを、雨期に蔓延する熱病や感染症の予防として、体にも塗っていたそうです。また、英国のビクトリア王朝時代には、頭皮を刺激し、髪の成長を促すためのヘアトリートメントとして使われたほか、男性用化粧品の香りに使われた歴史もあります。

● 成分の特徴

比較的強い香り
使用濃度や方法には注意を

　老若男女、妊産婦までを含めて幅広く活用できる精油のひとつですが、一番懸念されるのがその使用方法や使用濃度です。ほかの精油に比べると、同じ滴数で使用したとしても、突出して香りを強く感じやすい、もしくはほかの香りを包み込んで隠してしまいやすい精油と言えます。そのため、「心地良く」使用していくためには、文字からだけでは判断できない使用滴数やブレンドのバランス調整が大変重要となります。まずは少ない滴数で使いながら、そのバランスを見極めていきましょう。

COLUMN

植物そのものから得る香りの感覚を大切に

　熱帯地域に生息するイランイランは、伝統的に宗教の供え物、そして日常生活の中での病気予防として、「命をつなぐ」役割を持っています。植物に鼻を近づけたときの香りは、精油の香りを鼻で嗅いだときの強さに比べ、甘く優しく広がります。私たちは、その植物そのものから感じる「自然に存在する姿と香り」から、精油で使う際にはどれくらいの香りが適量であるか？ を知ることができます。前述したように、イランイランは香りが強く、その使用濃度や使用方法には注意が必要な精油のひとつです。私自身も、常にこの「植物そのものから感じる香り」というポイントを感覚として大切にしながら、イランイランを心地良く活用できるように努めています。

　おすすめは、男性にも受け入れられやすいオレンジスウィート、クラリセージ、サンダルウッド、ベルガモットとのブレンド。落ち着きやバランスを整えながら疲労回復にも役立ち、心身をリラックスさせます。

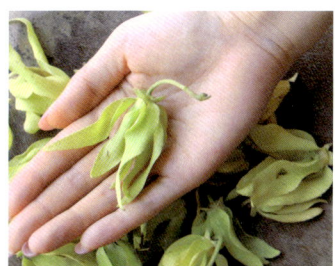

まだ緑がかったイランイランの花びら。お供えする場合は、日持ちするようにこの程度の色の花を使います。

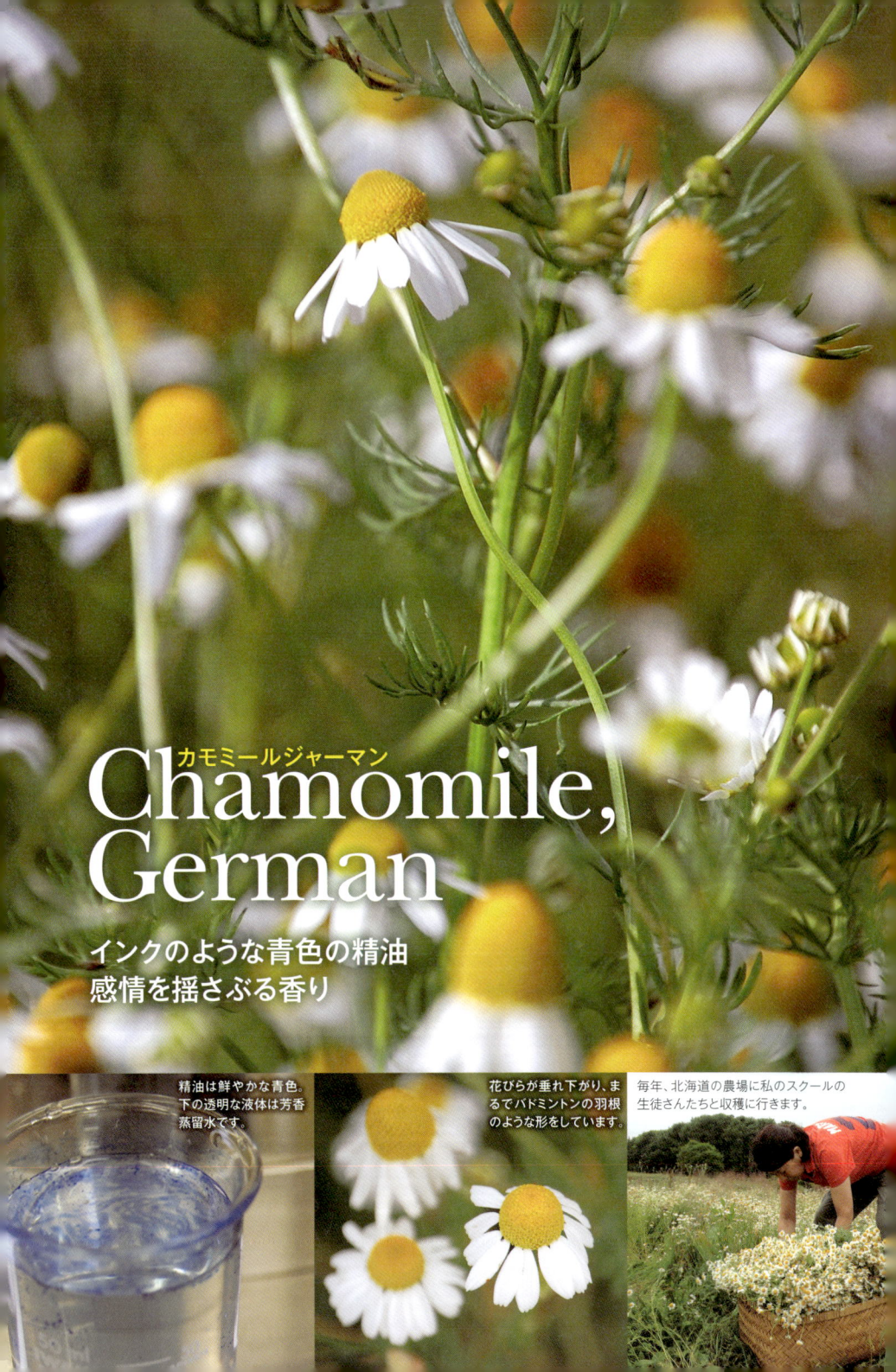

カモミールジャーマン

Chamomile, German

インクのような青色の精油
感情を揺さぶる香り

精油は鮮やかな青色。下の透明な液体は芳香蒸留水です。

花びらが垂れ下がり、まるでバドミントンの羽根のような形をしています。

毎年、北海道の農場に私のスクールの生徒さんたちと収穫に行きます。

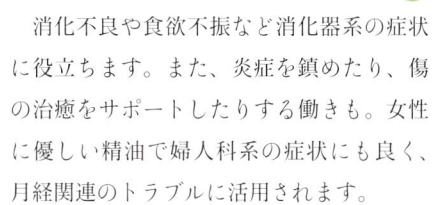

◆DATA		◆主な産出国・地域
学　　　名	*Matricaria chamomile*	南ヨーロッパ、北アメリカ、ヨーロッパ中心部、インド、ハンガリー

◆DATA

学　　　名	*Matricaria chamomile*
科　　　名	キク科
抽 出 部 位	花
精油製造法	水蒸気蒸留法
ノ ー ト	ミドル

◆主な作用

抗アレルギー作用	抗炎症作用	抗感染作用	抗神経痛作用
抗バクテリア作用	殺菌作用	消化促進作用	鎮静作用
鎮痛作用			

◆主な産出国・地域

南ヨーロッパ、北アメリカ、ヨーロッパ中心部、インド、ハンガリー

◆主な化学成分

α-Bisabolol oxide A（オキサイド類）38.7%
β-Faresene（セスキテルペン類）25.7%
α-Bisabolol（アルコール類）5.0%
α-Bisabolol oxide B（オキサイド類）4.4%
Chamazulene（セスキテルペン類）3.4%

◆注意事項 なし。

❤ 心身への働き

心の中に閉じ込めた思いを開放 心

感情を揺さぶるような、どこか「気になる」香りとして記憶に残る精油。この花の香りは、心に閉じ込めた思いを開放する手伝いをしてくれます。元々植物として強い個性があるため香りにも特徴があり、この精油を初めて嗅ぐ人には、とても刺激的に感じるかもしれません。ただ、いつもなにかを思い描いているのに、それを自分の中に閉じ込めてしまうような人にとても向いています。

ブレンドするなら、サンダルウッドやティートリー、ローズオットーなどがおすすめ。肩の力を抜くような感覚で、深呼吸しながら嗅いでみましょう。

消化器系や婦人科系の症状に 体

消化不良や食欲不振など消化器系の症状に役立ちます。また、炎症を鎮めたり、傷の治癒をサポートしたりする働きも。女性に優しい精油で婦人科系の症状にも良く、月経関連のトラブルに活用されます。

敏感肌のケアにも使用可能 肌

湿疹やかゆみ、また神経性を伴う皮膚炎などに良く、ゼラニウムやラベンダーとブレンドすると、いっそう効果的。敏感肌にも安心して使用でき、頬に見られる赤く拡張した毛細血管の症状を軽減するサポートになるとも言われています。

🌿 植物の特徴

花びらに触れると甘い香りが漂う

カモミールは、「大地のりんご」という意味で、その名はギリシャ語のkamaiとmelonに由来しています。学名の*matricaria*はラテン語で「子宮」という言葉に由来しており、古くから婦人科系の疾患に活用されてきたことを示しています。花びらひとつひとつが大変小さく、手で触れると爽やかな甘さを持った香りが充満します。

📖 エピソード

鮮やかな青色は精油の特徴

カモミールジャーマンは、カモミールのお茶（ハーブティー）としても活用されますが、精油のような青色ではありません。これは、精油を抽出するときにのみ青色が生じるためです。ローマンに比べて薬効性が高いジャーマンは、サプリメントとして摂取されることも多く、消化不良や肌のトラブルなどに利用されています。

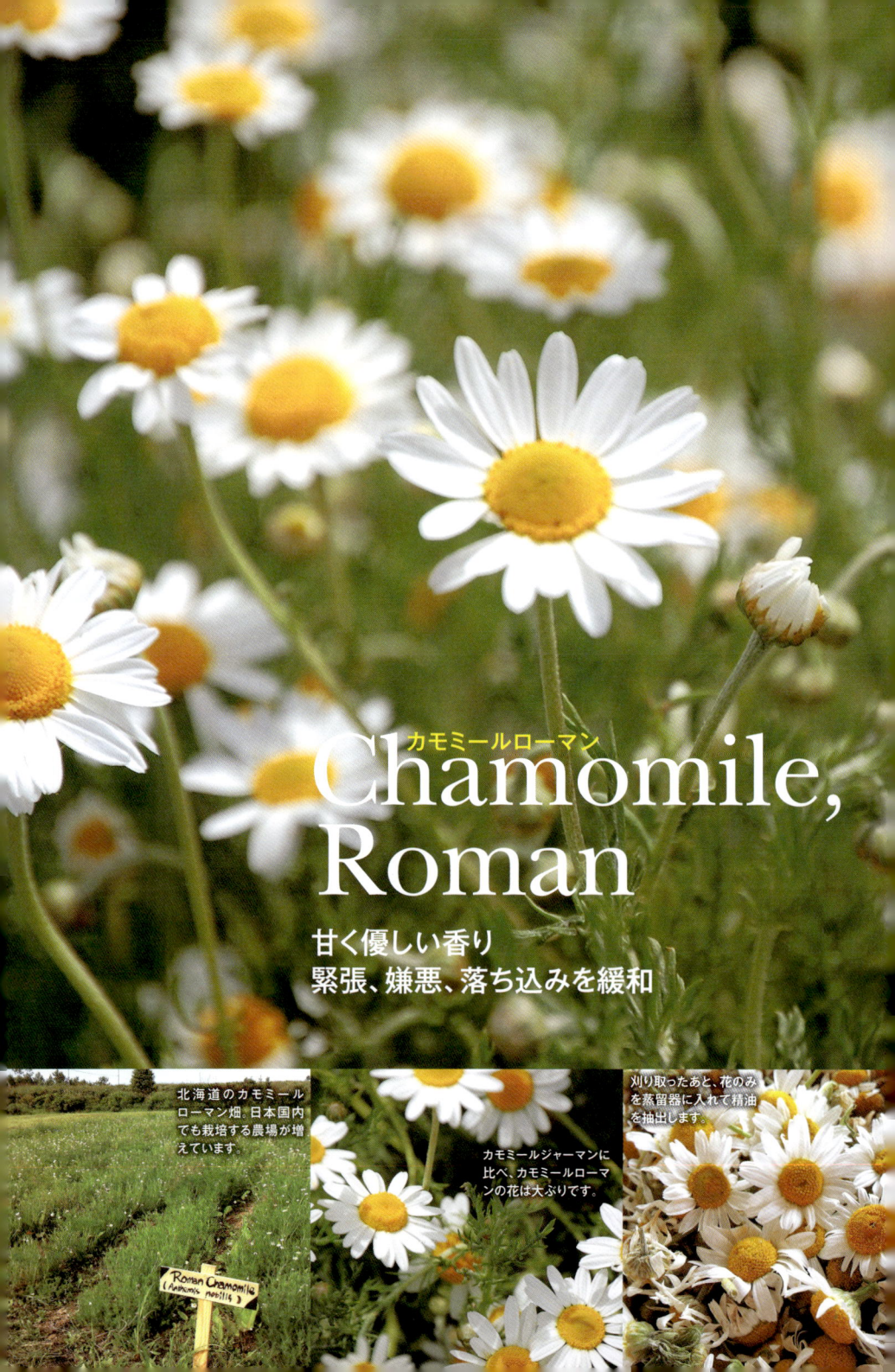

カモミールローマン
Chamomile, Roman

甘く優しい香り
緊張、嫌悪、落ち込みを緩和

北海道のカモミール
ローマン畑。日本国内
でも栽培する農場が増
えています。

カモミールジャーマンに
比べ、カモミールローマ
ンの花は大ぶりです。

刈り取ったあと、花のみ
を蒸留器に入れて精油
を抽出します。

Roman Chamomile
(Anthemis nobilis)

◆DATA

学　　　名	*Chamaemelum nobile*	
科　　　名	キク科	
抽 出 部 位	花	
精油製造法	水蒸気蒸留法	
ノ ー ト	ミドル	

◆主な作用

抗アレルギー作用　抗炎症作用　抗感染作用　抗神経痛作用
消化促進作用　鎮けい作用　鎮静作用

◆主な産出国・地域

南ヨーロッパ、北アメリカ、ヨーロッパ中心部

◆主な化学成分

Isobutyl angelate（エステル類）0-37.4%
Butyl angelate（エステル類）0-34.9%
3-Methylpentyl angelate（エステル類）0-22.7%
Isoamyl angelate（エステル類）8.4-17.9%
Camphene（モノテルペン類）0-6.0%
α-pinene（モノテルペン類）1.1-4.5%

◆注意事項

●アトピー性皮膚炎の方、敏感肌の方は、かならずパッチテスト（175ページ参照）を行ってください。

💙 心身への働き

ストレスを和らげ、気分を楽に　

　甘く優しい香りが、神経性の緊張やネガティブなストレスを和らげてくれます。例えば、自分の欲求通りに物事が進まないと、自分自身を追いつめ、あげくのはてに子供っぽい自己批判を始めたり、まわりの人を非難したりすることがあります。そんな自我の欲求が原因で生じる緊張、欲求不満や嫌悪、落ち込みを和らげて、楽になれるよう助けます。子供に対しても穏やかな鎮静作用を与える精油です。気持ちが高ぶっているようであれば、植物油で1%以下に希釈し（176ページ参照）、おなかなどをゆっくりマッサージしてあげると良いでしょう。

ストレスによる消化器の不調に　体 肌

　心身の気の流れを滑らかにして神経をリラックスさせ、けいれんを鎮めたり、痛みが和らいだりするように働きかけます。慢性的な不眠やストレス過多による緊張などに良く、神経性の消化不良や吐き気、便秘、さらに頭痛や気管支炎の症状にも役立ちます。また、炎症を抑える働きがあるとも言われ、スキンケアにも利用されます。

　クラリセージやサイプレスとブレンドして用いると、PMS（月経前症候群）や月経痛などに、効果的に働きかけます。むくみの軽減や美白作用なども期待できるため、美容業界からも大いに注目されています。

🌿 植物の特徴

ジャーマンより大きな花びら

　先に述べたように、カモミールには「大地のりんご」という意味があり、スペイン語では「小さいりんご」という意味があります。カモミールジャーマンとカモミールローマンは形状も作用もよく似ていますが、比べるとカモミールローマンの花びらが大きいことがわかります。また、ジャーマンより甘く優しい芳醇な香りを放ちます。

📖 エピソード

ヒポクラテスが解熱剤として使用

　ヨーロッパでは、古くから、薬、お香の原料、生け花などに幅広く用いられた植物です。ギリシャでは、紀元前に医学の基礎を築いて「医学の父」と呼ばれるヒポクラテスが解熱剤として用いました。英国では、チューダー王朝時代にカモミールを床に敷き、ほのかな香りを家の中に漂わせて楽しんでいたそうです。

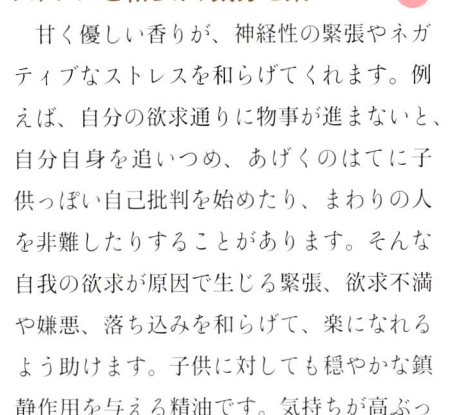

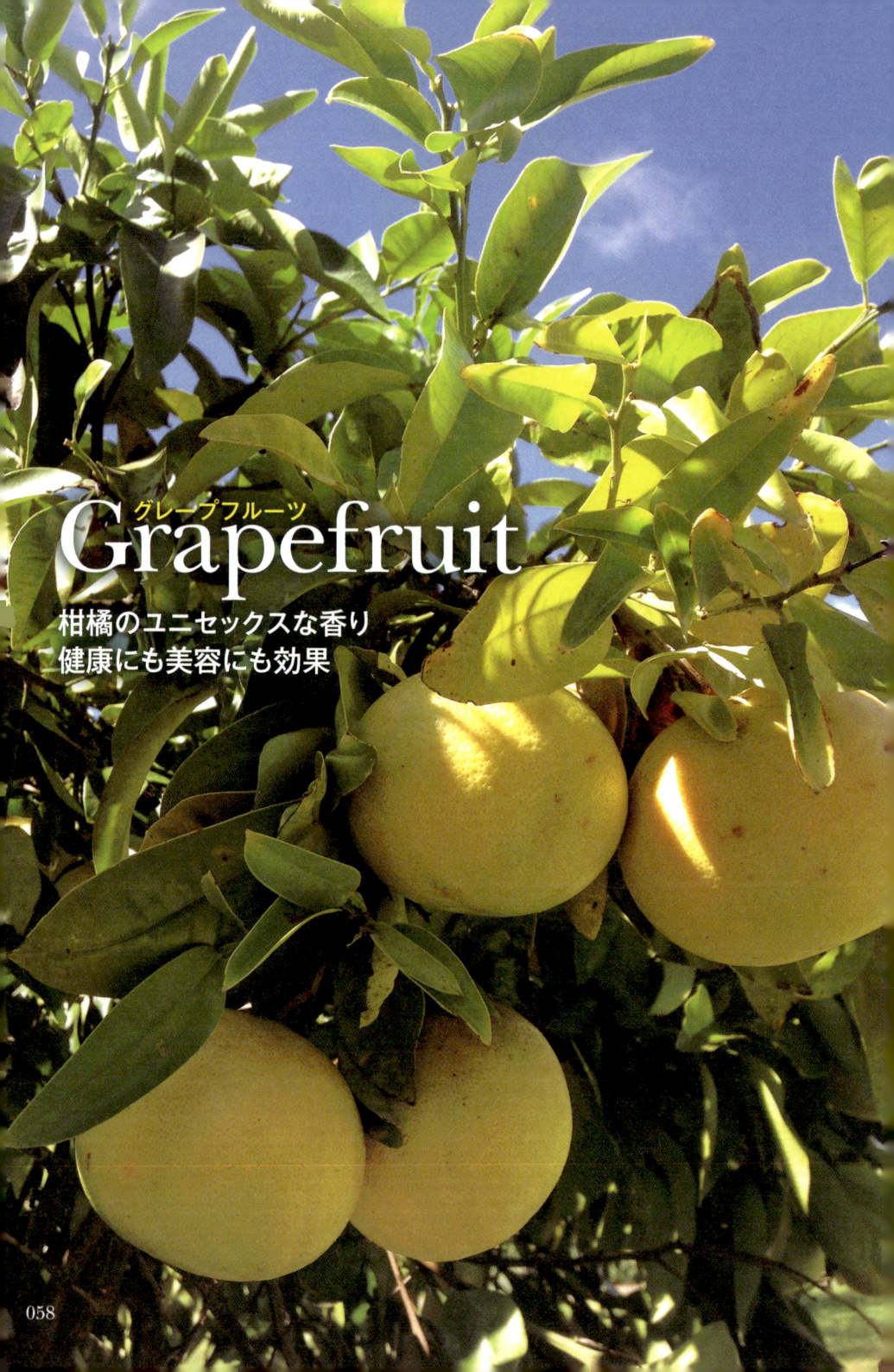

Grapefruit
グレープフルーツ

柑橘のユニセックスな香り
健康にも美容にも効果

🌿 植物の特徴

大ぶりの薄い葉に
垂れ下がるようになる実

　グレープフルーツはオレンジスウィート
(Citrus sinensis)とポメロ (Citrus maximus)
の交配種だと言われています。ほかの柑橘
系に比べて大ぶりの薄い葉を持ち、実その
ものも大変大きいため、最終的には実が垂
れ下がっているような印象になります。ま
た、葉からも良質な精油が抽出され、その
香りは苦味と甘味、そして爽快感のある「グ
レープフルーツペティグレン」として、私たち
を楽しませてくれます。ただ希少価値が高
いため、一般的にはほとんど流通しません。

↓グレープフルーツの木は15m前後と意外に大きく、北米、南米、イスラエルなどで栽培されています。

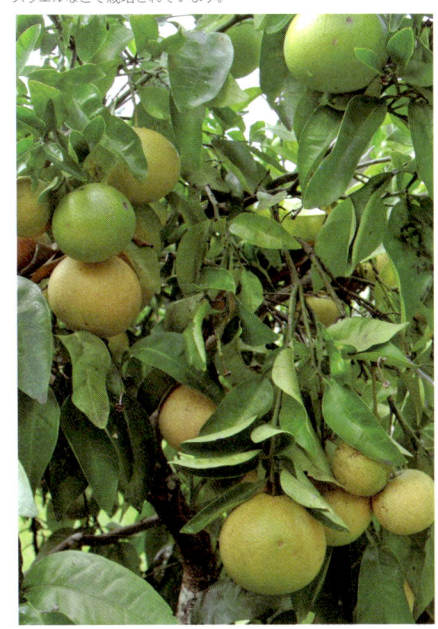

↓大きな葉とびっしりとなった実の重さで、枝がしなっています。

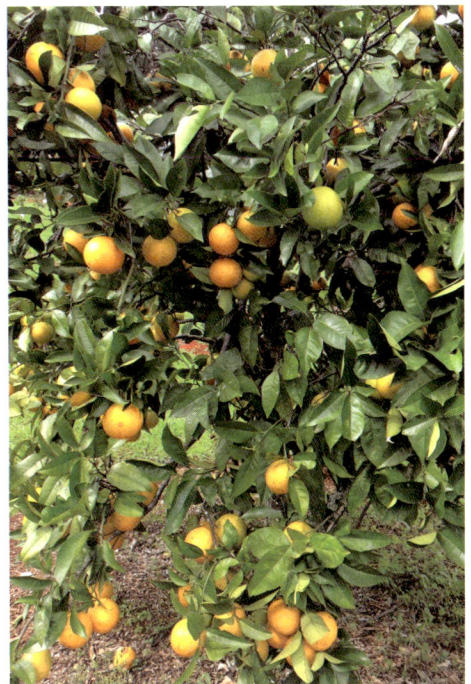

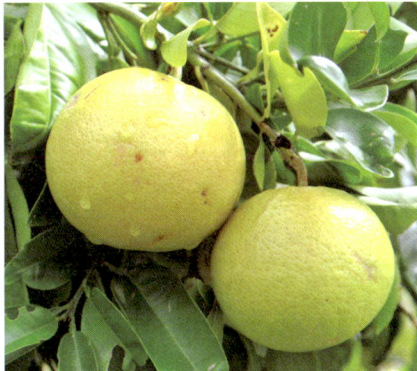

↑枝が折れてしまうのではないかと思うほど、ずっしりと重厚感のある実がなります。

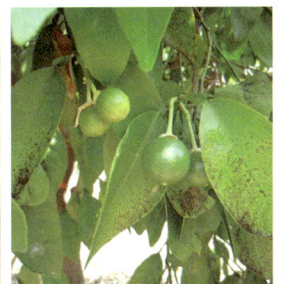

←実が大きくなり始めた頃。小さな実のうちから、整った真ん丸の形をしています。

Grapefruit グレープフルーツ

◆DATA

学　　　　名	*Citrus paradisi*
科　　　　名	ミカン科
抽 出 部 位	果皮
精油製造法	圧搾法
ノ ー ト	トップ

◆主な作用

空気浄化作用	血液浄化作用	抗ウイルス作用	抗菌作用
抗真菌作用	充血除去作用	循環促進作用	鎮静作用
バランス作用	リンパうっ滞除去作用		

◆主な産出国・地域

イスラエル、フロリダ、カリフォルニア、ブラジル

◆主な化学成分

Limonene（モノテルペン類）84.8-95.4%
β-Myrcene（モノテルペン類）1.4-3.6%
α-Pinene（モノテルペン類）0.2-1.6%
Sabinene（モノテルペン類）0.4-1.0%
Nootkatone（ケトン類）0.1-0.8%

◆注意事項

●肌に塗布したあと2時間は、肌を直射日光に当てないでください。
●アロマバス（全身浴、半身浴、足浴、手浴）への使用は控えてください。

❤ 心身への働き

緊張やストレスによる食べ物の過剰摂取を緩和

フルーティでみずみずしい香りが、気持ちに軽さを与え、心と体のアンバランスを整えてくれる精油です。緊張、欲求不満、イライラ、移り気などに効果的で、とくに、緊張やストレスを食べ物で慰めようとする人に適しています。こういった人は多くの場合、他人や自分に高望みをする傾向があります。望み通りにことが進まなかったり失望したりすると、怒りや非難を心の内に抱え、自己批判になりがち。これらの行為は自己嫌悪へと結びつくことが多く、自分を落ち着かせるための欲求が出ます。そして、その欲求や自分の慰めのために、食べ物を過剰摂取するケースが見られます。グレープフルーツはこのように蓄積された欲求不満や自己批判から生じたストレス、常に満腹感を求めてしまううっ積した不調和を浄化する精油として重宝されてきました。

神経系の緊張が原因の動悸や高血圧に有効

バランス作用と血液浄化作用があり、体全体のリンパ器官の機能不全を改善するのに有効な精油。便秘や吐き気などの症状にも働きかけ、緩やかに症状をサポートします。また、余分な水分を排泄し、脂肪の分解を助ける働きがあることから、むくみやセルライト、体重増加、肥満の症状のケアに適しており、健康にも美容にも役立ちます。

リンパのうっ滞やむくみを改善し、ハリのある肌に

滞りを感じる脂性肌、ニキビ肌などに適しています。代謝や循環の不良、リンパの流れのうっ滞は、肌のくすみやトラブル、むくみなどの原因となります。また、それらの症状の積み重ねは、肌のハリをうばってしまうことに。このような状態を予防するケアにも、グレープフルーツは適しています。

≡ エピソード

12世紀ポメロがスペインに
運ばれ、栽培が広がる

　12世紀に、アラブの交易者がオレンジスウィートを運搬した経路を通って、ポメロがアジアからスペインに運ばれ、オレンジスウィートとポメロの交配種であるグレープフルーツがつくられました。その後、たちまち世界で栽培が始まり、現在に至っています。価格も手頃で、子供から高齢者まで、男女問わず万人に好まれる香りでもあることから、化粧品や石けんなどにも、幅広く利用されています。室内の空気の浄化や時差ボケにも有効で、心身のバランスを整える働きも古くから知られています。

● 成分の特徴

柑橘系の中では低い光毒性*
抗菌作用に医療業界も期待

　柑橘系の精油の中でも極めて光毒性の心配が低いとされている精油です。程よい甘さと苦味、グリーンな印象をバランス良く持ち、それと同時にユニセックスな香りを放ちます。歴史的にもスキンケアなどを含めた化粧品や肌に直接塗布する商品などに活用されてきました。また、抗菌作用や抗真菌作用の働きが期待され、空気中に拡散したり、MRSA（メチシリン耐性黄色ブドウ球菌）に利用する精油として有効であると研究論文にも示されています。

＊強い紫外線に反応し、皮膚に炎症などを起こすもの。

COLUMN

実のなる姿と葉から得られる精油の爽快感に感動

　グレープフルーツは私たちが食す果物の中でもポピュラーな柑橘のひとつ。食品の香りづけから化粧品の香りづけまで、幅広い世代において、世界中で活用されてきた植物です。しかし、実際は収穫された「実」しか目にしたことがなく、木や花、そして葉に触れたり見たりした経

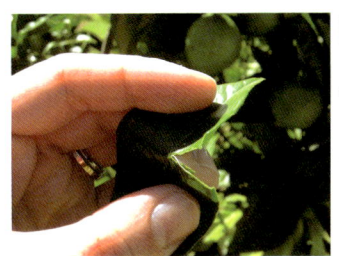

グレープフルーツの葉から抽出される精油は希少価値が高く、爽快感のある素晴らしい香りがします。

験がある人は意外に少ないでしょう。そのため、ほかの柑橘系との差が、あまり想像できないのではないでしょうか。私自身も日本にいる間は、直接グレープフルーツの木を目にする機会がなく、初めて目にした場所は、南フランスでのオーガニックの試験栽培農園でした。ほかの柑橘系に比べて、グレープフルーツの実は薄い皮を持つような触感があり、枝に重く垂れ下がる姿と葉から出る精油の素晴らしい爽快感に感動したのを、今でも鮮明に覚えています。

　グレープフルーツの葉から抽出される「グレープフルーツペティグレン」は希少価値の高い精油で、一般的にはほとんど流通していません。私は、ある農家を訪れたときに自家用として抽出された精油の香りを嗅がせていただきました。

Ginger ジンジャー

心身を温める働きに優れ
「志」に影響を及ぼす精油

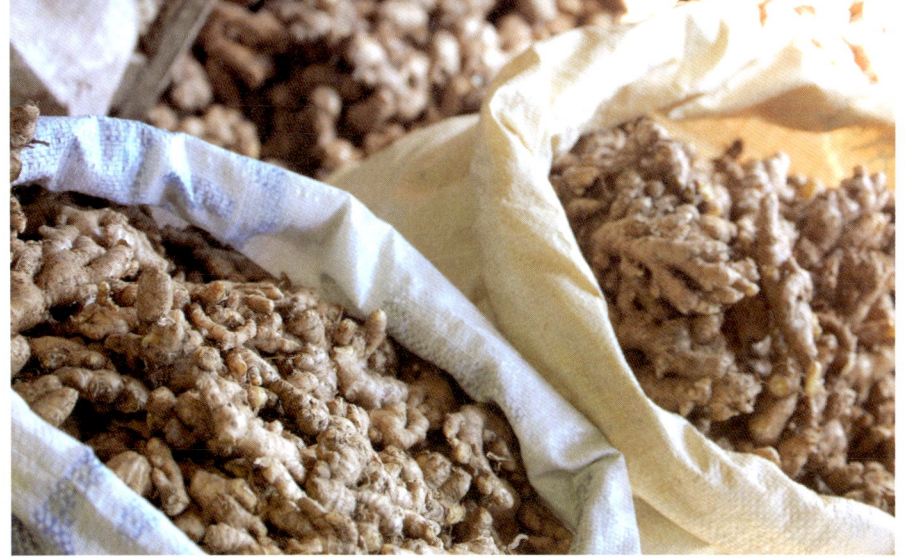

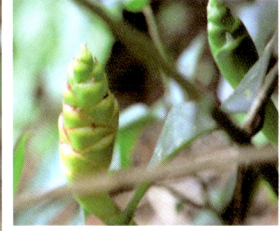

↑海外の農場で見た精油用のジンジャー。日本の八百屋で売られている生姜に比べ、少し細い形状です。

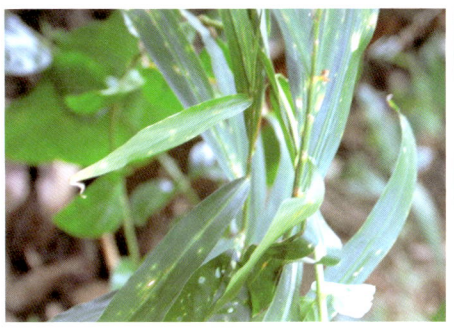

←白い花のつぼみ。花からも良い香りが漂います。

←先が尖った細長い葉。ジンジャーの地上部はあまり目にすることがないため、畑でもつい見落としてしまいます。

↓スリランカの農場で収穫されたジンジャー。根茎だけを切り落として精油が抽出されます。

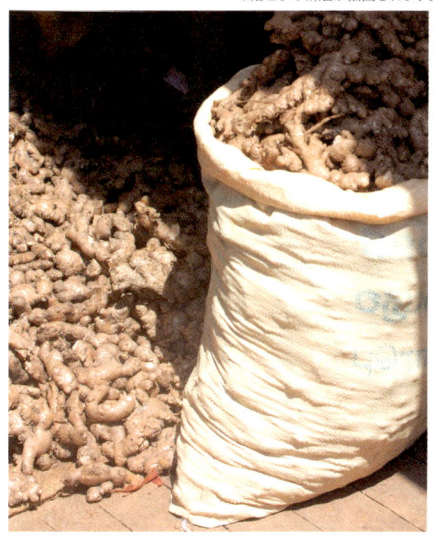

🌱 植物の特徴

地中に伸びた節のある根茎
スパイスとして世界中で活躍

　ジンジャーは私たちが食用する生姜のことですが、多少姿・形が異なります。多年生で茎は直立、葉は槍形をしており、白い花を咲かせます。地中には節のある根茎が伸び、この根茎から精油が抽出されます。私たち日本人もこの根茎を料理に利用しますが、古くから世界中でスパイスとして重宝されてきました。65ページで詳しく述べていますが、土から採れたばかりの根茎を割ると、驚くほどの新鮮な香りを放ちます。

Ginger ジンジャー

◆DATA

学　　　名	Zingiber officinale
科　　　名	ショウガ科
抽 出 部 位	根茎
精油製造法	水蒸気蒸留法
ノ ー ト	トップ・ミドル

◆主な作用

引赤作用	強肝作用	去たん作用	催淫作用
循環促進作用	消化促進作用	食欲増進作用	バランス作用

◆主な産出国・地域

ジャマイカ、インド、日本、中国、マレーシア、オーストラリア

◆主な化学成分

Zingiberene（セスキテルペン類）38.1%
Curcumene（セスキテルペン類）17.1%
β-Sesquiphellandrene（セスキテルペン類）7.2%
β-Bisabolene（モノテルペン類）5.2%
Camphene（モノテルペン類）4.7%
β-Phellandrene（モノテルペン類）2.5%
Borneol（アルコール類）2.2%

◆注意事項

●肌に塗布したあと2時間は、肌を直射日光に当てないでください。

♥ 心身への働き

意志の強さと決断力を回復 心のエネルギーアップに

　ジンジャーは、心身を温めて軸を形成するとされることから、「志」に影響を及ぼす精油と言われてきました。意志をしっかりと持ち、失った決断力を回復するように力を貸してくれます。自分自身の計画や素晴らしい目的を持っているにもかかわらず、それを実行に移すことを躊躇したり、迷ったり、原動力となる気持ちが欠けているためにそれらを行動に移すことができないような状況に役立ちます。このような人は、計画をつい先延ばしにしたり、自分自身を疑ったりする傾向があるために、他人の後押しを待ってしまいがちです。また、心身のエネルギーも低下しやすく、落ち込んだりすることも頻繁にあるかもしれません。ジンジャーはそんな状況を改善し、内なる芯の強さや自信を取り戻し、私たちの心に活力とエネルギーを与えてくれます。

血液循環を活性化 筋肉痛、関節痛の緩和にも

　歴史的にも「生薬」として活用され続け、世界中で食・化粧品・サプリメントなどで幅広く利用されているジンジャー。その効果も数え切れないほど紹介されていますが、とくに全身の血液循環の活性化を促したり、強壮したりする働きに優れ、手足の冷えや心身の疲労改善に適しています。白色または透明なたんを伴う慢性気管支炎に有効とされ、疲労、筋肉痛、関節痛、腰痛が和らぐよう助けてくれます。

　とくにおすすめなのがティートリーやマージョラム、ユーカリプタスなどとのブレンドで、免疫力を高める作用をより強くサポートします。また、慢性疲労によるインポテンツや不感症に悩む方にもおすすめ。漢方ではジンジャーの根を「生姜（しょうきょう）」と呼び、風邪や悪寒の際は発汗を促し、たんを切る働きがあるとされています。

▤ エピソード

紀元前の昔から
調理と医療の目的で使用

　古代エジプト、インド、日本、中国、ギリシャそしてローマで、ジンジャーは調理と医療の目的で用いられてきました。1世紀頃のギリシャの医師であるディオスコリデスは、ジンジャーに関して消化促進作用があると推奨しており、現在でも吐き気や乗り物酔いなどを含む消化器系のトラブルに利用されています。ジンジャーはアジアからヨーロッパにつながるスパイスの道を旅した商品のひとつ。中国では長い航海の際、船酔いしたらジンジャーを噛んで症状を和らげていたという記録があります。

◗ 成分の特徴

アルコール類の成分も多く
調整機能をサポート

　スパイシーな甘さと爽快感を持ち合わせるジンジャーは、テルペン類が多く含まれるとともに、ゆったりとした気分に導くためのアルコール類の成分も含まれています。そのことから、循環や痛みの緩和に役立つだけでなく、心身のバランスを整え、リラクゼーションをサポートする働きも期待できます。一般的には柑橘系の精油に多い光毒性（61ページ参照）がジンジャーにもあるとの研究論文が近年、発表されました。どの成分が原因かはまだ解明されていませんが、使用には注意しましょう。

COLUMN

レモンそのもののような爽快感と苦味

　私たちが普段手に取るジンジャーは、少しボテっとした印象で薄茶色のものですが、海外で精油用に生産されているものはやや細長く、姿や香りが多少異なります。しかし、どちらであってもジンジャーは大変フレッシュでレモン調の香りを放つのが特徴と言えます。私が農家で初めて土から掘って手に取り、割ってその香りを試した際、「レモン調」というよりも「ほぼレモン」のような爽快感と苦味、そしてフレッシュな香りを感じたことを鮮明に覚えています。この経験が、精油を組み合わせるブレンドのアイデアと感覚を変えるとともに、私自身が「頭の中」で抱いていたジンジャーのイメージを変える決定的な出来事となりました。

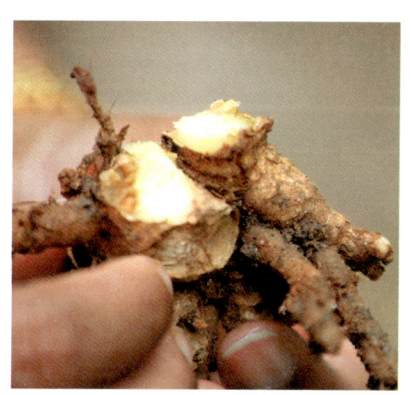

土から掘ったばかりのジンジャーは、フレッシュなレモンそのもののような香りがします。

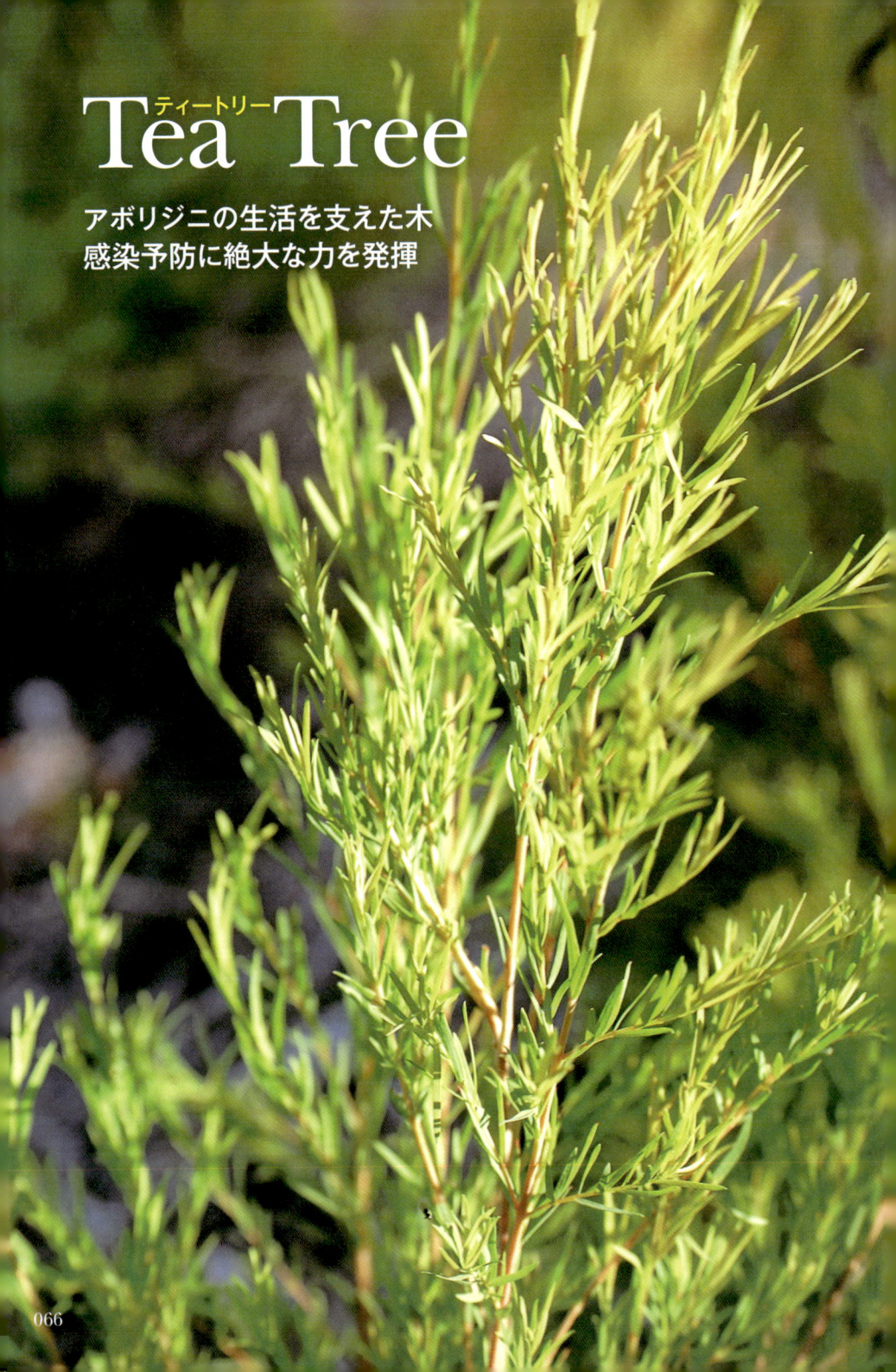

Tea Tree
ティートリー

アボリジニの生活を支えた木
感染予防に絶大な力を発揮

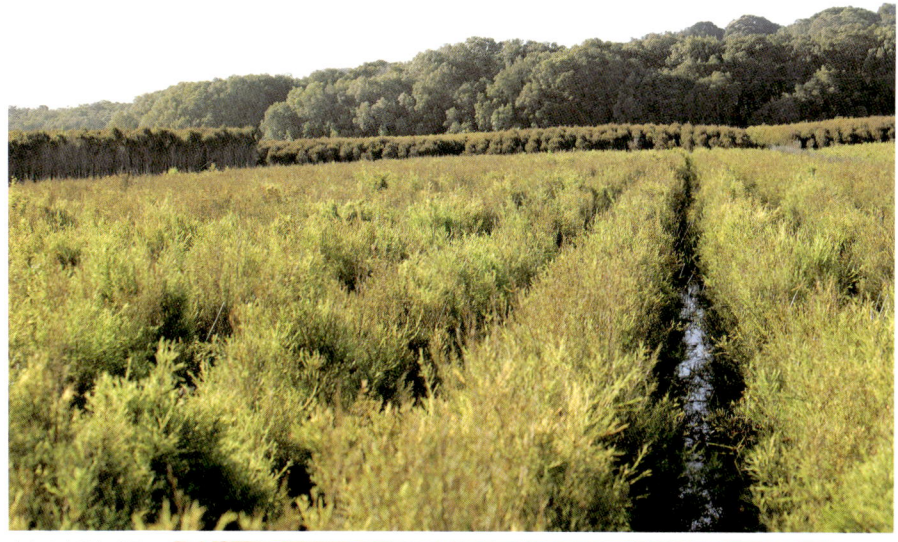

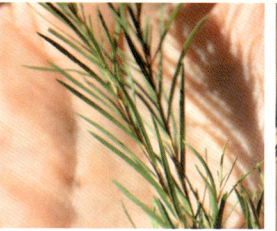

↑オーストラリアのティートリー畑。細い枝で、しっかりと上に向かって立っています。

→針のように尖った葉ですが、しなやかで女性的な印象を受けます。

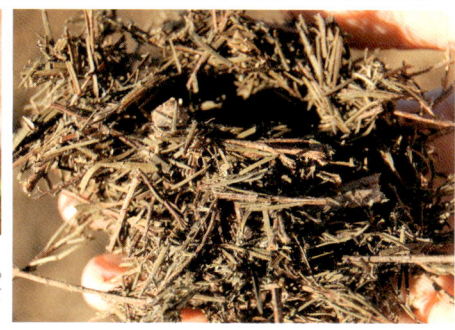

→精油を抽出したあとの葉。肥料として畑で利用されます。

↓精油が抽出される葉からは、クリーンでややシャープな香りがします。

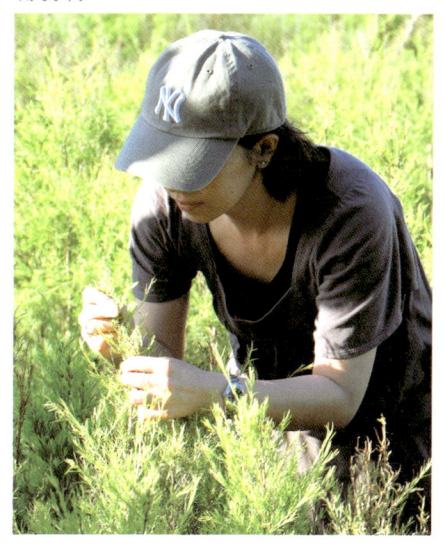

🌿 植物の特徴

針のような葉を持ち
1年で150㎝以上も成長

　ティートリーは、ティートリーレイクと称される水のきれいな湖のほとりに群をなして生育し、古くから人の心身を守る木として大切に栽培され、活用されてきました。ティートリーは、学名に *Melaleuca* とつく様々な木を示し、1種類だけではないため、学名をよく確認してから使用する必要があります。青々しく柔らかい針のような葉がたくさんついていて、木の背丈は1年で150㎝以上も成長します。

Tea Tree ティートリー

◆**DATA**

学　　　名	*Melaleuca alternifolia*
科　　　名	フトモモ科
抽 出 部 位	葉
精油製造法	水蒸気蒸留法
ノ ー ト	トップ・ミドル

◆**主な作用**

抗ウイルス作用	抗感染作用	抗菌作用	抗真菌作用
殺菌作用	静脈強壮作用	神経強壮作用	鎮痛作用
免疫強壮作用			

◆**主な産出国・地域**　オーストラリア、南アフリカ

◆**主な化学成分**

Terpinen-4-ol（アルコール類）39.8%
γ-Terpinene（モノテルペン類）20.1%
α-Terpinene（モノテルペン類）9.6%
Terpinolene（モノテルペン類）3.5%
1,8 Cineole（オキサイド類）3.1%
α-Terpineol（アルコール類）2.8%
p-Cymene（モノテルペン類）2.7%

◆**注意事項**　なし。

♥ 心身への働き

無気力、動悸、息切れに 脳への血液循環も促進

　ティートリーは、古くから抗感染作用や免疫強壮の働きがよく知られていますが、神経系を強壮する働きがあることでも有名です。無気力、動悸、息切れなどの改善と補強に役立ち、心と呼吸を安定させ、脳への血液循環を良くすると言われています。とくに、免疫低下に伴う精神疲労や神経の衰弱のサポートとしておすすめの精油です。

　また、気分を高揚させるとともに爽快感を与え、失いかけた自信を取り戻させる働きもあります。様々な心の痛みや苦しみを感じたことによって、体の不調和を感じたり、自分の将来へ不安を抱いていたりするような場合には、生きる軸となる免疫力や心の芯を再形成する力となってくれるでしょう。呼吸器系の疾患にも有効で、のどの痛みを感じる際には、マスクに２滴垂らして利用すると良いでしょう。

抗真菌作用が大活躍 病因を絶やし、再発を予防

　ティートリーに匹敵する抗菌作用・抗真菌作用を持つ精油は、ほかにないと言われています。生命力と戦う力を持つ精油で、幅広い感染症に対して、病因を根こそぎ絶やす役割があり、再発を予防します。病院での活用例も数多く存在し、耳の炎症、カンジタ症、膀胱炎、歯周病、爪の感染、水虫などに大いに役立ちます。

吹き出物やニキビには 拭き取りとマッサージを

　吹き出物やニキビに優れた効果を持つ精油としてよく知られます。とくにニキビ予防を目的とした化粧品には、かならずと言って良いほど含まれています。植物油のアプリコットカーネルやホホバとブレンドして顔の拭き取りとマッサージを行うと有効です（植物油 10mℓに対し、精油２滴）。

オーストラリアの先住民は
風邪や頭痛に古くから利用

　ティートリーの樹皮は、耐水性のある紙状で幹から剥がれやすく、オーストラリアの先住民であるアボリジニは、それを使って小さなカヌーをつくっていました。また、辛味のある葉を熱湯に浸して、風邪やせき、頭痛の薬として飲んだり、葉をそのまま噛んだりして、生活の中でその薬効を利用したそうです。同じくアボリジニの女性は、婦人科系にまつわる症状のケアとして、ティートリーの成分が染み出した湖に入って症状を和らげたとされ、現在でも同じような目的で活用されています。

安全な成分構成
安心して使える精油

　有効な活用方法が多くあるティートリーは、ラベンダーと匹敵するほど安全な成分構成となっており、子供から高齢者まで幅広く、そして安心して使用できる精油のひとつとなっています。それが、ここまで世界中でポピュラーに活用されている理由でもあります。

　ティートリーの特殊な薬効に光が当てられたのは、第一次世界大戦以降のことです。1933年、英国のメディカルジャーナル誌に「強力な抗感染剤、毒性なし、皮膚感作性なし」と記載され、話題となりました。

Chapter4　写真で視る精油のプロフィール

COLUMN

若い木であればあるほど、良い香りの精油を抽出

　ティートリーは広大な土地で栽培され、水がきれいで十分に生息できる場所では、青々とした素晴らしい木々を見ることができます。過去には歴史的な水害で大きなダメージを受けたことも多々あり、たくさんの生産農家の人々が取り引きの価格に悩まされ続けてきました。

　私が世界で初めてティートリーが抽出された際の状況をオーストラリアで聞き、その当時の瓶を見たとき、長い歴史と人々がどのように活用してきたかを肌で感じることができました。

　ティートリーの農場内では、1年目の新しく初々しい状態と、3年目に入る少し年月が経ったティートリーを比較することができますが、その色や茎、枝葉の違いに大変驚きました。また、管理が行き届いている若い木であればある

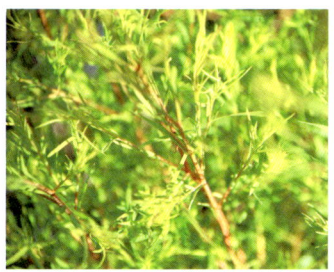

1年目の若いティートリー。同じティートリーの枝葉でも、1年目と3年目では香りが大きく異なります。

程よい香りの精油が抽出でき、実際に手で触れて香りを確かめてもその違いは明らかでした。農家ではこういった管理のもと、自然と戦いながら、私たちの手に届くように毎年精油を抽出してくれています。

Eucalyptus
ユーカリプタス

すっきり爽やかな香り
呼吸器系を強力にサポート

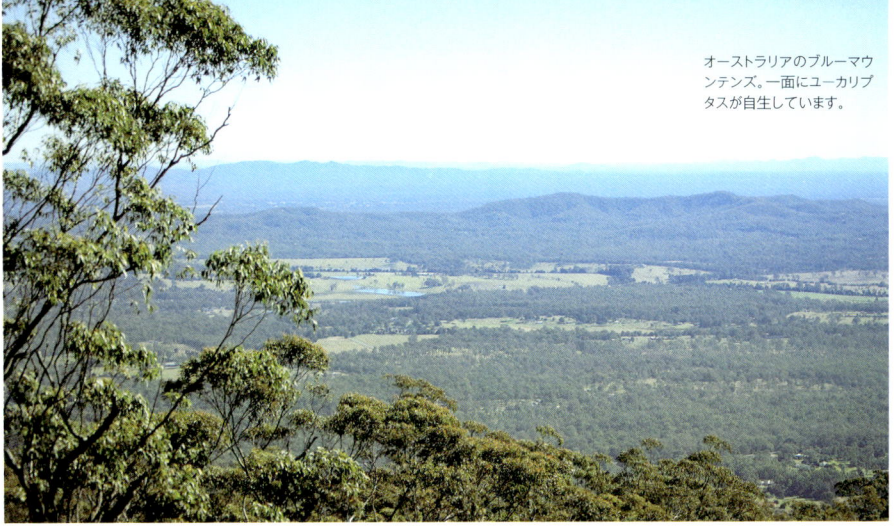

オーストラリアのブルーマウンテンズ。一面にユーカリプタスが自生しています。

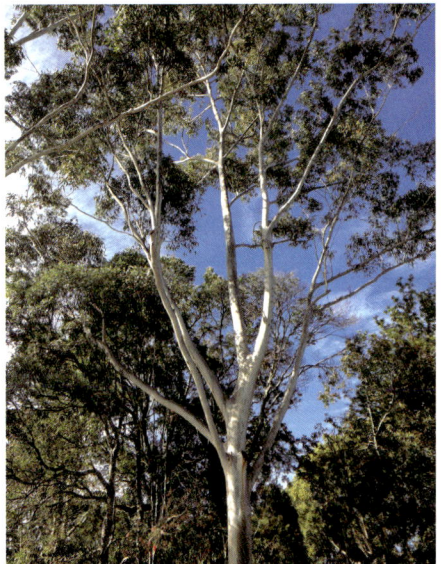

↑ 高くそびえ立つユーカリプタスの木。高いものは10m以上になります。

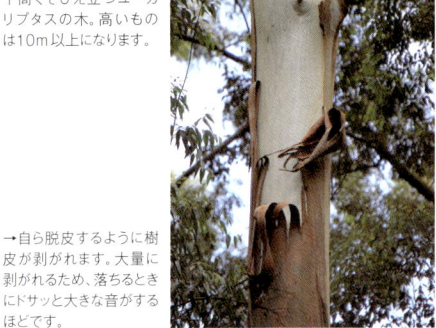

→自ら脱皮するように樹皮が剥がれます。大量に剥がれるため、落ちるときにドサッと大きな音がするほどです。

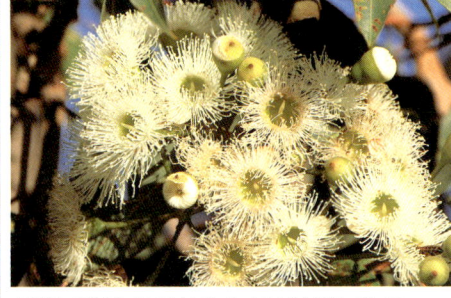

↑密集して咲く花。まるでイソギンチャクのような姿をしています。

🌿 植物の特徴

化学成分にも違いがある
3種のユーカリプタス

　白い小さな花が咲くユーカリプタス。つぼみの内部は蓋のような細胞で固く被われていることから、ギリシャ語で「しっかりとした」という意味の「eucalyptos」からその名がつけられました。ユーカリプタスの精油には、ユーカリプタス グロブルス、ユーカリプタス ラディアータ、ユーカリプタス シトリオドラの3種があります。それぞれに成分や用途の違いがあるため、使用の際には学名を確認しましょう。

Eucalyptus ユーカリプタス

◆DATA

学　　　名	Eucalyptus globulus（ユーカリプタス グロブルス） Eucalyptus radiate（ユーカリプタス ラディアータ） Eucalyptus citriodora（ユーカリプタス シトリオドラ）
科　　　名	フトモモ科
抽出部位	葉
精油製造法	水蒸気蒸留法
ノ ー ト	トップ・ミドル

◆主な作用

解熱作用	去たん作用	血糖値低下作用	抗ウイルス作用
抗感染作用	抗菌作用	抗真菌作用	殺菌作用
循環促進作用	鎮静作用	免疫強壮作用	

◆主な産出国・地域

オーストラリア（タスマニアを含む）

◆注意事項　なし。

◆主な化学成分

ユーカリプタス グロブルス	1,8 Cineole（オキサイド類）65.4-83.9%
	α-Pinene（モノテルペン類）3.7-14.7%
	Limonene（モノテルペン類）1.8-9.0%
	Globulol（アルコール類）tr- 5.3%
ユーカリプタス ラディアータ	1,8 Cineole（オキサイド類）60-64.5%
	α-Terpineol（アルコール類）0-15.2%
	Piperitol（アルコール類）0.9-14.9.%
	Limonene（モノテルペン類）5.4-6.3%
	α-Pinene（モノテルペン類）2%
ユーカリプタス シトリオドラ	Citronellal（アルデヒド類）56.3%
	Citronellyl acetate（エステル類）11.4%
	Citronellol（アルコール類）7.8%
	1,8 Cineole（オキサイド類）2.0%

♥ 心身への働き

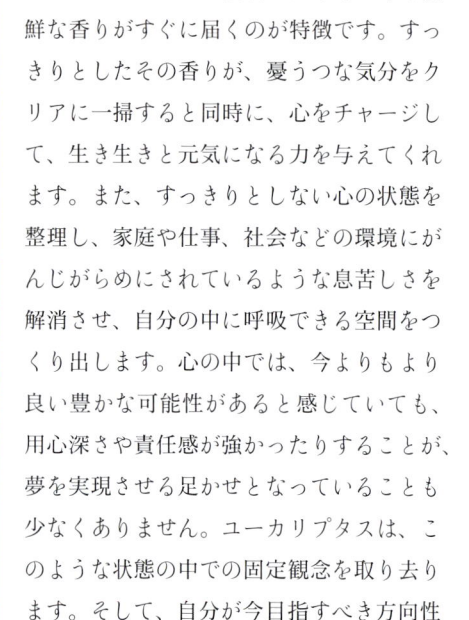

気分をクリアに一掃 心の活力をサポート　心

　ユーカリプタスの精油は、辛味のある新鮮な香りがすぐに届くのが特徴です。すっきりとしたその香りが、憂うつな気分をクリアに一掃すると同時に、心をチャージして、生き生きと元気になる力を与えてくれます。また、すっきりとしない心の状態を整理し、家庭や仕事、社会などの環境にがんじがらめにされているような息苦しさを解消させ、自分の中に呼吸できる空間をつくり出します。心の中では、今よりもより良い豊かな可能性があると感じていても、用心深さや責任感が強かったりすることが、夢を実現させる足かせとなっていることも少なくありません。ユーカリプタスは、このような状態の中での固定観念を取り去ります。そして、自分が今目指すべき方向性を意識するきっかけをつくり、深呼吸させるとともに心の活力をサポートします。

「肺を開く」という代名詞 呼吸器系のトラブルを改善　体

　去たん作用と抗カタル作用があり、「肺を開く」という代名詞を持つのがユーカリプタスです。主に呼吸器系によく働くことで知られ、さらに消毒や抗ウイルス作用に優れているため、風邪にまつわる一般的な症状や副鼻腔炎、慢性気管支炎などにも役立ちます。ただ呼吸器系に良いのはユーカリプタス グロブルスとユーカリプタス ラディアータで、ユーカリプタス シトリオドラにはその働きはないので注意しましょう。

　鎮静作用もあることから、筋肉痛や神経痛にも利用することができ、これらの症状や改善目的を持った様々な化粧品や医薬部外品などにもユーカリプタスの精油が多く活用されています。また、海外ではこのような高い有用性から「体を治す目的」としての原料としても活用され、薬局などでの取り扱いも多くあります。

🟰 エピソード

古くから感染症などに使用
オーストラリアでは常備薬

　ユーカリプタスを最初に治療に取り入れたのは、オーストラリアの先住民であるアボリジニです。感染症や発熱の症状に使用し、燃やしてその煙を吸入していました。また、熱冷ましの木としても知られています。そのことからもわかるように、オーストラリアの家庭では古くから必須常備薬として、様々な方法で利用され、第一次世界大戦時にも、ユーカリプタスの精油が頻繁に使用されていました。ユーカリプタスは自ら脱皮するように、木の皮が剥がれていきますが、その光景は壮大な印象を私たちに与えます。

🔵 成分の特徴

種類によって異なる香り
心地良い香りを選択

　ユーカリプタスは前述したように、主に３種類が使われ、それぞれ成分特性も異なります。また、苦味や爽快感のあるグロブルス、甘さと爽快感のあるラディアータ、レモン調のシトリオドラなど、香りの印象が随分違うことも特徴です。ユーカリプタスは、呼吸器系全般に良いとされることを文献などで理解して、無理に香りを我慢して使用する方もいますが、その種類は豊富にあります。自分がより「嗅ぎやすい」と感じる種類を見つけて、継続的に楽しく使用できる状況をつくりましょう。

COLUMN

ユーカリプタスの葉はコアラの重要な水分供給源

　ユーカリプタスは大変背丈の高い木で、すぐに手が届くような高さではありません。ただ、オーストラリアに行くとその姿を容易に見ることができます。自分の背で届くものを見つけ、ぜひ一度葉を手にとって裂き、新鮮な精油の香りを試していただきたいと思います。見た目では一瞬わかりづらいのですが、すべてのユーカリプタスが香りを保持しているわけではないので、まずは色々と試してみるのが良いでしょう。

　コアラはユーカリプタスの葉から水分を得ているために、貴重な供給源でもあります。また、ユーカリプタスは大規模な山火事で広範囲に渡って焼けてしまうことも多々ありますが、これはユーカリプタスの葉に含まれている精油に引火して火がより広がるためです。揮発性が高

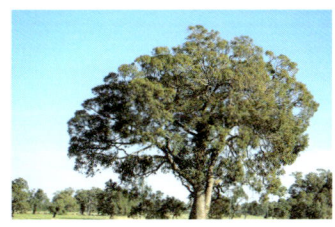

勇ましい印象の木。葉に豊富な精油を含むため、山火事になると一気に燃え広がります。

いこの精油は、太陽の光が当たると一斉に精油を空気中に揮発させ、空気中にはブルーヘーズという青色の層ができると言われています。こうやって燃えても、ミネラル分を栄養としてすぐに再生するのがユーカリプタスの木。その生命力は、命の源である空気を体内に送り込む、呼吸器系をサポートする精油の働きと重なります。

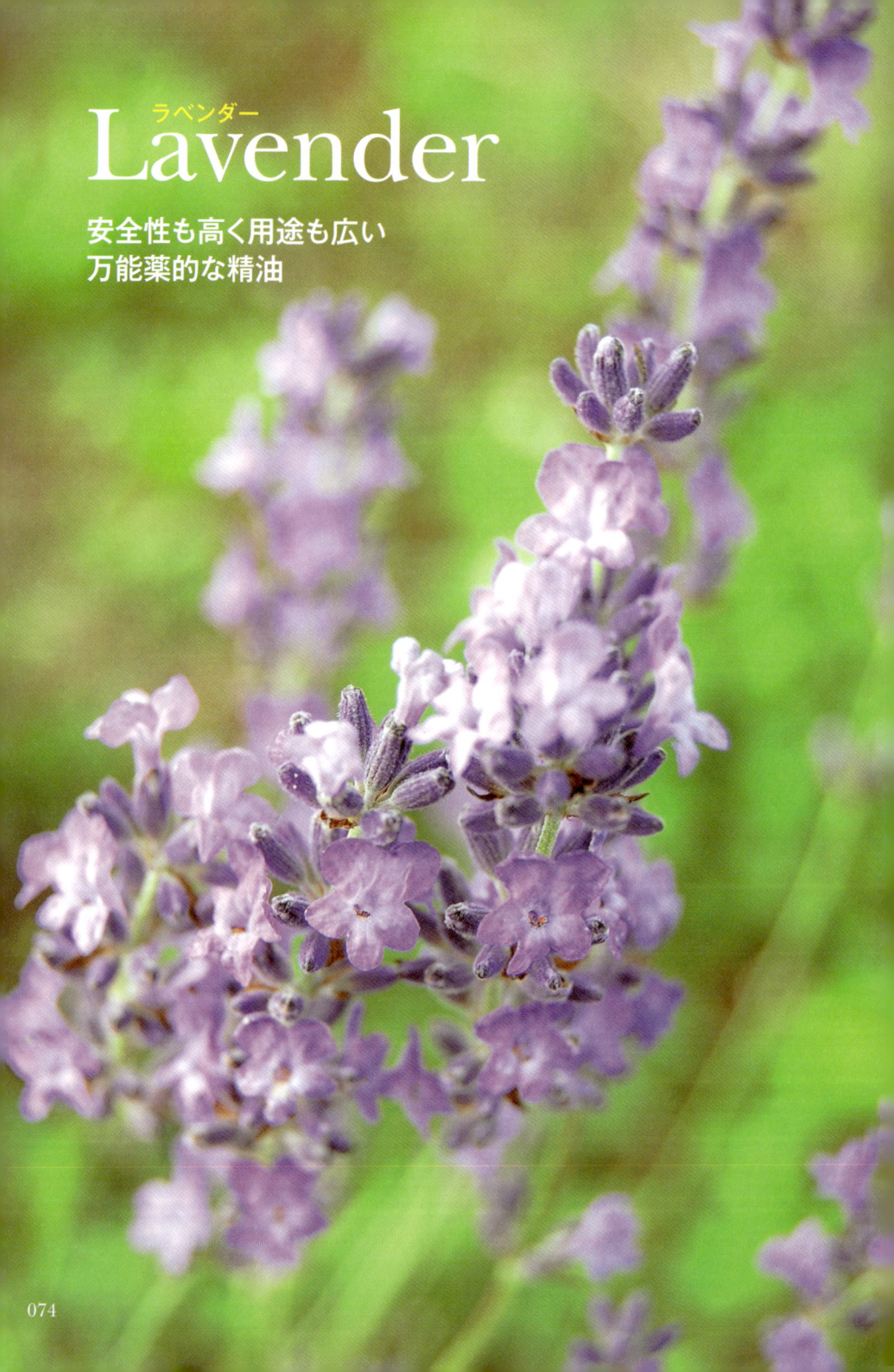

Lavender
ラベンダー

安全性も高く用途も広い
万能薬的な精油

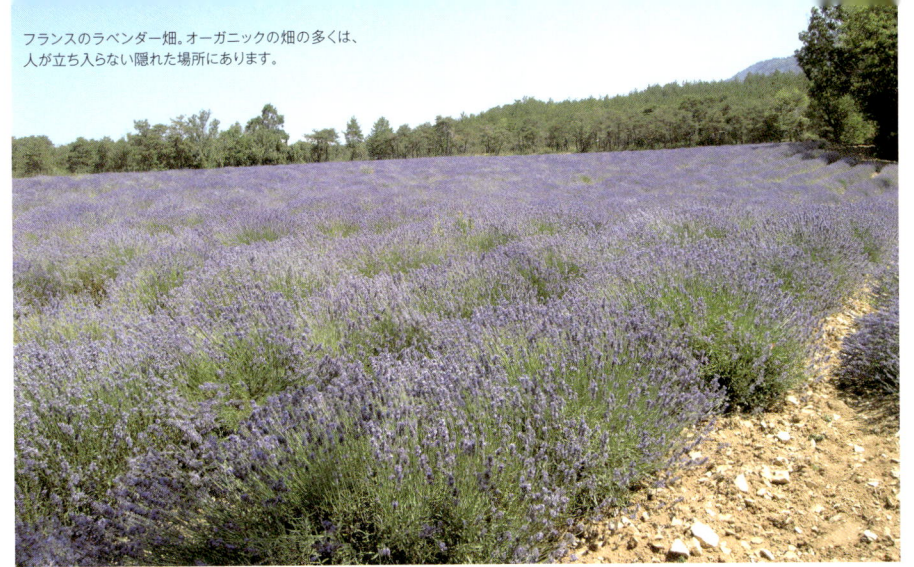

フランスのラベンダー畑。オーガニックの畑の多くは、人が立ち入らない隠れた場所にあります。

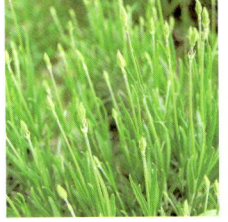

↑ラベンダーのつぼみ。花が咲く前はやや青臭い香りがし、力強い生命力を感じさせます。

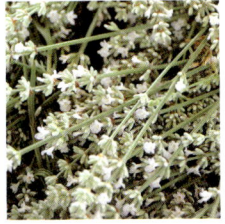

↑このページで紹介しているのは、すべて真正ラベンダーですが、花の色が微妙に異なります。

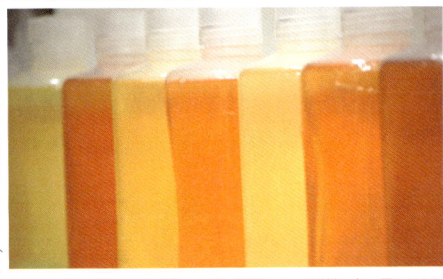

↑ラベンダーの精油は花の色と同様、農場によって微妙に色が異なります。

↓ラベンダー畑では花の香りに誘われて、たくさんの蜂が飛ぶ姿が見られます。

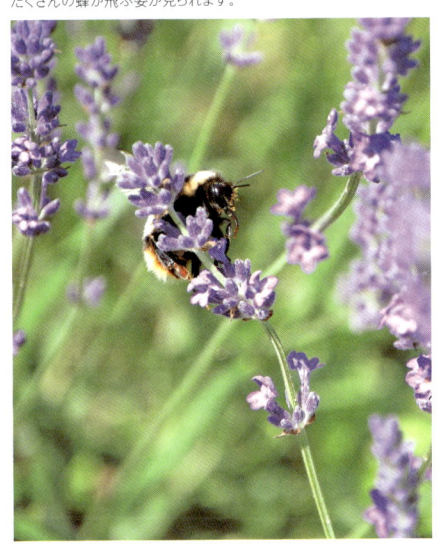

植物の特徴

真正ラベンダーだけでも様々な種類があり個性的

　ラベンダーは近くで見ると小さい毛のようなもので被われていて、愛らしい穂をたくさんつけています。土に近くなればなるほど、枝のような固い部分に触れることができます。真正ラベンダー（*Lavandula angustifolia*）だけでも様々な種類があり、白色やピンク色の花もあります。ラベンダーだけで1冊の書籍になるほど分類分けされており、それぞれに成分や香りの特性も変わってきます。

Lavender ラベンダー

◆DATA

学　名	*Lavandula angustifolia*（真正ラベンダー） *Lavandula latifolia*（スパイクラベンダー） *Lavandula hybrida*（ラバンジン）
科　名	シソ科
抽出部位	茎と葉
精油製法	水蒸気蒸留法
ノート	ミドル

◆主な作用

血圧降下作用	抗炎症作用	抗感染作用	抗菌作用
抗真菌作用	殺菌作用	鎮けい作用	鎮静作用
鎮痛作用	はんこん形成作用		

◆主な産出国・地域

フランス、クロアチア、ブルガリア、カリフォルニア、タスマニア

◆主な化学成分

真正ラベンダー	Linalool（アルコール類）44.4%
	Linalyl acetate（エステル類）41.6%
	Lavandulyl acetate（エステル類）3.7%
	β-Caryophyllene（セスキテルペン類）1.8%
	Terpinen-4-ol（アルコール類）1.5%
スパイク ラベンダー	Linalool（アルコール類）27.2-43.1%
	1,8 Cineole（オキサイド類）28.0-34.9%
	Camphor（ケトン類）10.8-23.2%
	Borneol（アルコール類）0.9-3.6%
ラバンジン	Linalool（アルコール類）30.0-38.0%
	Linalyl acetate（エステル類）20.0-30.0%
	Camphor（ケトン類）7.0-11.0%
	1,8 Cineole（オキサイド類）6.0-11.0%

◆注意事項

●スパイクラベンダーとラバンジンは妊娠中・授乳中・高齢者・乳幼児の使用は控えてください。

♥ 心身への働き

溜まった感情を解放し 心をゆったりと穏やかに

　古くからヨーロッパで「万能薬」として活用され続けているラベンダー。世界で最も多くの人が活用している精油のひとつと言えます。とくに、心のサポート力や気分の不調和を回復し、うっ積した感情を解放する精油として活用されてきました。ネガティブなストレスによって心身に引き起こされる、様々な症状の緩和にも良いとされています。鎮静作用により欲求不満やイライラ、緊張を解消するとともに、押し殺したような感情の高ぶりを鎮めます。精油の香りが心深く浸透するのを感じることで、静けさや落ち着きをもたらします。また、他人の目を気にするあまり、自分の思いをうまく表現できていない人にも向いています。これまで抱いてきたトラウマ的な抑制や抑圧を解放し、自分の中で完成を促す力を与えてくれるでしょう。

炎症や痛みを和らげる働き 様々な不調に適用

　ラベンダーの用途は多岐に渡り、炎症、風邪、呼吸器系のトラブル、虫除けや虫刺され、傷の痛みやホルモンバランス調整などに働くとされています。さらに、頭痛、便秘などの解消にも役立ち、不眠、動悸、月経にまつわるトラブル、腹痛、筋肉痛などその適応範囲は広く、様々な不調和に対してバランスを整えます。

軽度のやけどや日焼け後に 傷の治りをサポート

　アロマセラピーでは、古くからラベンダーの肌への治癒能力が高く評価されてきました。傷の治りを促すはんこん形成作用の働きも認められており、軽度のやけどや日焼け後のケアにも最適な精油として知られ、ヨーロッパの病院では治療に使用しているところもあります。

▤ エピソード

古代から愛されてきた 涼やかで柔らかい香り

　古代ローマ人が、入浴の際にラベンダーを入れて香りを楽しんでいたという歴史があり、ラテン語で「洗う」という意味の「Lavare」からその名が生まれました。このことからもわかるように、ラベンダーの涼やかで柔らかい香りは、古代から賞賛されてきました。英国ではどこの家庭の庭先でも見られるほど、日常生活に根づいている植物で、軽いやけどや消毒など様々に利用されます。また、多くのハーバリストたちもラベンダーは、最も有効に作用するハーブと位置づけています。

⬢ 成分の特徴

安全性の高いエステル類と アルコール類が約75％

　ラベンダーは、精油の化学成分の中でも安全に使用できるとされているエステル類とアルコール類の成分が、全体の75％前後を占めています。そのため、歴史的にも「原液」で活用できる精油として多く取り上げられ、その結果を導き出しています。しかし、活用にいたっては精油の専門知識があってこそ「安全」に使用できます。幅広い用途があり、子供からお年寄りまで安心して使える精油ではありますが、肌に直接使用する場合には専門家のアドバイスを聞いて取り入れることが大切です。

COLUMN

主に3種類がポピュラー。流通量が多いのはラバンジン

　ラベンダーは、私たちが真正ラベンダーと呼んでいる *Lavandula angustifolia* のほかに、スパイクラベンダー（*Lavandula latifolia*）やラバンジン（*Lavandula hybrida*）の精油を販売店で手に取ることができます。この3種類の中では、ラバンジンが真正ラベンダーとスパイクラベンダーの交配種となりますので、価格も真正ラベンダーなどに比べて安価であり、収穫量も10倍ほどになります。また、香りのバランスも良いため、工業的にも最も活用されています。

　香りが近しいという現実から、真正ラベンダーとラバンジンを混ぜて出荷されてしまう場合もありますが、本来、植物として見た目は違いますし、含まれる成分も異なります。アロマセラピーで活用する場合には、それぞれに含ま

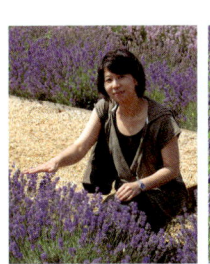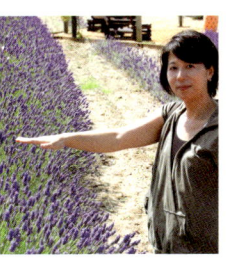

左がひざくらいまでの丈の真正ラベンダーで、右が胸の高さまであるラバンジン。比べると背丈の違いがよくわかります。

れている成分によって、一部妊産婦や高齢者、乳幼児は使用を避けるべきと判断される場合もあります（左ページDATA内の注意事項参照）。ラベンダーそれぞれの学名を確認してから活用するようにしましょう。

Rose

ローズ
（ローズ オットー、ローズ アブソリュート）

華やかな香りで包み込み
女性の心身を優しくケア

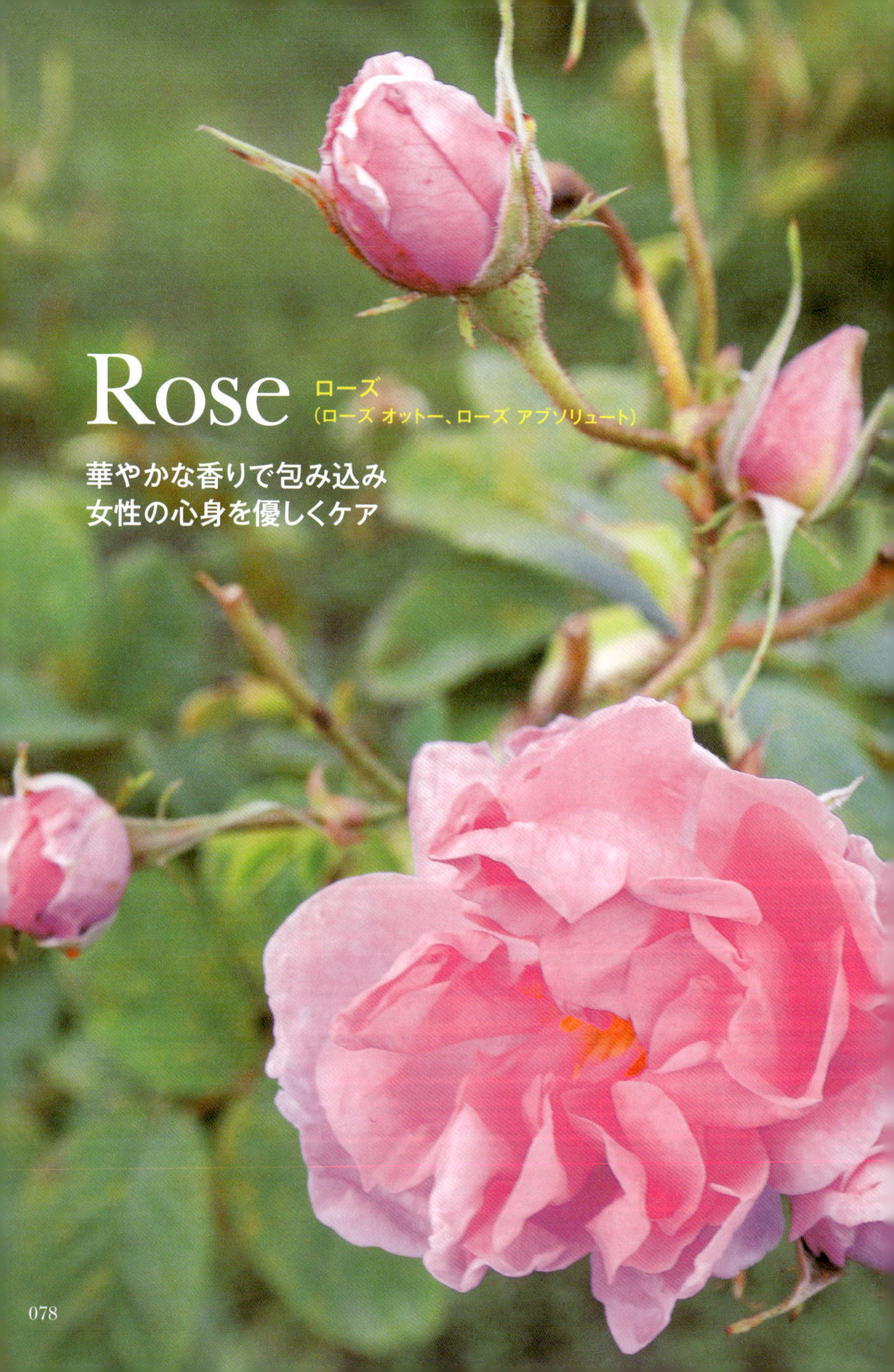

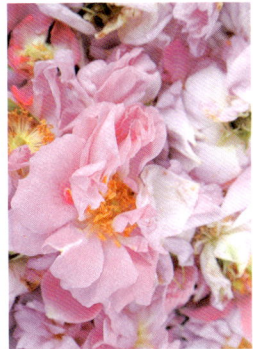

→柔らかな花びらからは、とても優雅な香りが漂います。

↓ Rosa damascena（ローズダマセナ）が咲く畑。バラの中でも、最も芳香が強い品種です。

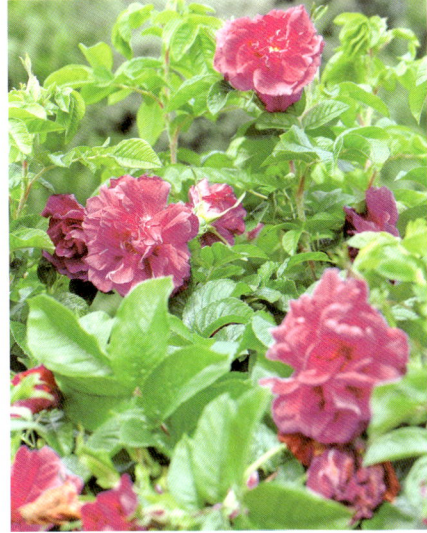

植物の特徴

原料となるバラは
希少性の高さなどで分類

　「Rosa」という言葉は、ギリシャ語で「赤」という意味の「Rodon」が語源となっています。真紅のバラ色は、草木の神、アドニスの血の色を表していると言われています。Rose の精油が抽出される種は、*Rosa damascena*, *Rosa galica*, *Rosa alba*, *Rosa centifolia* などのほか、さらに希少価値の高い種類もあります。溶剤抽出法で得られたローズ アブソリュートと水蒸気蒸留法で得られたローズ オットーに分けられます。

↓大ぶりの白または薄いピンクの花を咲かせるRosa alba（ローズアルバ）。

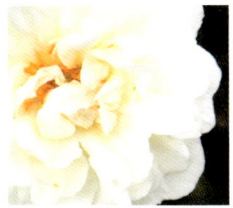

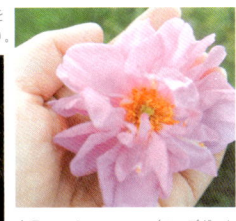

↑ Rosa damascena（ローズダマセナ）は手のひらに乗るくらいの大きさ。

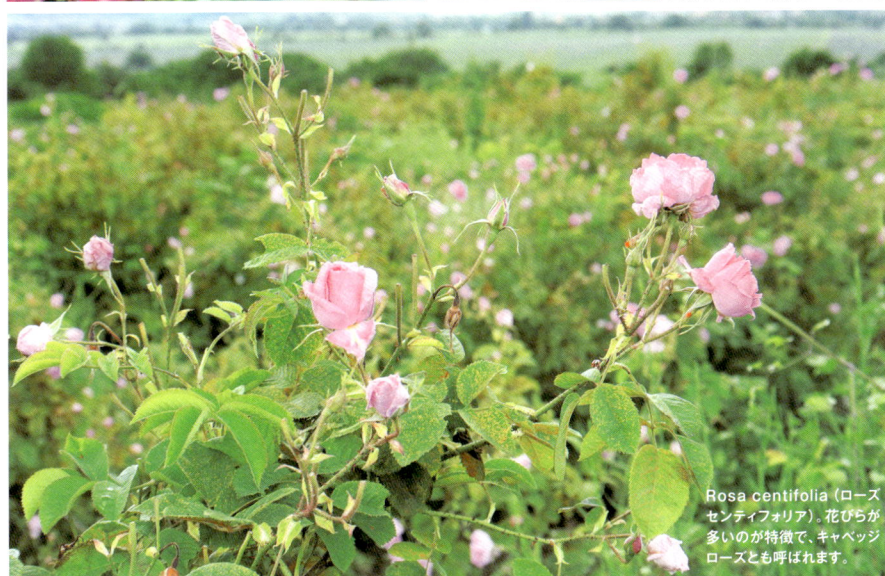

Rosa centifolia（ローズセンティフォリア）。花びらが多いのが特徴で、キャベッジローズとも呼ばれます。

Rose ローズ

◆DATA

学　　　名	*Rosa damascena*
科　　　名	バラ科
抽 出 部 位	花
精油製造法	水蒸気蒸留法（ローズ オットー）、溶剤抽出法（ローズ アブソリュート）
ノ ー ト	ミドル・ベース

◆主な作用

去たん作用	抗うつ作用	抗炎症作用	抗感染作用
抗菌作用	催淫作用	収れん作用	神経強壮作用
鎮静作用	ホルモンバランス調整作用		

◆主な産出国・地域

ブルガリア、トルコ、フランス、イラン

◆主な化学成分

ローズ オットー	Citronellol（アルコール類）16-35.9%
	Geraniol（アルコール類）15.7-25.7%
	Nerol（アルコール類）3.7-8.7%
	Methyleugenol（フェノール類）0.5-3.3%
	Linalool（アルコール類）0.5-2%
ローズ アブソリュート	2-Phenylethanol（アルコール類）64.8-73%
	Citronellol（アルコール類）8.8-12%
	Geraniol（アルコール類）4.9-6.4%
	Linalool（アルコール類）0.5-2%

◆注意事項

● 妊娠中の使用は控えてください（ただし、36週目より使用可能です）。
● 溶剤抽出法で得られるローズ アブソリュートは、皮膚に塗布するケアには使用しないでください。

❤ 心身への働き

心を落ち着かせ 神経過敏や不眠症に効果

　心身をそっと包み込むような、優しく華やかな香りのローズ。心に対して穏やかな強壮作用があり、私たちの感情の中心に深く影響を与える精油です。怒り、不安、恐怖などを鎮めて心を穏やかにし、支えるように働きかけます。とくに、神経過敏や不眠症、動悸などに効果的で、心の傷やトラウマを徐々に癒す作用があります。もし、拒絶や喪失などが原因で心理的にとても傷ついている状態であれば、立ち直れるように心の糸を引いてくれることでしょう。さらに、悲しい出来事を経験したり傷ついたりして、冷たくなってしまった心を温める働きも。芳醇で持続性も高い香りは心の深い溝に入り込み、1歩ずつ信頼感と愛を創造する力を取り戻せるようにサポート。サイプレスやゼラニウムとブレンドすることによって、さらに良い相乗効果を生み出します。

婦人科関連ケアの強い味方 女性のトラブルサポートに

　イライラや緊張、ネガティブなストレスが原因で、頭痛や便秘などを引き起こす状態に効果的です。月経にまつわるトラブル、更年期特有の症状に起因して生じる不調和など、婦人科系のトラブル緩和によく用いられます。この精油の子宮強壮サポートの働きは古くから定評があり、月経過多の症状にも有効とされてきました。

炎症、乾燥、吹き出物など 肌のトラブル全般に活躍 　肌

　ホルモンバランスの崩れなどによる肌荒れや皮膚の炎症、乾燥、吹き出物や湿疹などの回復に大いに役立ちます。バランスを整えながらケアする方法として、この精油の右に出るものはないと言えるでしょう。香りが苦手でないなら、多くの女性が最適な効果を期待できます。

▤ エピソード

完全なるものの象徴であり
花から根まですべてを利用

古代中国、ギリシャ、ペルシャ、インドなどでは、ローズの花びら、葉、根など、すべてを薬として使用していました。また、ローズの花は様々な場面でシンボルとして活用され、美、愛、若さ、そして完全なるものの象徴とされてきました。

ローズは通常栽培かオーガニック認証栽培かによって価格が大きく変わってきます。農場内で花を見ると、栽培方法の違いで花のつき方や色なども違います。つまり、「ローズの精油」と言っても、それが決してひとつの品質ではないということがわかります。

● 成分の特徴

600種類以上の化学成分
女性のケアに役立つ精油

ローズは600種類以上の化学成分から成り立っており、すべての成分を理解することが難しい精油のひとつです。複雑に絡み合う自然の処方によってできあがっているこのローズは、現在でも解明されていないことが多いのですが、そのわからない部分に多くの効能が隠されていると期待されています。もちろん世界中で大変多くの女性のケアに役立っていることに間違いはありませんし、「自然の薬」のような存在の魅惑的な精油として女性たちに愛され続けています。

COLUMN

1年のうちわずか1カ月間に集中して収穫

ローズは5月から6月にかけての1カ月間が収穫の繁忙期。収穫する人々は農場のまわりに滞在し、蒸留器も24時間態勢で稼働しています。抽出された精油は大変高価なものであるため、金庫のような鍵のかかる場所に大切に収めている農家も多くあります。ローズは、機械収穫ができないため手で収穫しますが、棘が手

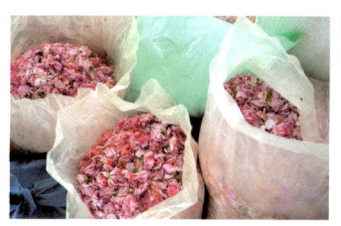

多くの花びらからわずかな精油しか抽出できないため、大変高価です。

に刺さることがあります。しかし、それを顧みず、ものすごいスピードで収穫作業が行われます。これは、摘んだ量によって、収穫する人のその日の賃金が変化するためでもあります。私が訪れたフランスやブルガリアの数件の農家においても、それぞれに働いている人たちはもちろんのこと、収穫から管理までの態勢が異なります。実際の収穫現場に出向き、「肌」で品質を感じることが、同じ種類の精油を抽出している農家を比較するうえでも、品質を見極めるうえでも重要であると私は感じ続けています。

そして、こういった背景を想像し、たくさんの方々の「手による収穫作業」によって、私たちの手元に精油が届けられていることに感謝し、大切に活用したいと思います。

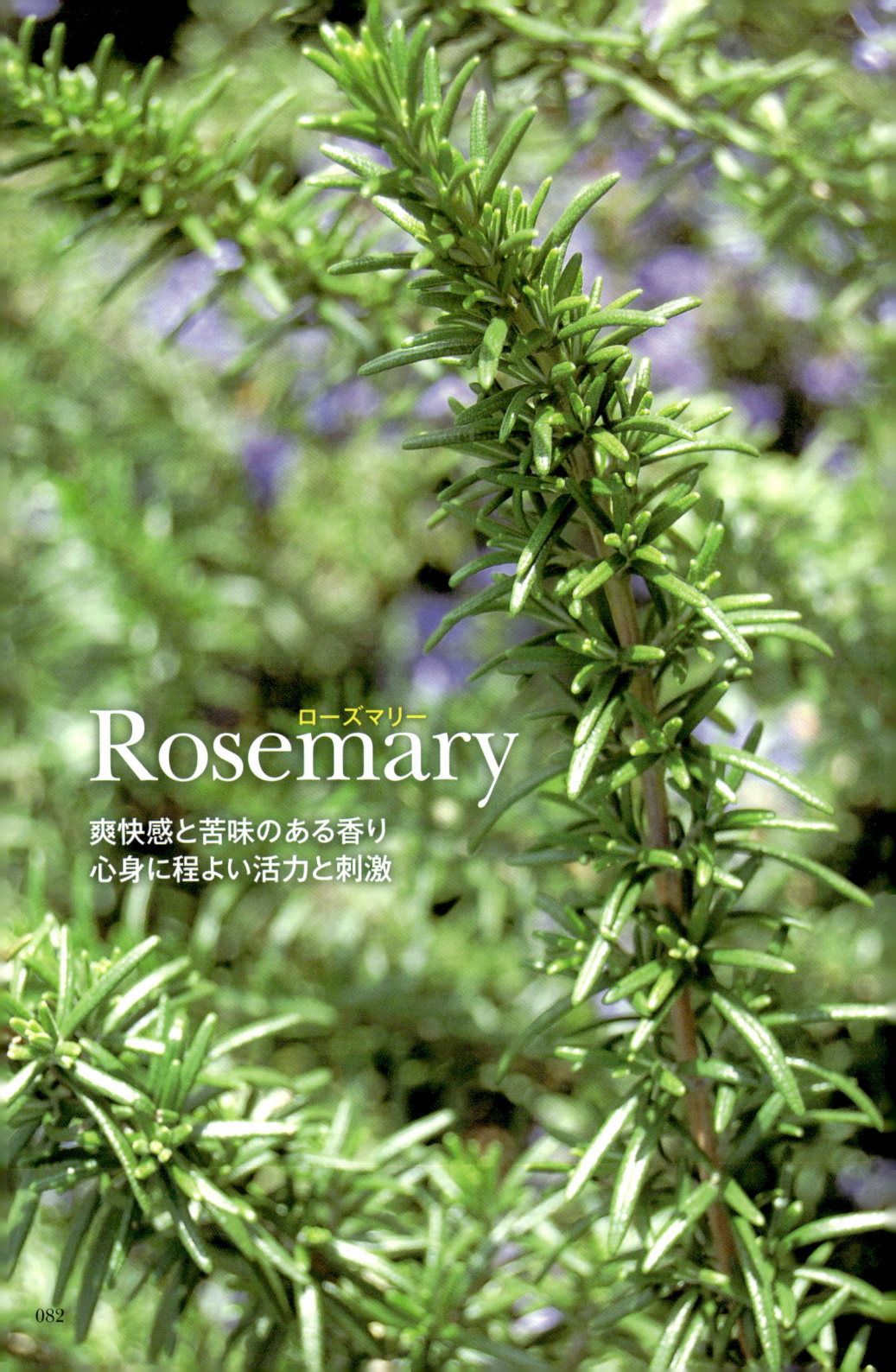

Rosemary
ローズマリー

爽快感と苦味のある香り
心身に程よい活力と刺激

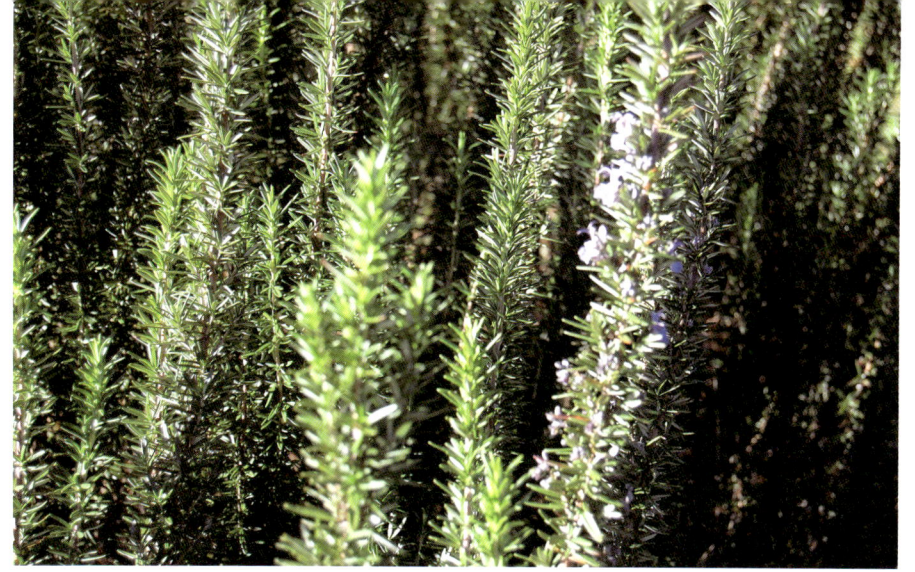

↑近くを歩くだけで香り
がするローズマリー。どこ
でも育ちやすいため、日
本でもよく目にします。

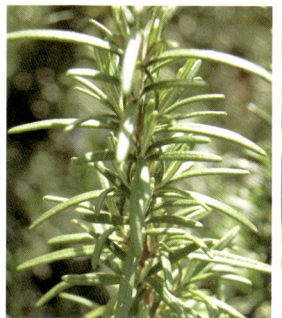

→針のような葉から強い
芳香を放ちます。料理用
ハーブとしてもよく用いら
れます。

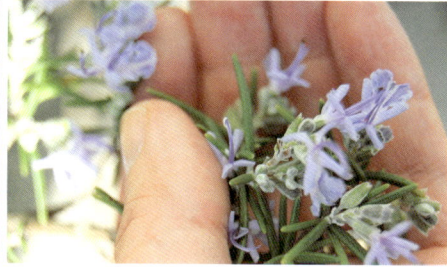

↑ほかの植物にも共通しますが、オーガニック栽培とそうでないものは、
明らかに香りが異なります。

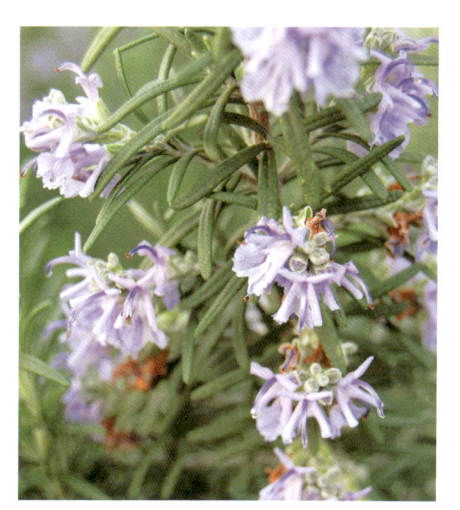

↑春になると白、青紫、ピンクなどの、優しい印象の花を咲かせ、多
くの蜂が寄ってきます。

🌱 植物の特徴

主に3種のローズマリー
化学成分にも違い

　ラテン語で「海のバラ」という意味の
「ros marinus」が語源となっています。濃
緑の細長い葉が生い茂るローズマリーは、
大変小ぶりな花で、白から青紫、ピンクの
かわいい花びらをつけ、その姿はとても愛
らしい印象です。主に84ページに記載し
ているケモタイプの3種が流通しており、
種類によって産出国も異なります。抽出さ
れる精油の成分にも違いがあるため、学名
を確認してから使用するようにしましょう。

Rosemary ローズマリー

◆DATA　＊ケモタイプ（37ページ参照）の精油です。

学　　名	*Rosmarinus officinalis ct 1,8 cineole*（ローズマリー シネオール 1,8）、*Rosmarinus officinalis ct camphor*（ローズマリー カンファー）、*Rosmarinus officinalis ct verbenone*（ローズマリー ベルベノン）
科　　名	シソ科
抽 出 部 位	葉、枝
精油製造法	水蒸気蒸留法
ノ ー ト	トップ・ミドル

◆主な作用

血圧上昇作用	月経調整作用	抗感染作用	抗菌作用
抗真菌作用	抗リウマチ作用	循環促進作用	消化促進作用
神経強壮作用	性的強壮作用	鎮けい作用	

◆主な産出国・地域

チュニジア、スペイン、モロッコ、フランス、地中海地方

◆主な化学成分

ローズマリー シネオール1,8	1,8 Cineole（オキサイド類）39.0-57.7%
	Camphor（ケトン類）7.4-14.9%
	α-Pinene（モノテルペン類）9.6-12.7%
	β-Pinene（モノテルペン類）5.5-7.8%
ローズマリー カンファー	Camphor（ケトン類）17.0-27.3%
	1,8 Cineole（オキサイド類）17.0-22.5%
	α-Pinene（モノテルペン類）4.4-22.0%
ローズマリー ベルベノン	Camphor（ケトン類）11.3-14.9%
	Vervenone（ケトン類）7.6-12.3%
	α-Pinene（モノテルペン類）2.5-9.3%
	1,8 Cineole（オキサイド類）0-9.0%

◆注意事項

● ローズマリー カンファーとローズマリー ベルベノンは妊娠中・授乳中・乳幼児は使用を控えてください。高齢者・高血圧の方の使用は注意が必要です。

● ローズマリー シネオール1,8は妊娠中・授乳中・乳幼児・高齢者・高血圧の方の使用に注意が必要です。

❤心身への働き

記憶力に深い結びつき 自信と意欲を高める働き

　甘くすっきりとした中にも、強い芯を感じさせるローズマリーの香り。心身に活力と程よい刺激を与え、自信と信頼感、心のゆとりをもたらします。脳内の血液循環を良くすることから、記憶力をアップさせる植物としても古くから知られています。自信を高める植物でもあり、無気力な状態やうつ症状のケアにも活躍。冷淡で自尊心が低く、強さに欠けるタイプの人をサポートする最適な精油と言えるでしょう。考え過ぎが原因で、自らの行動に対していつも躊躇したり、疑い深くなる気持ちを鎮め、自信と意欲を高めるように助けます。

血液循環をサポート 集中力もアップ

　程よい刺激で代謝や循環などの活性化を促すローズマリー。血液の流れをサポートする精油として広く知られ、マッサージケアをはじめ、様々な形で活用されてきました。心身の疲労や動悸、低血圧、手足の冷えに、とても有効的であるとされるほか、脳の血流量を増加させることによって、集中力を高めるのにも役立ちます。さらに筋肉の強壮、こり、こむらがえり、リウマチ、関節症にも適しています。そのほか、喘息、気管支炎やせき、消化不良や膨満感などの症状を和らげたいときにも役立つなど、非常に活用度の高い精油です。

≡ エピソード

古代文明の時代から
結婚式など儀式に多用

　ローズマリーは、歴史的にみても最も広く利用されている芳香植物のひとつです。古代エジプト人はファラオ王の墓で小枝を焚き、捧げる習慣がありました。乾燥した葉が墓から見つかっており、それを証明しています。古代ギリシャとローマでは、結婚式の冠や厳粛な儀式に用いられ、ローズマリーは愛と誠実を表していました。葬式の儀式においても焚かれる習慣があり、それは死者への敬意を表すものでした。また、何世紀にも渡って記憶力との関連性を信じられていた植物でもあります。

● 成分の特徴

ケモタイプの精油
呼吸器系全般をサポート

　ローズマリーはケモタイプ（37ページ参照）として主に3つの種類があり、成分特性が分かれる精油の代表です。いずれのタイプも、呼吸器系全般をサポートするオキサイド類やケトン類をはじめとして、炎症を和らげる成分などを多く含んでいるのが特徴です。ただ、使用目的にそぐわない場合や、過剰量の使用の際には不調和をきたす可能性もあります。使用時には学名と用途を確認するのはもちろんのこと、精油の専門家のアドバイスも参考にしながら選び、十分注意して使用してください。

COLUM N

「薬効性」が高く、とても身近な植物

　ローズマリーは、スッとする爽快感と苦味のある香りが特徴。「薬効性」が高く、とくに記憶や慰めとの関連性が認められ、心のサポートとしても大切に使われてきた香りです。*Officinalis*という学名は薬効性がある植物である証しです。日常生活の中でも、大変身近な存在で、ガーデニングや観賞用の植物としても広く親しまれています。ヨーロッパの農家では実際に精油を生産していなくとも、自分たちが活用する範囲でかならず敷地の中に生育していると言っても過言ではないほどにポピュラーな植物です。

　食用から予防医学、そして美容までと幅広く活用されているローズマリーですが、種類によってその産地、香り、成分に違いがあります。とくに高血圧の方、妊産婦、乳幼児、高齢者や

そのほかに特定の疾患を持つ方が使用する場合には、かならず専門家のアドバイスを仰ぎましょう（左ページ DATA 内の注意事項参照）。

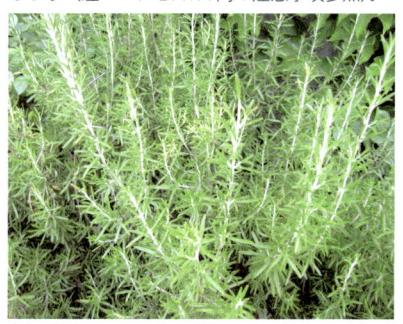

生育も早く、ベランダなどでも栽培できます。料理など用途も広いので、初めてのハーブ栽培におすすめです。

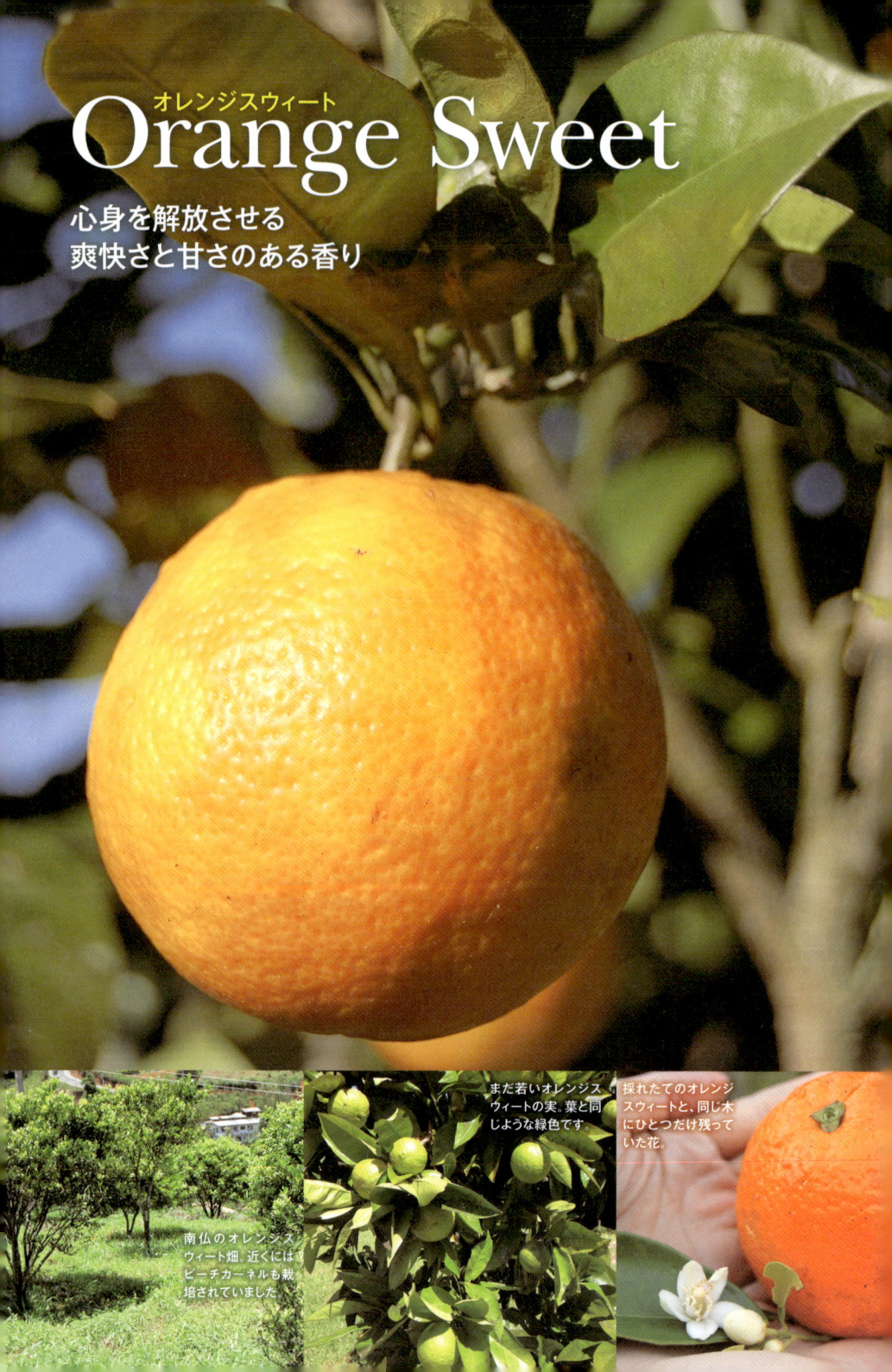

Orange Sweet

オレンジスウィート

心身を解放させる
爽快さと甘さのある香り

南仏のオレンジス
ウィート畑。近くには
ビーチカーネルも栽
培されていました

まだ若いオレンジス
ウィートの実。葉と同
じような緑色です。

採れたてのオレンジ
スウィートと、同じ木
にひとつだけ残って
いた花。

◆DATA

学　　名	*Citrus sinensis*
科　　名	ミカン科
抽 出 部 位	果皮
精油製造法	圧搾法
ノ ー ト	トップ

◆主な作用

抗感染用	循環促進作用	消化促進作用	胆汁泌促進作用
鎮けい作用	鎮静作用	バランス作用	

◆主な産出国・地域

スペイン、イタリア、イスラエル、フロリダ、コスタリカ、カリフォルニア、ブラジル

◆主な化学成分

Limonene（モノテルペン類）86.1-93.4%
β-Myrcene（モノテルペン類）1.3-3.3%
β-Bisaboiene（モノテルペン類）0-1.5%
α-Pinene（モノテルペン類）0.8-1.0%
citronellal（アルデヒド類）0.04%
sabinene（モノテルペン類）0.38%

◆注意事項　なし。

💗 心身への働き

仕事熱心で忙しい人に最適

　爽快さと甘さのある香りで、ネガティブな感情や緊張を一掃。新しい空気を心身に送り込んで気持ちを高揚させます。完璧主義で成功や達成に向かって一直線、些細な間違いや問題を見過ごすことができない、仕事熱心で忙しい人に最適です。まるで心を揺さぶるような新鮮な印象を与えるこの香りが、心に余裕を与えてくれるでしょう。集中し過ぎてしまう人や頑張り過ぎる人、人に任せることが苦手な人は、なんでもひとりで抱え込んでしまうもの。そうならないよう、力を抜いて気楽に踏み出せるように後押しし、心身を解放させます。

鎮静を促す親しみやすい香り

　親しみやすい香りであることから、子供が好む傾向にあります。とくに睡眠や鎮静を促す作用に長けており、日本では、幼稚園で子供が芳香浴した際の鎮静効果について、良い結果が報告されています。

消化器系に最も作用のある精油 肌 体

　消化器系に最も作用のある精油のひとつです。胃の循環と強壮をはかり、便秘、過敏性腸症候群、食欲不振、消化不良、嘔吐など消化器系の幅広い症状に役立ちます。不眠症、緊張、頭痛の緩和にも良く、乾燥肌や肌のかゆみなどにも適しています。

🌱 植物の特徴

同じ木の葉や花からも精油を抽出

　「Orange」という名前は、サンスクリット語の「Naranji」に由来していると言われています。オレンジスウィートはアラブからヨーロッパに運ばれてきたと考えられていますが、現在は北米や南米、ヨーロッパなど幅広い地域で栽培されています。その実は、ビタミンA、B、Cをたっぷりと含んでいます。

📑 エピソード

中国では果皮が幸運と繁栄の象徴

　オレンジの果皮が持つ薬効に着目したのは古代中国の人々。乾燥させた皮は、風邪やせき止めなどに使用される漢方の生薬「陳皮」として、大切にされてきました。伝統的に、オレンジの果皮は幸運と繁栄の象徴とも考えられています。また、18世紀のヨーロッパでは神経症や心臓疾患、腹痛、喘息、うつなどの症状に利用されていました。

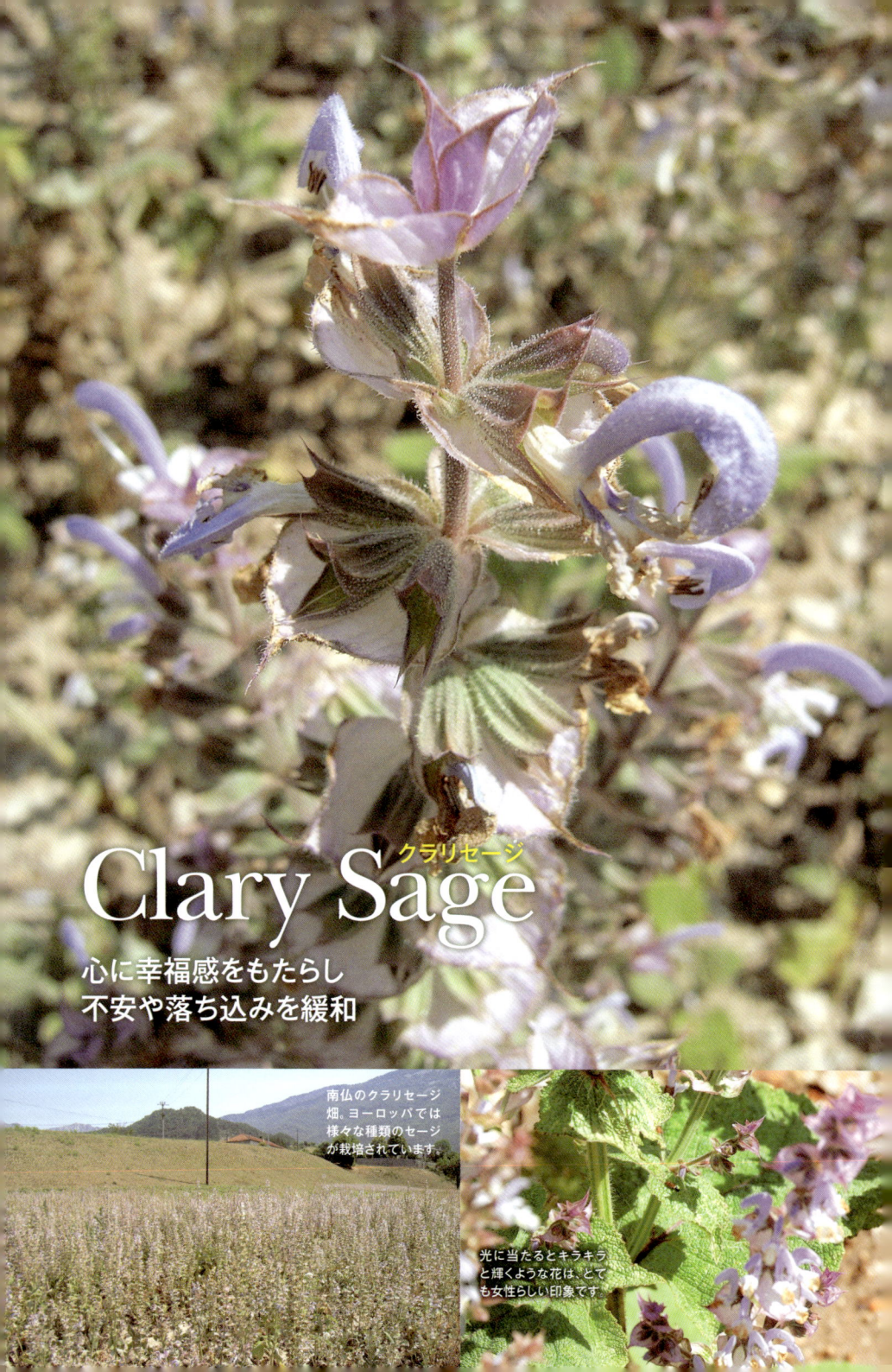

Clary Sage

クラリセージ

心に幸福感をもたらし
不安や落ち込みを緩和

南仏のクラリセージ畑。ヨーロッパでは様々な種類のセージが栽培されています

光に当たるとキラキラと輝くような花は、とても女性らしい印象です

◆**DATA**

学　　　名	*Salvia sclarea*	
科　　　名	シソ科	
抽 出 部 位	葉と花穂	
精油製造法	水蒸気蒸留法	
ノ ー ト	ミドル	

◆**主な作用**

強壮作用	健胃作用	抗うつ作用	抗感染作用
抗菌作用	抗真菌作用	子宮強壮作用	消化促進作用
神経強壮作用	鎮けい作用	ホルモンバランス調整作用	

◆**主な産出国・地域**　フランス、ロシア、イタリア、英国

◆**主な化学成分**

Linalyl acetate（エステル類）49.0-73.6%
Linalool（アルコール類）9.0-16.0%
Germacrene D（セスキテルペン類）1.6-2.0%
β-Caryophyllene（セスキテルペン類）1.4-1.6%
Sclareol（アルコール類）0.5-2%

◆**注意事項**
● 妊娠中の使用は控えてください（ただし、36週目より使用可能です）。
● 産後は妊産婦専門のアロマセラピストの判断を仰いでください。
● セージはクラリセージ以外にもたくさんの種類が存在しています。その成分はそれぞれ異なりますので、使用の際はかならず学名を確認してください。

💗 心身への働き

高揚と至福感をもたらす精油　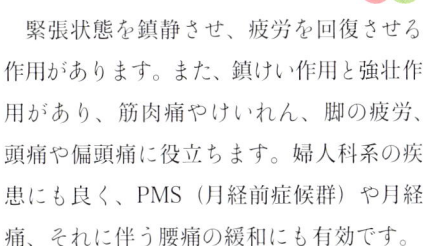

　グリーンでどこか甘さと香ばしさ、そして苦味を奥に感じる香りです。妊娠中の使用には注意が必要ですが、それ以外であれば、最も重要な芳香植物のひとつであり、多くの人に愛され続けています。心身に対し、刺激とリラックスの間のバランスを保つように働きかけ、神経系の強壮作用があることも知られています。心を鎮め、緊張をほぐしたいとき、気分を回復したいときなどに利用してみましょう。この精油の特徴は、感情の高揚と至福感をもたらすことでもあります。心を安定させ、不安や落ち込みからのリカバリーにも適しています。

月経痛など婦人科系の疾患に　

　緊張状態を鎮静させ、疲労を回復させる作用があります。また、鎮けい作用と強壮作用があり、筋肉痛やけいれん、脚の疲労、頭痛や偏頭痛に役立ちます。婦人科系の疾患にも良く、PMS（月経前症候群）や月経痛、それに伴う腰痛の緩和にも有効です。

更年期の様々な症状の緩和に　（体）

　更年期に起こりやすいホットフラッシュや頭痛、イライラ、寝汗などの症状に役立ちます。喘息など呼吸器系の症状にも良く、気管支炎には、パインやユーカリプタスなどとのブレンドがおすすめです。

🌱 植物の特徴

淡い色の花を咲かす女性らしい姿

　英語の「clary」は、ラテン語の「明晰な」という意味の「clarus」に由来し、この植物が目の疾患に良いことを表しています。学名にある「*Salvia*」はラテン語で「癒す」という意味の「salvere」に由来します。
　光に当たると、キラキラと輝くようなピンクやブルー、紫といった優しく淡い色の花を咲かせ、とても女性らしい姿をしています。

📖 エピソード

種子の抽出液を疲れ目に利用

　古くはクラリセージの種子から抽出液がつくられ、疲れ目や目の腫れに用いられました。クラリセージと仲間であるコモンセージは、長寿をもたらすハーブとして評判を得ており、ローマ人は聖なる薬草と呼んで大切にしていたとか。クラリセージはラベンダーと匹敵するほどに有効な植物、有効な精油として、長年活用されています。

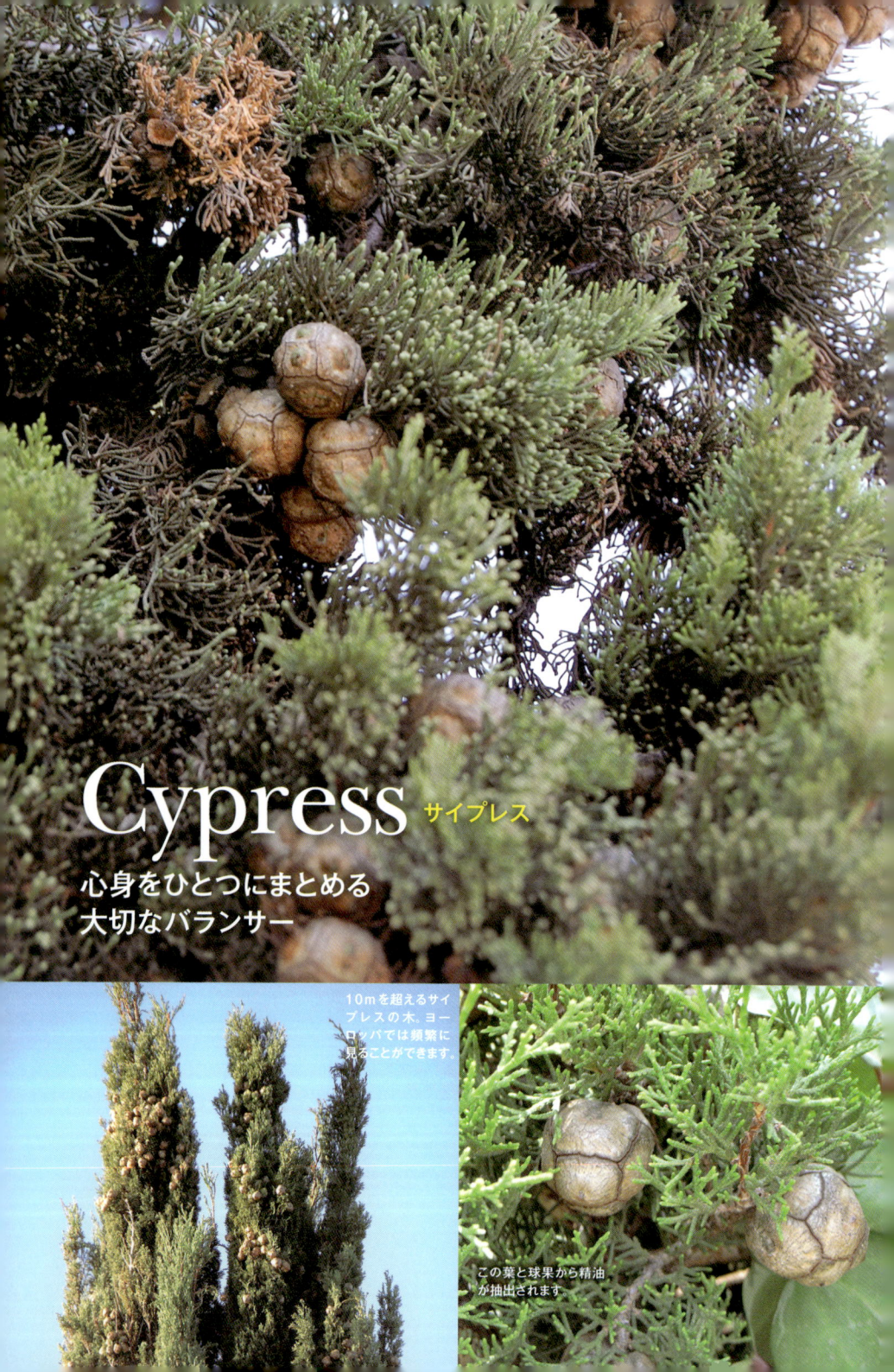

Cypress サイプレス

心身をひとつにまとめる
大切なバランサー

10mを超えるサイプレスの木。ヨーロッパでは頻繁に見ることができます。

この葉と球果から精油が抽出されます

◆DATA

学　　名	*Cupressus sempervirens*
科　　名	ヒノキ科
抽出部位	葉と球果
精油製造法	水蒸気蒸留法
ノート	トップ〜ミドル・ベース

◆主な作用

月経調整作用	抗菌作用	抗リウマチ作用	収れん作用
静脈強壮作用	神経強壮作用	鎮けい作用	鎮静作用

◆主な産出国・地域

地中海地方、フランス、ドイツ

◆主な化学成分

α-Pinene（モノテルペン類）20.4-52.7%
δ-3-Carene（モノテルペン類）15.2-21.5%
Cedrol（アルコール類）2.0-7.0%
α-Terpinyl acetate（エステル類）4.1-6.4%
Terpinolene（モノテルペン類）2.4-6.3%
Limonene（モノテルペン類）2.3-6.0%
β-Pinene（モノテルペン類）0.8-2.9%

◆注意事項　なし。

💗 心身への働き

転機や困難を受け止める助けに　心

　ウッディと酸味の両方を持ち合わせた香りで、気持ちをひとつにまとめ、安定するようサポート。自分で道を切り開く力や忍耐力を強化し、封じ込めた感情とエネルギーを解き放つ力を与えます。自分の身に転機や困難な変化が訪れたときには、それと向き合い受け止めるように働きかけ、死や嘆き、別れ、慰めなどの感情を理解する鍵となる精油でもあります。神経強壮に良く、怒りによる心のブロックを取り除き、相手を許す余裕や落ち着きを取り戻させます。そして、コントロールできない緊張やストレスを解き放つきっかけを与えます。

喘息や気管支炎の症状を緩和　体

　クラリセージ、ゼラニウム、パチュリ、レモンなどとともに、痔や静脈瘤に有効な精油です。フランスの軍医であったジャン・バルネは、サイプレスの精油を入院室の枕などに数滴垂らし、気管支炎や喘息の症状緩和に使用していました。

月経を正常なサイクルに導く働き　体

　ホルモンバランスを整える大切なバランサーとして、月経にまつわる様々な症状に有効な精油。月経を正常なサイクルへ導く働きをします。肌の収れんや皮脂コントロールにも良いとされています。

🌿 植物の特徴

針のような葉にゴツゴツした球果

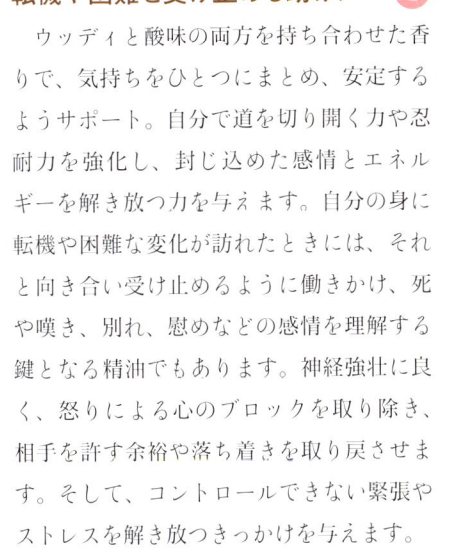

　サイプレスは地中海沿岸地域で幅広く見られる木です。大変背が高く聳え立つように空に向かって伸びている木に、小さい球果が実っています。近づいてよく視てみると、ひとつずつの葉は大変小さくて、柔らかい針のような形をしており、枝と葉の間から、ゴツゴツした球果がたくさん顔を覗かせています。

📖 エピソード

死と永遠を支配する神に木を献上

　古代パピルスには、サイプレスが棺に入れられたと記され、古代ギリシャ人が、サイプレスの木を死と永遠を支配する神に献上したことがわかります。この植物は悲しみの象徴であり、慰めの源として地中海沿岸一帯の墓地に植林されています。ギリシャ人の医学者ガレノスは内出血や下痢の症状に、サイプレスの使用をすすめました。

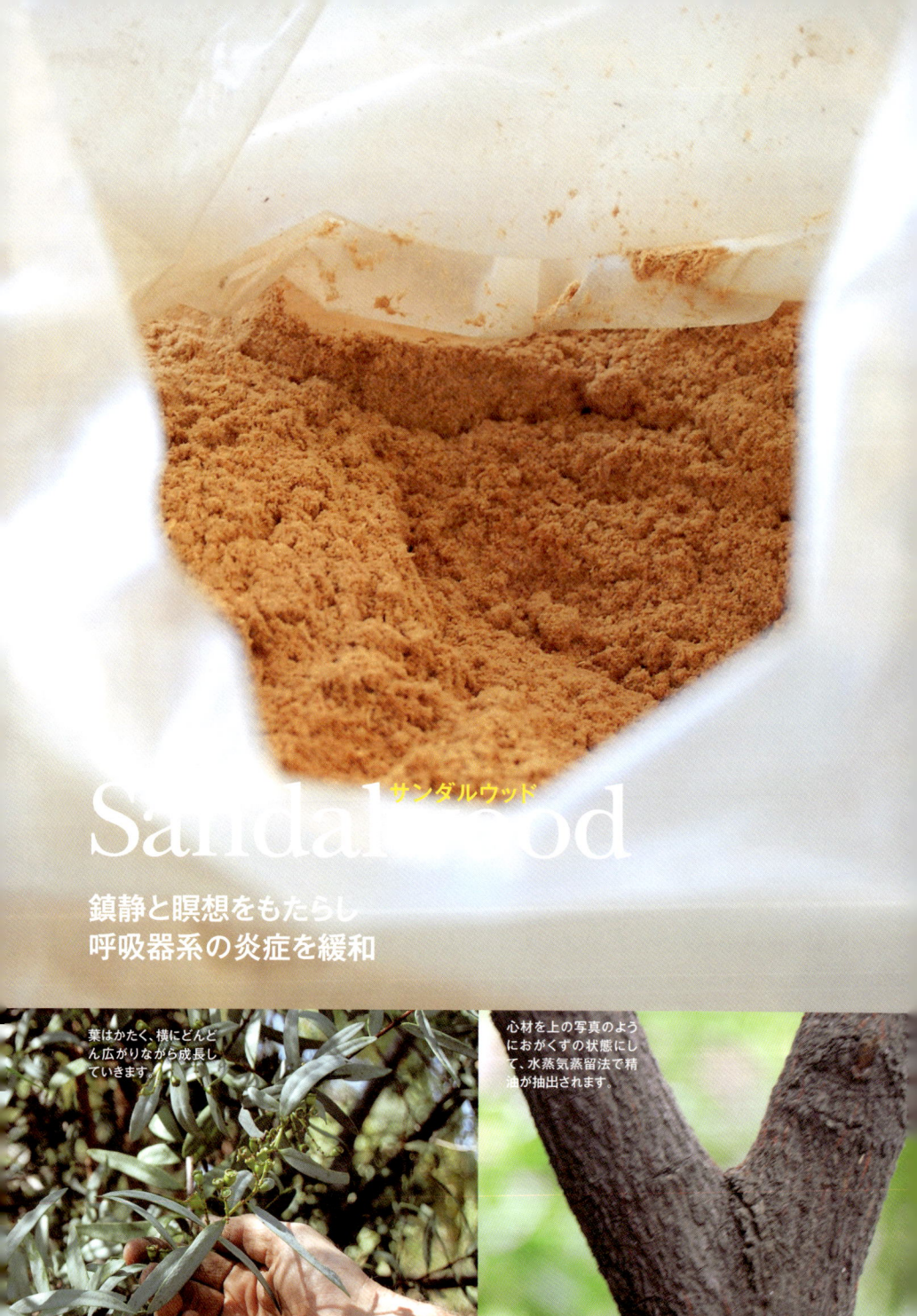

Sandalwood
サンダルウッド

鎮静と瞑想をもたらし
呼吸器系の炎症を緩和

葉はかたく、横にどんど
ん広がりながら成長し
ていきます

心材を上の写真のよう
におがくずの状態にし
て、水蒸気蒸留法で精
油が抽出されます。

◆DATA

学　　　　名	*Santalum album*
科　　　　名	ビャクダン科
抽 出 部 位	細かく砕かれた心材
精油製造法	水蒸気蒸留法
ノ ー ト	ベース

◆主な作用

去たん作用	抗うつ作用	抗炎症作用	収れん作用
鎮静作用	鎮痛作用	虫除け作用	

◆主な産出国・地域

南アジア

◆主な化学成分

α-Santalol（アルコール類）46.2-59.9%
β-Santalol（アルコール類）20.5-29%
Nuciferol（アルコール類）1.1-5.1%
β-Santalene（セスキテルペン類）0.6-1.4%

◆注意事項　なし。

♥ 心身への働き

心を鎮静させ、官能性を高める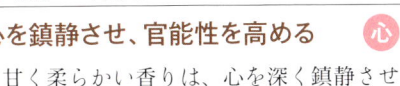

　甘く柔らかい香りは、心を深く鎮静させると同時に、官能性を高めます。ほかにも、精神を明瞭にする、自分自身と向き合う、過度に興奮した心身をリフレッシュさせるなどの働きがあります。自分勝手な思い込みを止めたいとき、考え過ぎてしまうときなどに役立つでしょう。また、地に足のついた人生を送ることの大切さを意識するように導きます。見えない予測ばかりに力を注ぐ日々から離れ、自分が向き合うべき現実を見つめさせます。このような心の軸に働きかける作用から、寺院などでも心を落ち着けるために活用されてきました。

呼吸器系の炎症やたんに効果

　呼吸器系の炎症とたんに対して効果的。粘膜の保護や刺激を緩和させたいときに役立ちます。気管支系のトラブルにはスペアミントやゼラニウム、ユーカリプタスなどとのブレンドがおすすめ。また、乾燥肌、肌荒れ、かゆみ、炎症にもよく作用します。

神経性の頭痛や不眠を緩和

　心の深くまで働きかけて興奮と鎮静の調和を保つため、神経性の疲労が原因の頭痛や不眠などに有効です。インドの伝承医学であるアーユルベーダでは、皮膚の炎症にペースト状にしたものを用います。

🌱 植物の特徴

育つまでに50年、政府が管理

　完全な状態に育つまでには50年かかると言われているサンダルウッドの木。主な産出国であるインドでは、政府によって管理されていますが、不法に倒されている木もあります。現在は、これに変わる持続可能なオーストラリアンサンダルウッド（*Santalum spicata*）が主流となって市場に流通しています。

📙 エピソード

寺院の建材や家具の材料として利用

　サンダルウッドは、アーユルベーダとヒンズー文化の双方において使用されてきた長い歴史を持っています。瞑想を助ける働きがあり、寺院ではインセンス（お香）として使用されてきました。宗教的な儀式では、来世へ魂を運ぶ役割をすると言われます。虫を撃退する働きがあることから、寺院の建材や家具の材料にも使用されます。

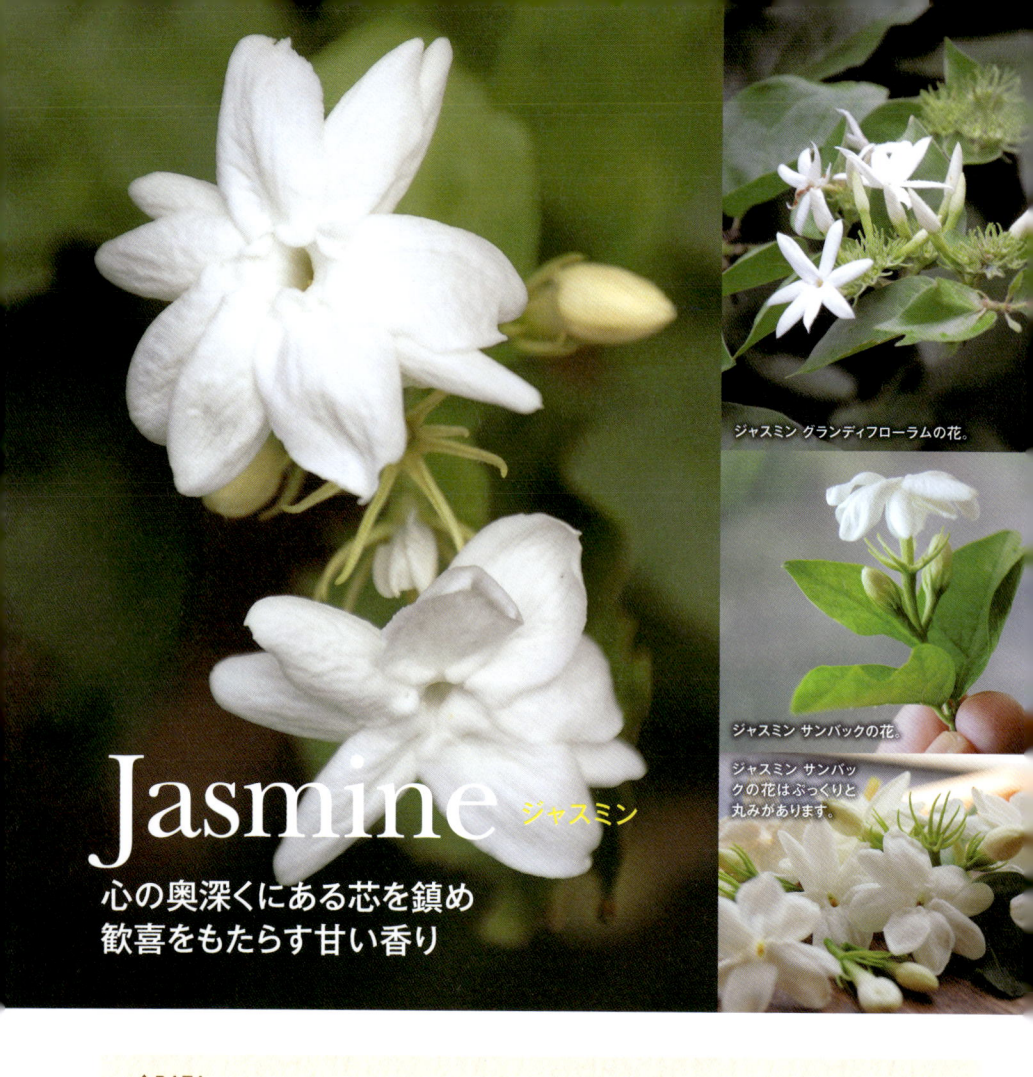

Jasmine ジャスミン

心の奥深くにある芯を鎮め
歓喜をもたらす甘い香り

ジャスミン グランディフローラムの花。

ジャスミン サンバックの花。

ジャスミン サンバックの花はぷっくりと丸みがあります。

◆DATA

学　　　名	*Jasminum grandiflorum*（ジャスミン グランディフローラム） *Jasmine sambac*（ジャスミン サンバック）
科　　　名	モクセイ科
抽 出 部 位	花
精油製造法	溶剤抽出法
ノ ー ト	ミドル・ベース

◆主な作用

抗うつ作用	抗炎症作用	抗感染作用	催淫作用
鎮けい作用	鎮静作用	鎮痛作用	バランス作用
母乳抑制作用	ホルモンバランス調整作用		利尿作用

◆主な産出国・地域

インド北部、エジプト、モロッコ

◆主な化学成分

ジャスミン グランディ フローラム アブソリュート	Benzyl acetate（エステル類）15-24.5%
	Benzyl benzoate（エステル類）8.0-20%
	Phytol（アルコール類）7.0-12.5%
	Cis-Jasmone（ケトン類）1.5-3.3%
ジャスミン サンバック アブソリュート	β-Faresene（セスキテルペン類）18.4%
	Linalool（アルコール類）13.9%
	Methyl anthranilate（エステル類）5.5%
	Benzyl acetate（エステル類）4.3%
	Methyl benzoate（エステル類）2.6%

◆注意事項

●溶剤抽出法で得られるジャスミン アブソリュートは、皮膚に塗布するケアには使用しないでください。

●妊娠中の使用は控えてください。

心身を包み込む香りが
緊張をほぐしリラックス

ジャスミンの甘く心身を包み込むような香りは、気持ちを和らげる働きに優れています。高い鎮静作用が緊張をほぐし、リラックスをもたらすと同時に、心を支えてくれます。とくに不安や落ち着きのなさが目立つとき、人間関係が原因で落ち込んでいるとき、なかなか自分の気持ちを立て直すことができないなどの苦しい状況のときに使ってみましょう。心を芯から支え、ゆっくりと深呼吸を促し、より良い状態へと改善させます。

官能的で温かく、歓喜をもたらすその香りは、こわばってしまった感情に、再び感覚の波が流れるように働きかける力があります。直感力を高め、個性的な感覚を育て、過度な欲求には歯止めをかける働きも。自然と自己コントロールができるように助けてくれるでしょう。

官能的な能力を高め
不感症などにも効果

泌尿器系に良い作用をもたらします。性的能力を高める働きがあることから、インポテンツや不感症にも効果的とされます。とくに、自分自身を不器用で不快に感じてしまい、落ち込んでしまうとき、自信をなくしたときに向いています。

長引く陣痛の不安や恐怖を
温かい香りがサポート

分娩時の長引く陣痛は、その痛みが恐怖や不安感となって残り、トラウマとして問題を引き起こす原因になる場合があります。そんなときに、ジャスミンの心に寄り添うような温かい香りが、心身を包み込んでくれます。ただし、分娩時は専門家のアドバイスのもと精油を使用するようにしてください（252ページ参照）。

植物の特徴

花びらも香りも異なる
2種類のジャスミン

ジャスミンには、スッと細長くきれいな花びらで、甘さの中に苦味も程よく含まれているジャスミン グランディフローラムと、ぷっくりと丸みのある花びらで、芳醇な甘さを放つジャスミン サンバックがあります。それぞれ香りの印象は異なり、相性の良いブレンドの精油も変化します。また、緑茶にジャスミン サンバックで香りづけしたものがジャスミン茶です。

エピソード

日が暮れてから
濃厚に香る夜の女王

東洋では何世紀にも渡って、医薬品や香料としてその価値が認められてきたジャスミン。日が暮れ、暗い朝方にかけて濃厚に香るからか、インドでは「夜の女王」と呼ばれています。ヒンズー教の愛の女神カーマはキューピットのように、矢を持つ姿で知られていますが、その矢にはジャスミンが塗られており、ハートを射止める欲望を沸き起こしたと伝えられています。

Juniper,Berry

程よい刺激とエネルギーを与え
体を温めるパワフルな精油

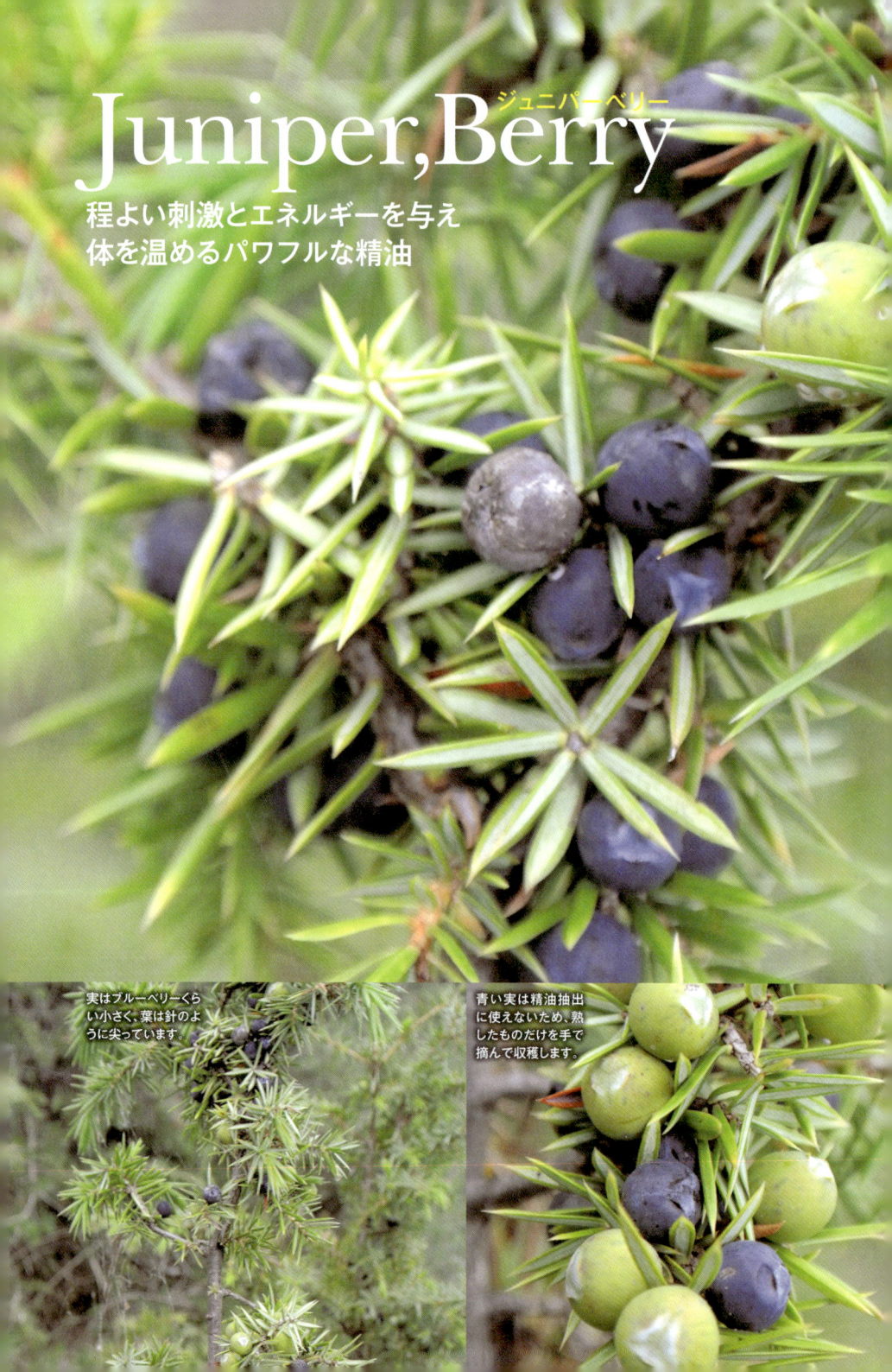

実はブルーベリーくら
い小さく、葉は針のよ
うに尖っています

青い実は精油抽出
に使えないため、熟
したものだけを手で
摘んで収穫します。

◆**DATA**

学　　　名	*Juniperus communis*
科　　　名	ヒノキ科
抽 出 部 位	熟した果実
精油製造法	水蒸気蒸留法
ノ ー ト	トップ・ミドル

◆**主な作用**

去たん作用	抗感染作用	抗菌作用	抗リウマチ作用
神経強壮作用	利尿作用		リンパうっ滞除去作用

◆**主な産出国・地域**　シベリア、スカンジナビア、
ハンガリー、フランス、イタリア

◆**主な化学成分**

α-Pinene（モノテルペン類）24.1-55.4%
Sabinene（モノテルペン類）0-28.8%
β-Myrcene（モノテルペン類）0-22.0%
Terpinen-4-ol（アルコール類）1.5-17%

◆**注意事項**

● 多量の使用はかゆみの原因になることがあります。
● 腎臓に疾患がある方は、本書に記載している半分の滴数
　で使用してください。
● 妊娠中の使用は控えてください。

♥心身への働き

ネガティブな考えを一掃

　爽快感と苦味を感じる香りは、神経を明瞭にし、程よい刺激とエネルギーを与えます。心身に感じるわだかまりを解消し、意志をしっかり持つようにサポート。ネガティブな考えを一掃したいときにおすすめの精油です。

体を刺激して冷えを改善

　ジンジャーやタイムのように体を刺激して温めるパワフルな精油。慢性疲労、手足の冷え、むくみ、肥満などの症状に役立ちます。脂性肌のお手入れには、シダーウッドやラベンダーなどとともに利用します。

セルライトには最も有効な精油

　優れた抗感染作用があり、19世紀のフランスの病院では、天然痘の蔓延予防に活用されました。利尿作用があり、リンパの滞留を改善する助けをし、セルライトには最も有効な精油のひとつです。精油の使用における毒性を懸念する記述の中には「ジュニパーに含まれる高濃度のαとβ pineneという成分が尿路を刺激するため、精油が腎臓に対して刺激がある」とされていますが、これらの成分は熟していない果実、枝、針葉などから高濃度で得られる可能性が高いため、熟した果実から得られる精油の使用は比較的安全だと考えられています。

🌱植物の特徴

針葉と枝の間にたわわな濃い紫の実

　「Juniper」の名は、ラテン語で若い果実を意味する「juniores」に由来。ブルーベリーほどの小さな球果で、緑と熟した濃い紫の実が針葉と枝の間に実る姿が見られます。フランスなどでは、野生のジュニパーが生育しますが、木々に紛れて見落としやすいため、よく似たブルーベリーの実を見つけるつもりで探してみましょう。

📙エピソード

中世時代は万能薬として活用

　ジュニパーは、人間が最初に利用した芳香植物のひとつです。それは、スイス先史時代の住居跡で球果の遺物が発見されていることからもわかります。中世時代は万能薬と考えられ、15〜16世紀のハーバリストたちは様々な症状に対して使用し、フランスの病院などでは、空気の洗浄のためにジュニパーとローズマリーが焚かれていました。

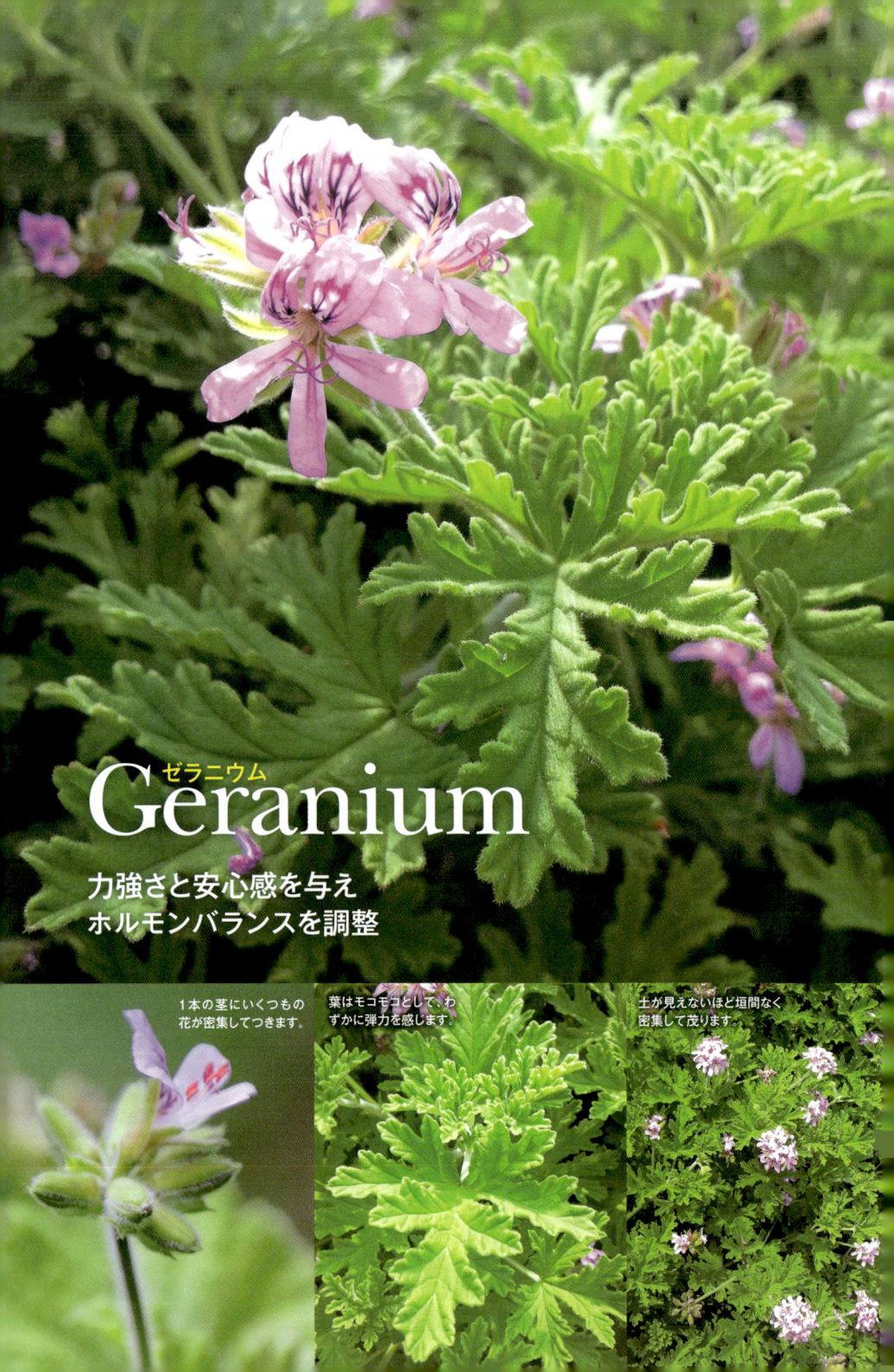

Geranium

ゼラニウム

力強さと安心感を与え
ホルモンバランスを調整

1本の茎にいくつもの
花が密集してつきます。

葉はモコモコとして、わ
ずかに弾力を感じます。

土が見えないほど垣間なく
密集して茂ります。

◆DATA

学　　名	*Pelargonium asperum (graveolens)*
科　　名	フウロソウ科
抽出部位	葉
精油製造法	水蒸気蒸留法
ノ ー ト	ミドル

◆主な作用

強肝作用	抗炎症作用	抗菌作用	抗真菌作用
抗糖尿作用	催淫作用	止血作用	静脈強壮作用
鎮けい作用	鎮静作用	鎮痛作用	
ホルモンバランス調整作用	虫除け作用		

◆主な産出国・地域

マダガスカル、コンゴ、北アフリカ、スペイン、フランス、イタリア

◆主な化学成分

Citronellol（アルコール類）24.8-27.7%
Geraniol（アルコール類）15.7-18.0%
Linalool（アルコール類）0.5-8.6%，
Citronellyl formate（エステル類）6.5-6.7%

◆注意事項　なし。

💗 心身への働き

リラックスを促し安心感を与える 心

　エキゾチックで甘く、スパイシーで温かみのある香りが、心身のリラックスを促します。静かな力強さと安心感を与える精油で、不安感や落ち着きのなさ、精神的な疲労をサポートすると言われています。さらに、ストレスや働き過ぎによる神経性疲労の緩和にも役立ちます。「仕事中毒の完璧主義者」タイプの方には、理想的な精油のひとつと言えるでしょう。また、理性的な過ぎて自らの感情や感動を否定するタイプにも向いています。喜怒哀楽などの感受性とその表現を豊かにすることで、健康的な欲求を回復するサポートにもなります。

抗炎症作用に優れ感染症を予防 体 肌

　神経系のバランスを整える働きがあります。また、優れた抗炎症作用はカモミールジャーマンや真正ラベンダーに匹敵し、胃炎や大腸炎、とくにストレス性の湿疹ケアにも役立ちます。ニキビのケアや、水虫など皮膚の感染症予防にも有効です。

更年期や月経のトラブルに有効 体

　神経系の緊張、関節痛にも良く、神経痛やリウマチ症状緩和にも適しています。ホルモンバランスを整える働きがあり、月経痛や月経過多、更年期のトラブル、PMS（月経前症候群）にも役立ちます。

🌱 植物の特徴

緑色で厚みのある葉から甘い香り

　種子の形がコウノトリのくちばしに似ていることから、学名の「Pelargonium」は、ギリシャ語の「Palargos（コウノトリ）」に由来します。緑色で厚みを感じる葉はモコモコとしており、優しくそして甘い香りが漂います。鮮やかな緑の葉から抽出された精油の多くは、大変きれいなグリーン色をしています。

📙 エピソード

1819年に初めて蒸留、香水の成分に

　17世紀後半、ヨーロッパにゼラニウムが紹介され、庭の植物として人気に。1819年、フランスの化学者レイクルーズがゼラニウムの葉を最初に蒸留。その後香水の大切な成分となり、ローズの代用品としてよく使用されます。20世紀になると、イタリアのロベスティ博士が、ゼラニウムの精油を不安な状態を癒すために使用しました。

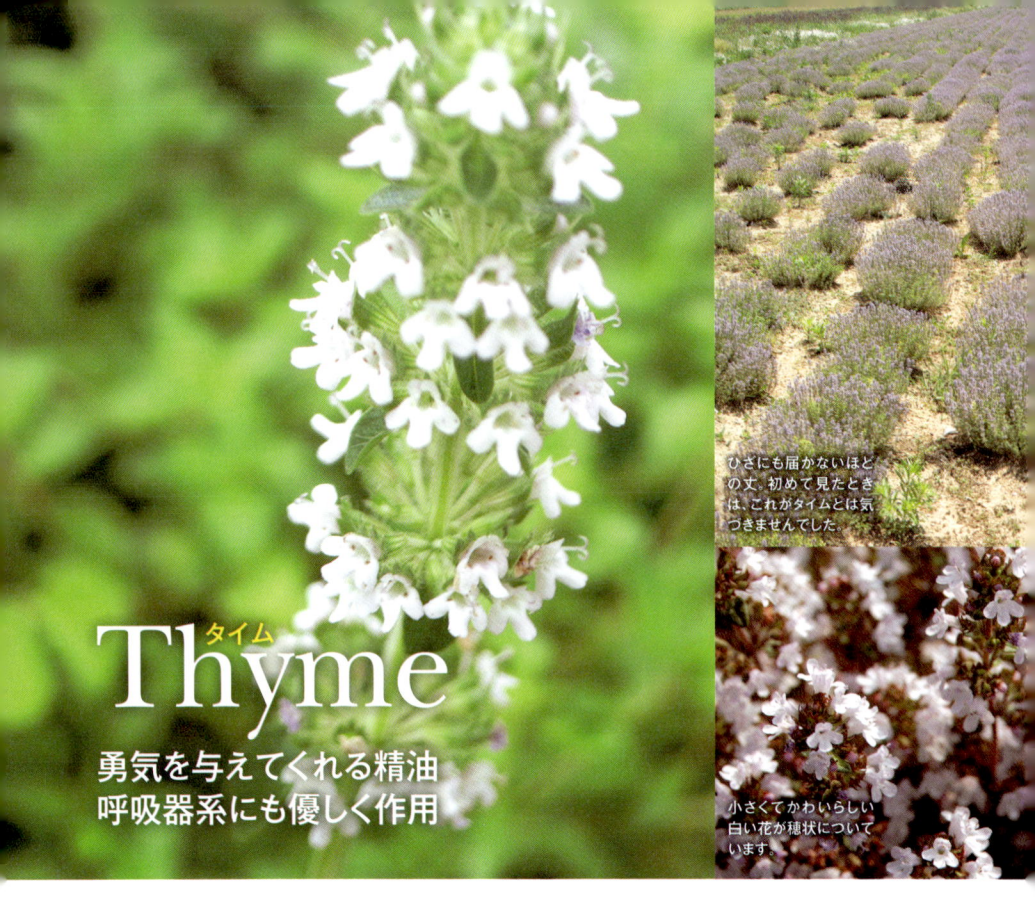

Thyme
タイム

勇気を与えてくれる精油
呼吸器系にも優しく作用

ひざにも届かないほどの丈。初めて見たときは、これがタイムとは気づきませんでした。

小さくてかわいらしい白い花が穂状についています。

◆DATA　*ケモタイプ（37ページ参照）の精油です。

学　　　名	Thymus vulgaris ct linalool（タイム リナロール）、Thymus vulgaris ct geraniol（タイム ゲラニオール）、Thymus vulgaris ct thymol（タイム チモール）
科　　　名	シソ科
抽 出 部 位	花が咲いた全草
精油製造法	水蒸気蒸留法
ノ ー ト	ミドル

◆主な作用

抗感染作用	抗菌作用	抗真菌作用	殺菌作用
消化促進作用	神経強壮作用	鎮静作用	鎮痛作用

◆主な産出国・地域

地中海地方、フランス、スペイン

◆主な化学成分

タイムリナロール	Linalool（アルコール類）73.6-79.0%
	Linalyl acetate（エステル類）3.4-8.6%
	α-Terpineol+Borneol（アルコール類）1.4-4.8%
	Thymol（フェノール類）1.0-3.8%
タイムゲラニオール	Geranyl acetate（エステル類）36.5%
	Geraniol（アルコール類）24.9%
	β-Caryophyllene（セスキテルペン類）6.3%
	Terpinen-4-ol（アルコール類）2.9%
	Linalool（アルコール類）2.6%
タイムチモール	Thymol（フェノール類）48.3-62.5%
	p-Cymene（モノテルペン類）7.2-18.9%
	Carvacrol（フェノール類）5.5-16.3%
	γ-Terpinene（モノテルペン類）5.2-6.4%

◆注意事項

● タイム チモールは妊娠中・高齢者・乳幼児への使用を控えてください。

● タイム チモールは皮膚刺激を感じる場合があります。

● タイムはたくさんの種類が存在しています。その成分はそれぞれ異なりますので、使用の際はかならず学名を確認してください。

❤️ 心身への働き

勇敢な力を宿し 自身を取り戻す助けに

　甘さとグリーンな印象が同時に強く香るタイムは、長い歴史の中で勇敢な力を宿すと言われ、なにかに立ち向かうときに、私たちをサポートしてくれる精油です。自分自身を取り戻したいとき、自然の感覚に立ち戻りたいときなどに、助けてくれるでしょう。また、仕事や家族、友人とのコミュニケーションなどで不調和が生じると、気分が落ち込んでしまうものです。そんな気持ちを支え、優しく刺激しながら、その問題に立ち向かう勇気を与えてくれます。記憶力や集中力をアップする働きもあるため、仕事の効率を上げたいときにも良いでしょう。

　タイムのみでは、香りの特性を強く感じ過ぎる場合には、柑橘系やペパーミント、スペアミントなどの精油とブレンドすることによって、より優しい印象となります。

気管支炎や喘息 寒気を伴う風邪に

　呼吸器系の症状全般に良く、浅い呼吸やたんがからむ状態、また気管支炎や喘息などに役立ちます。さらに寒気を伴うインフルエンザや風邪の症状を緩和したいときにも有効。また、頭痛や高血圧の症状をサポートする精油としても重宝されています。

優れた抗菌・抗真菌作用 カンジタ菌に有効

　循環を改善させる働きがあり、リウマチや関節痛にもその作用が役立つと言われています。さらに、抗菌・抗真菌作用にも優れており、とくにカンジタ菌に対しては、これまでの研究の中で有効な結果が顕著に見られています。胃腸の感染症などにも良く、腸内の寄生虫退治や消化不良の改善にも用いられます。

🌱 植物の特徴

生育地によって 300種類以上が存在

　Thyme という名は、その芳香からギリシャ語で「燻す」という意味の「thymon」と、「勇気」を表す「thumon」に由来するとか。背丈が低く、300種類以上もの様々な種類が存在します。タイム チモールは地中海沿岸の低地に多く生息し、タイム リナロールは日がよく当たる傾斜、タイム ゲラニオールは高地に多く生育しています。

📒 エピソード

戦士たちは戦いの前に タイムを使って入浴

　タイムは強く独特の芳香であることから、ミイラの防腐剤として活用された歴史があります。古代ギリシャの人々は、調理や空気浄化、疫病の蔓延予防などにも利用。また、勇敢な力を与えるという言い伝えがあるからか、古代ローマの戦士たちは戦いの前にこのタイムを使って入浴を行っていたと、古い文献にも記されています。

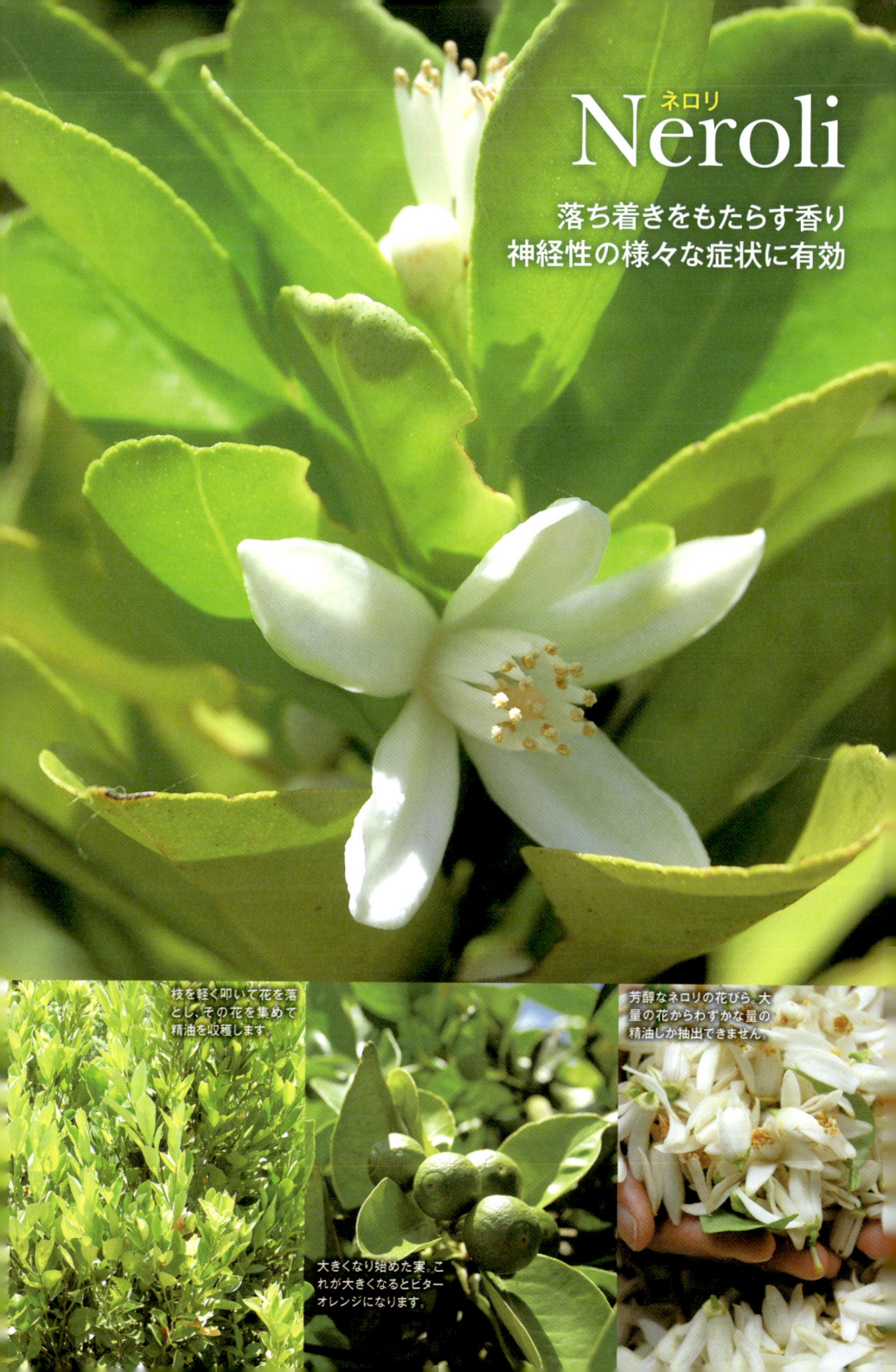

Neroli

ネロリ

落ち着きをもたらす香り
神経性の様々な症状に有効

枝を軽く叩いて花を落とし、その花を集めて精油を収穫します。

大きくなり始めた実。これが大きくなるとビターオレンジになります。

芳醇なネロリの花びら。大量の花からわずかな量の精油しか抽出できません。

◆DATA

学　　　　名	*Citrus aurantium var.amara*
科　　　　名	ミカン科
抽 出 部 位	花
精油製造法	水蒸気蒸留法
ノ　ー　ト	ミドル・ベース

◆主な作用

抗うつ作用	抗感染作用	抗菌作用	収れん作用
消化促進作用	静脈強壮作用	鎮静作用	

◆主な産出国・地域

イタリア、フランス、チュニジア

◆主な化学成分

Linalool（アルコール類）43.7-54.3%
Limonene（モノテルペン類）6.0-10.2%，
Linalyl acetate（エステル類）3.5-8.6%
β-Ocimene（モノテルペン類）4.6-5.8%
α-Terpineol（アルコール類）3.9-5.8%
β-Pnene（モノテルペン類）3.5-5.3%
Geranyl acetate（エステル類）3.4-4.1%
Nerolidol（アルコール類）1.3-4.0%
Neryl acetate（エステル類）1.7-2.1%
Nerol（アルコール類）1.1-1.3%

◆注意事項 なし。

💗 心身への働き

安心や落ち着きをもたらす香り　心

　ビターオレンジの花から抽出される、芳醇な香りのネロリは、安心や落ち着きをもたらす精油です。過敏で、感情的に追い詰められて不安定になりやすい人に最適と言えます。感受性が鋭く、ストレスへの対応が苦手な人は、感情的に消耗しやすく気分が沈んでしまいがち。その結果、落ち込みが絶望感へと変わって身動きができなくなってしまうものです。このような状態に強さと支えをもたらします。また、疲労や精神的な落ち込みが性欲を減退させている場合には、気分が楽になるよう働きかけ、官能性を高めてくれるでしょう。

神経性の不眠、動悸、高血圧に　心体

　心の鎮静と安定に効果的です。イライラや不安、落ち着きがなく心が乱れた状態に良く、それらが原因の不眠症、動悸、高血圧などに役立ちます。神経系を全般的に調整し、穏やかに強壮する働きがあるため、緊張や抑うつによく作用します。おすすめは、睡眠前のアロマバス。香りを感じながら、ゆっくり温かいお湯に浸かることで心が穏やかになり、安眠をもたらしてくれるでしょう。また、神経性の疲労は消化器系への影響も大きく、不調を招く場合が多々あります。そんなストレスに起因する消化不良や、腹部のけいれん、腹痛、とくに下痢に良い効果をもたらします。

🌱 植物の特徴

離れた距離でも感じる甘い香り

　ネロリは光を通すとその精油が透けて見えるような、神々しい厚みのある花びらを持ちます。離れた距離でもすぐに感じられるほどに、強く甘い香りを届けます。ネロリという名は、ローマ近郊のネロラ公国の公妃アンナが手袋や文房具、スカーフなどあらゆるものにこの花の香りをつけていたことに関わりがあると言われています。

📑 エピソード

純潔の象徴、結構式のブーケにも

　マドリッドの娼婦がつけた香りとしても知られていますが、その一方で純粋性と処女性を象徴し、花嫁の頭を飾ったりブーケがつくられる花です。古典的なオードトワレとして欠かせない精油で、現在も数多くの製品で使われています。ネロリの花が花嫁に使用されるのは、初夜の緊張を和らげるためにその香りが大変役立つからだと言われます。

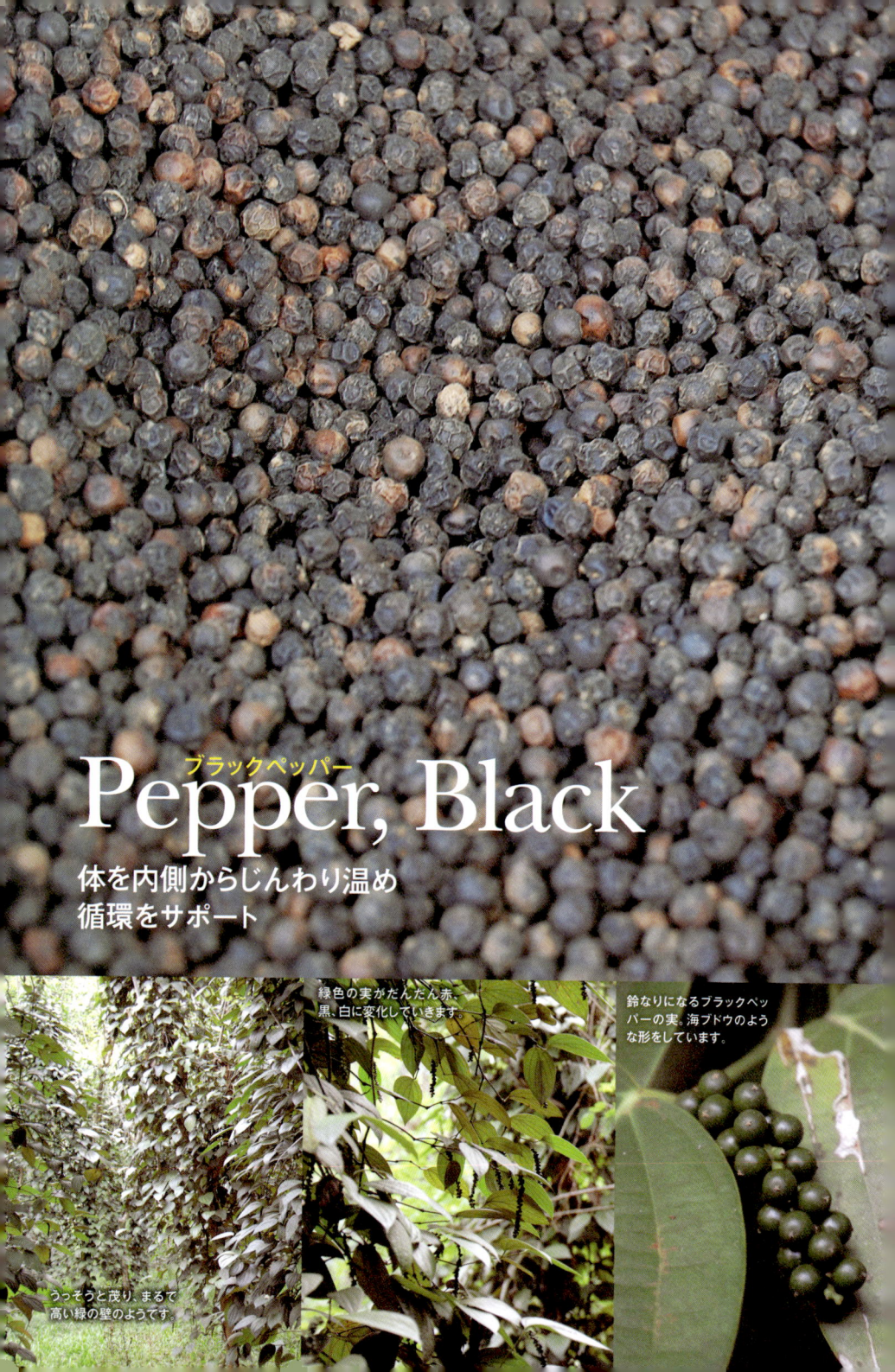

ブラックペッパー

Pepper, Black

体を内側からじんわり温め
循環をサポート

緑色の実がだんだん赤、
黒、白に変化していきます。

鈴なりになるブラックペッパーの実。海ブドウのような形をしています。

うっそうと茂り、まるで
高い緑の壁のようです

◆DATA

学　　　名	*Piper nigrum*
科　　　名	コショウ科
抽 出 部 位	果実・種子
精油製造法	水蒸気蒸留法
ノ ー ト	トップ・ミドル

◆主な作用

| 引赤作用 | 抗感染作用 | 抗菌作用 | 循環促進作用 |
| 消化促進作用 | 鎮けい作用 | 鎮静作用 | 発汗作用 |

◆主な産出国・地域

マダガスカル、インドネシア、南インド

◆主な化学成分

β-Caryophyllene（セスキテルペン類）9.4-30.9%

Limonene（モノテルペン類）16.4-24.4%

α-Pinene（モノテルペン類）1.1-16.2%

δ-3-Carene（モノテルペン類）0-15.5%

β-Pinene（モノテルペン類）4.9-14.3%

Sabinene（モノテルペン類）0.1-13.8%

◆注意事項　なし。

♥ 心身への働き

体の芯を温め体全体を循環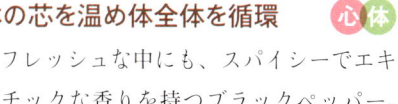

フレッシュな中にも、スパイシーでエキゾチックな香りを持つブラックペッパー。プレッシャーから心身を開放し、体全体の循環を促すように助けてくれます。とくに、責任感が強く、ときにそれがプレッシャーとなってしまうような人におすすめの精油です。また、緊張が溜まると腹部の動きが鈍くなってしまう場合があります。再び活発に動くように働きかけるほか、体の芯を温め、全体のバランスを整えるように助けます。さらに、なにかの衝動に駆られて抑えきれない感情を、徐々にコントロールする力を補うと言われています。

寒さや冷えを緩和、消化不良にも

体を温める働きに優れ、常に寒さや冷えを感じたり、代謝や循環の悪さなどを感じるときに、とても役立ちます。体の働きを活性化することから、消化不良や便秘、腹部の膨満感にもおすすめです。また、関節痛やリウマチ、筋肉痛やこりにも良く、運動後の疲労原因である乳酸を流すなど、あらゆる体の不調改善に効果を発揮します。

タバコを吸いたい気持ちを抑えるのに有効との報告もあるため、禁煙を試みる場合はマスクを使った吸入などで利用を。高齢者の嚥下（食物を飲み込む）療法にも有効で、施設や病院などでも活用されています。

🌱 植物の特徴

赤、白、黒の実を同じ木から収穫

ブラックペッパーは、ほかの植物（とくにココナッツなど）に寄生（パラサイト）して生育します。畑に立つ木々は背丈が非常に高く、ぎっしりと鈴なりになったブラックペッパーの実が圧巻の光景を見せます。実は赤、白、黒の異なる色をしていますが、これは収穫する時期による違いであり、すべて同じ木から収穫されます。

📒 エピソード

世界に知られる最古のスパイス

ブラックペッパーは古くから貿易の商品として世界を駆けめぐる大切なスパイスです。そのスパイスの中でも最古のもののひとつと言われ、紀元前10世紀のインドの医学書や、古代ギリシャ・ローマの書物にもブラックペッパーに関する記述があります。ハーバリストであるジョセフ・ミラーによって、体の循環を促す助けが説かれました。

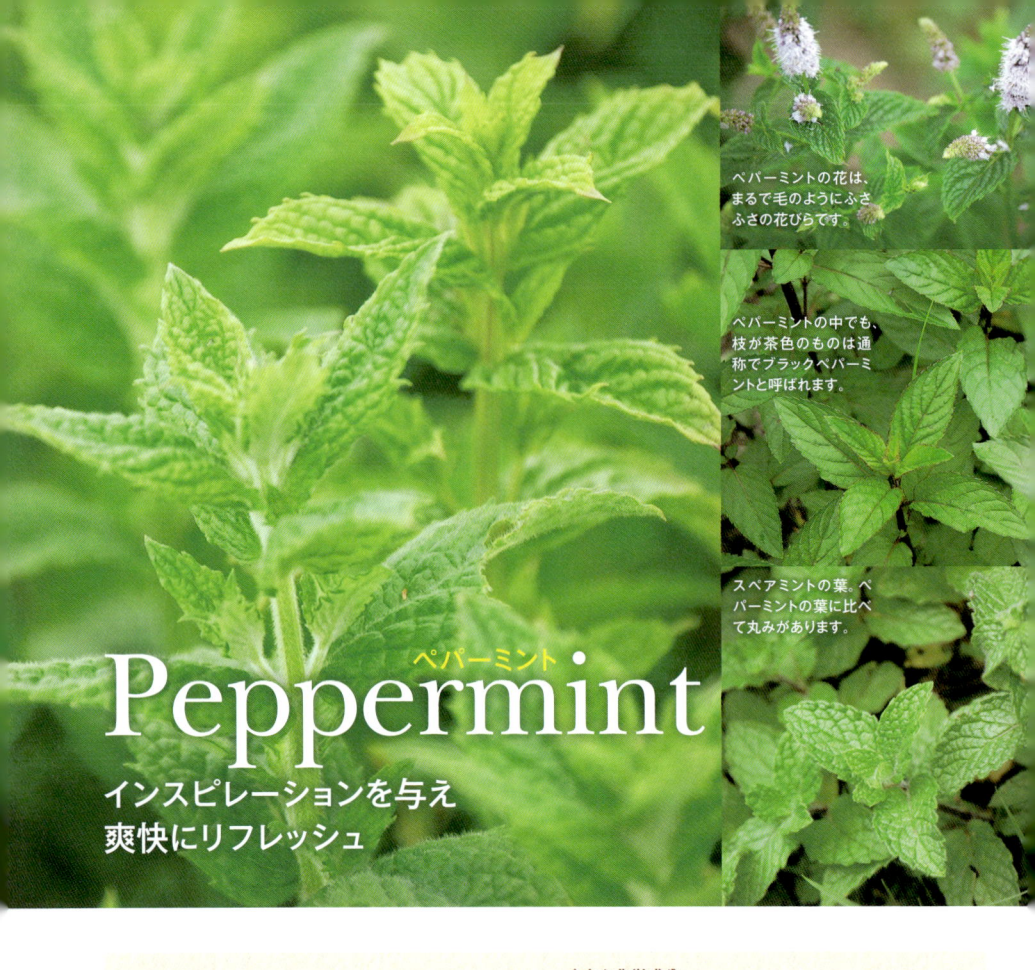

ペパーミントの花は、まるで毛のようにふさふさの花びらです。

ペパーミントの中でも、枝が茶色のものは通称でブラックペパーミントと呼ばれます。

スペアミントの葉。ペパーミントの葉に比べて丸みがあります。

Peppermint

ペパーミント

インスピレーションを与え
爽快にリフレッシュ

◆DATA

学　　名	*Mentha piperita*（ペパーミント） *Mentha spicata*（スペアミント）
科　　名	シソ科
抽 出 部 位	葉
精油製造法	水蒸気蒸留法
ノ ー ト	トップ・ミドル

◆主な作用

解熱作用	抗カタル作用	抗感染作用	抗菌作用
殺菌作用	循環促進作用	消化促進作用	消臭作用
鎮けい作用	鎮痛作用		

◆主な産出国・地域

アメリカ、タスマニア

＊日本産は*Mentha aquatica*という学名の種類で高濃度の化学成分Mentholを含みます。

◆主な化学成分

ペパーミント	Menthol（アルコール類）19.0-54.2%
	Menthone（ケトン類）8.0-31.6%
	Menthyl acetate（エステル類）2.1-10.6%
	Neomenthol（アルコール類）2.6-10.0%
	1,8Cineole（オキサイド類）2.9-9.7%
スペアミント	Carvone（ケトン類）57.2-68.4%
	Limonene（モノテルペン類）9.1-13.4%
	β-Myrcene（モノテルペン類）2.3-4.7%
	Menthone（ケトン類）0.1-1.4%

◆注意事項

●マッサージに利用する際は、単品での使用はできるだけ避け、ブレンドした場合にも希釈濃度2%以下で使用してください。

●直接原液での使用、もしくは高濃度で使用した場合に、熱性の刺激を皮膚に感じることがあります。

●ミントはたくさんの種類が存在しています。その成分はそれぞれ異なりますので、使用の際はかならず学名を確認してください。

❤ 心身への働き

心を活気づけ 気分をリフレッシュ

　スーッとする爽やかな香りが心を活気づけ、気分をリフレッシュさせる精油。頭の中をすっきりとさせ、インスピレーションと洞察を必要とする人の味方となってくれます。精神疲労にも良く、新しい空気を心身に送り込むような爽快感があります。また、感情の許容量を広げ、忍耐力を強くするように促す働きも。とくに「なんだか腑に落ちない……」というときに使用してみると良いでしょう。憂うつな気分になるときや、納得いかない仕事の場面などにも利用価値の高い精油です。オフィスや会議室などで利用すると発想力が豊かになり、スムーズなコミュニケーションを期待できます。ただし、少量でも強く香り、肌に刺激を与える場合もあるため、使用方法や滴数には十分に注意しましょう。

呼吸器系全般および 消化器系の症状に有効

　神経系を活性する働きがあり、高熱やのどの腫れ、喘息、慢性気管支炎、胃もたれ、精神疲労、元気を回復したいときなど幅広く役立つ精油です。とくに消化不良や吐き気に有効。頭痛や頭痛を伴う鼻炎にもおすすめです。

筋肉痛を和らげ 肌のかゆみやニキビも改善

　リンパの流れを促すように助け、筋肉痛にも使用できます。ラベンダーとブレンドすることで、肌の赤みを伴う炎症やかゆみ、ニキビにさらに有効になります。ただし、顔に使用する場合は、1%以下の希釈濃度で使用してください（176ページ参照）。それ以上の濃度で使うと、逆に悪化させる可能性があるので注意しましょう。

🌿 植物の特徴

葉に触れると 爽やかな香りの中に甘さが漂う

　空に向かってまっすぐに伸びた姿は、大変凛々しく力強さを感じさせてくれます。ヨーロッパで見ることができるペパーミントはブラックペパーミントと言って黒っぽい枝をしているものも多く、アジア圏でよく見られる鮮やかな緑色のペパーミントとは印象が違うタイプのものもあります。実物の葉に触れると、スッとした香りの中に甘さがほんのり漂います。

📖 エピソード

古代ギリシャやローマでは すでに生活の一部に

　古代エジプト人は儀式にミントを使用し、聖なる香りとされるキフィに配合していたと、エジプトの遺跡に記されたヒエログラフに残されています。古代ギリシャとローマではミントが生活の一部であり、パウダーにしてベッドに振りまくなどして使用していました。14世紀にはすでにペパーミントの精油は歯を白くするために使用され、のちにタバコの臭い消しにもなりました。

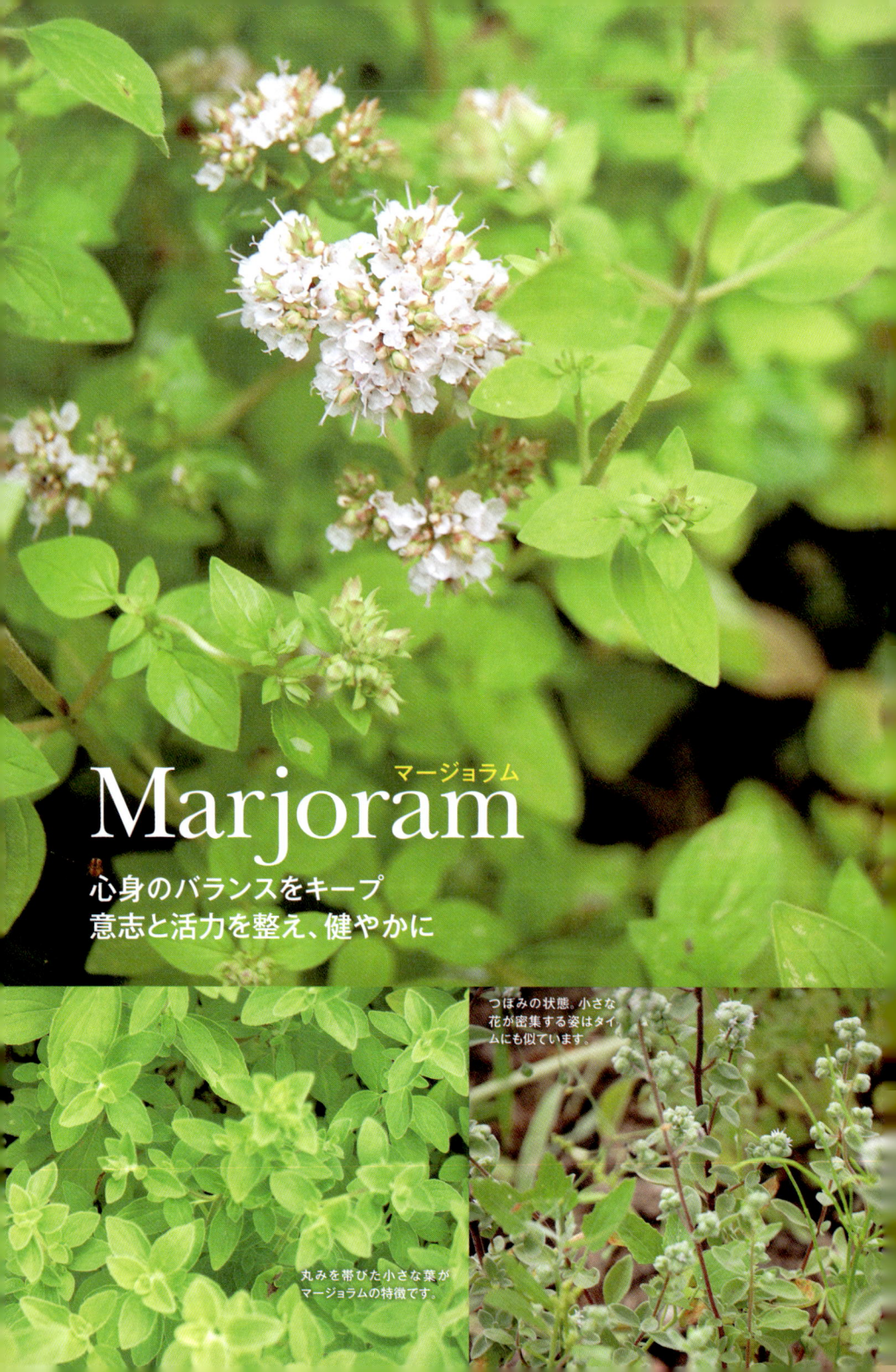

Marjoram

マージョラム

心身のバランスをキープ
意志と活力を整え、健やかに

つぼみの状態。小さな花が密集する姿はタイムにも似ています。

丸みを帯びた小さな葉がマージョラムの特徴です。

◆DATA

学　　　　名	*Origanum majorana*
科　　　　名	シソ科
抽 出 部 位	花が咲いた全草
精油製造法	水蒸気蒸留法
ノ ー ト	トップ・ミドル

◆主な作用

血圧降下作用	抗感染作用	抗菌作用	消化促進作用
神経強壮作用	鎮けい作用	鎮静作用	鎮痛作用

◆主な産出国・地域

地中海地方、フランス、エジプト、チュニジア

◆主な化学成分

Terpinen-4-ol（アルコール類）16.4-31.6%

Sabinene（モノテルペン類）7.1-13.8%

Linalyl acetate（エステル類）7.4-10.5%

γ-Terpinene（モノテルペン類）7.3-9.8%

γ-Terpineol（アルコール類）3.8-8.3%

◆注意事項　なし。

♥心身への働き

神経性疲労に良く不眠症にも効果 心

　心と体、両方のバランスをとる精油ですが、とくに心のバランスを調整する働きに優れています。無気力や不安、神経性疲労に良く、それらが原因の不眠症にも役立ちます。「誰も自分をかまってくれない」といった喪失感や孤独感があるときには、リラックスできるように促し、そっと心を温めてくれるでしょう。また、妄想に駆られて心が乱れているような場合は、ゆっくりと鎮め、感情的な飢餓感をなだめながら内面の滋養能力を高めます。とくにサイプレスやローズとのブレンドは、深い喪失感を抱えた心を支え、穏やかに回復させます。

神経性のせきや喘息、気管支炎に 体

　消化器全般、筋肉のこりや痛み、関節痛、神経性のけいれんなどに役立ちます。心臓の興奮状態を鎮める助けにもなり、動悸、高血圧などの症状によく働きかけます。神経性のせきや喘息、そのほか気管支炎や副鼻腔炎、鼻水などにも良い精油のひとつです。

ストレスが原因の頭痛を改善

　精神的なストレスが原因の頭痛や偏頭痛、不眠症の改善を促します。心身のバランスを保つ作用があることから、ホルモンバランスの崩れが原因の PMS（月経前症候群）や月経不順などの症状にも有効です。

🌿植物の特徴

白い花を咲かせ、葉からも良い香り

　学名の「*Origanum*」は、「山の喜び」を意味するギリシャ語の「oros」と「ganos」に由来します。想像以上に小ぶりでたくさんの白い花を咲かせるその姿は、愛らしくも力強くもあります。丸みを帯びた葉のひとつひとつは大変小さく鮮やかな緑色をしており、指で触れるとゆっくりと温かい印象の香りを放ちます。

📖エピソード

古代から香水、軟膏、薬などに利用

　マージョラムは、古代から料理や医療に幅広く利用されてきました。古代エジプト人は、香水や軟膏、薬をつくるために使用し、ギリシャ人にとっては、他界した人々の魂を平安にするために墓場に植えた植物でもあります。愛と美と多産の神アフロディティが優しく触れたことで香りを持つようになったと伝えられています。

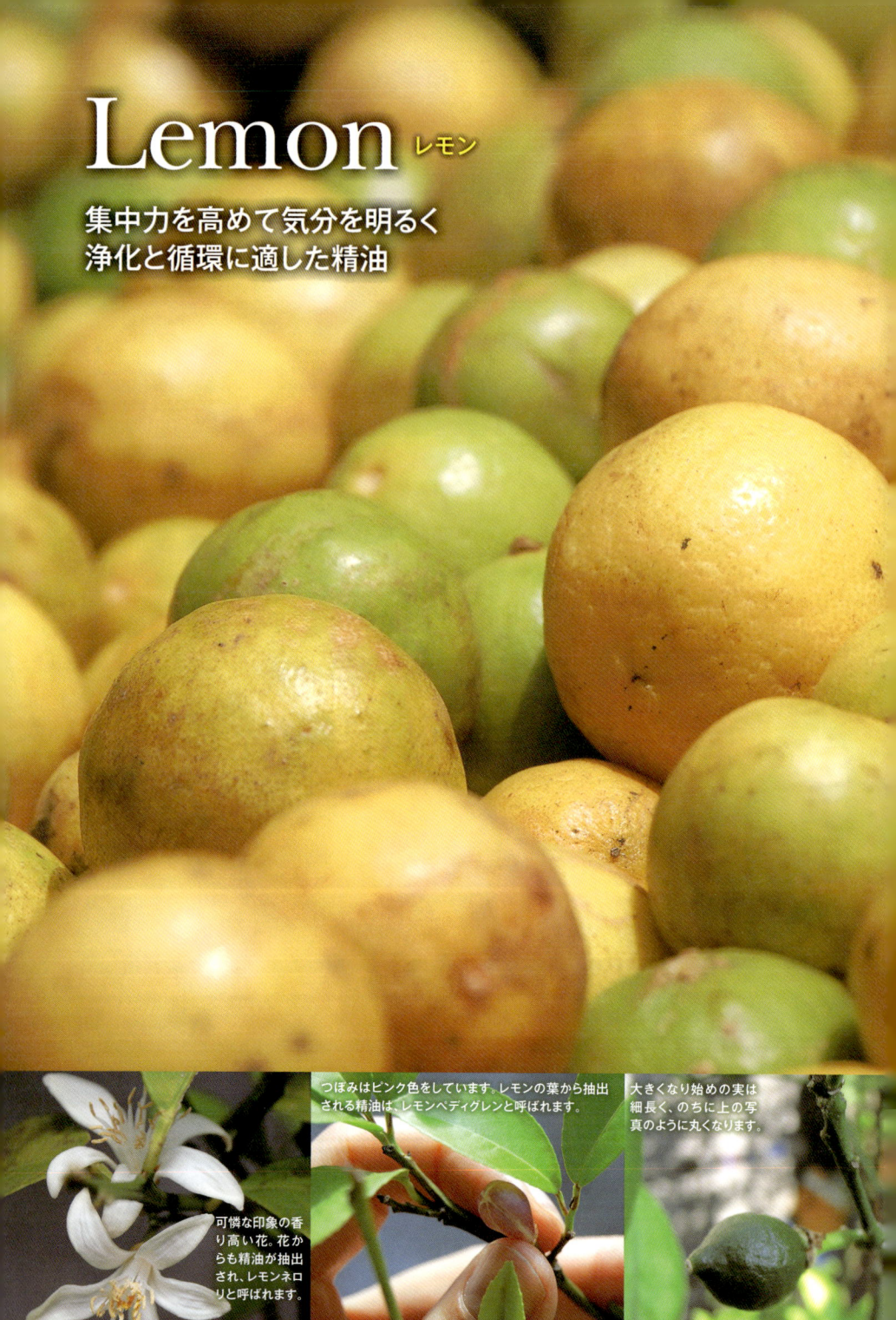

Lemon レモン

集中力を高めて気分を明るく
浄化と循環に適した精油

可憐な印象の香り高い花。花からも精油が抽出され、レモンネロリと呼ばれます。

つぼみはピンク色をしています。レモンの葉から抽出される精油は、レモンペディグレンと呼ばれます。

大きくなり始めの実は細長く、のちに上の写真のように丸くなります。

◆DATA

学　　　名	*Citrus limonum*	
科　　　名	ミカン科	
抽 出 部 位	果皮	
精油製造法	圧搾法	
ノ ー ト	トップ	

◆主な作用

うっ滞除去作用	抗炎症作用	抗感染作用	抗菌作用
収れん作用	循環促進作用	消化促進作用	鎮けい作用
鎮静作用	リンパうっ滞除去作用		

◆主な産出国・地域

シシリー、フロリダ、カリフォルニア、スペイン

◆主な化学成分

Limonene（モノテルペン類）56.6-76.0%
β-Pinene（モノテルペン類）6.0-17.0%
γ-Terpinene（モノテルペン類）3.0-13.3%
α-Terpineol（アルコール類）0.1-8.0%
α-Pinene（モノテルペン類）1.3-4.4% など

◆注意事項　なし。

💗 心身への働き

不安を和らげ、心をリフレッシュ　心

　トップノートが断然に優勢の、すっきりとした酸味のある香りが特徴のレモン。気持ちをリフレッシュさせ、明るく高揚させたり、集中力を高めたりする働きがあります。心配事があるとき、あるいは決断を迫られているのにできないとき、障害に打ちのめされたときなどに使うと良く、不安を和らげるのに役立ちます。

　また、レモンは大きな信頼と安心を持つように励ましてくれる精油でもあります。気分をクリアに浄化することによって、過剰な不安を抑え、心をしっかりと支えるように軸を整えてくれます。

浄化と解毒に最も適した精油　体

　体液のうっ滞状態を除去し、浄化と解毒に最も適した精油のひとつです。リンパの流れを促し、肥満やセルライト、高脂血症などの改善に適しています。また、吐き気や頭痛、不眠症を解消する助けとなります。

スプレーで散布し、空気を殺菌　体

　体全体の血行を改善し、静脈瘤や痔、鼻血に有効です。高血圧には、イランイラン、カモミール、ネロリ、ラベンダーなどとのブレンドが効果的。空気の殺菌にも効力を発揮するため、家庭でもスプレー（23ページ参照）をつくって散布すると良いでしょう。

🌱 植物の特徴

外がピンクで中が白い香り高い花

　レモンは、外がピンクで中が白い大変香り高い花を咲かせます。その後、緑の小さな果実が生まれ、そこから徐々に大きさと色を変えて黄色のレモンへと変化していきます。レモンの花から抽出された精油は「レモンネロリ」、レモンの葉から抽出された精油は「レモンペティグレン」と呼ばれ、どちらも大変素晴らしい香りを放ちます。

📖 エピソード

中毒と感染症に効く万能薬

　ほかの柑橘類と同じくレモンもアジア原産で真ん丸の形をしていましたが、2世紀にギリシャに伝搬され、徐々に形を変化させました。英国海軍が長い航海中の壊血病の猛襲に打ち勝つために大量のレモンを発注したことからその名声が高まることに。その後、レモンは中毒と感染症に効く万能薬として広く知られるようになりました。

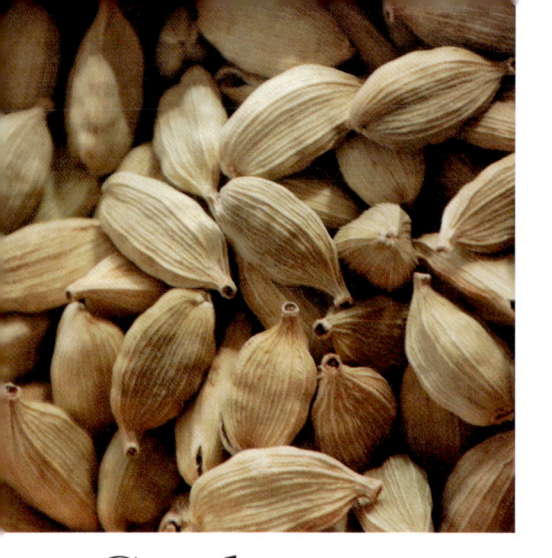

Cardamon
カルダモン

紀元前から利用される植物
生命力を補うスパイシーな香り

◆DATA

学　　　名	*Elettaria cardamomum*	
科　　　名	ショウガ科	
抽 出 部 位	種子	
精油製造法	水蒸気蒸留法	
ノ　ー　ト	トップ・ミドル	

◆主な作用

去たん作用	催淫作用	循環促進作用	消化促進作用
神経強壮作用	鎮けい作用	鎮静作用	

◆主な産出国・地域

スリランカ、北インド、ラオス、グアテマラ

◆主な化学成分

1,8 Cineole（オキサイド類）26.5-44.6%

α-Terpinyl acetate（エステル類）29.2-39.7%

Linalyl acetate（エステル類）0.7-7.7%

Limonene（モノテルペン類）1.7-6.0%

Linalool（アルコール類）0.4-5.9%

◆注意事項　なし。

❤️ 心身への働き

脳と神経系の強壮剤
つらい神経疲労を緩和　

　カルダモンは、紀元前から利用されている植物。精油は、頭部への作用が評価されており、脳と神経系全般の強壮剤とも考えられています。思考力が鈍くなっているときには、精神の集中を助け、不安に駆られたり緊張したりしているときには、リラックスさせる働きがあります。つい考え過ぎてしまったり神経がひどく疲労してしまった場合などにも役立ちます。試練を伴う責任の重さに打ちひしがれているときには、この精油のスパイシーな香りが緊張をほぐして生命力を補い、決意を新たにできるように手助けしてくれることでしょう。

消化器系の
様々な症状を楽に　体

　消化器系の症状に良く、消化不良や吐き気、けいれんを抑え、しゃっくりや鼓腸を楽にする作用があります。また、消化力低下によるたんやせき、くしゃみにも有効。

📖 エピソード

はるか昔の紀元前から
医師たちが生薬として利用

　海抜 750 〜 1500m の斜面に豊かに生息している植物。中医学とアーユルベーダでは、3000 年もの間、生薬として広範囲に使用され、紀元前 4 世紀には、ギリシャの医師たちが使用するようになりました。

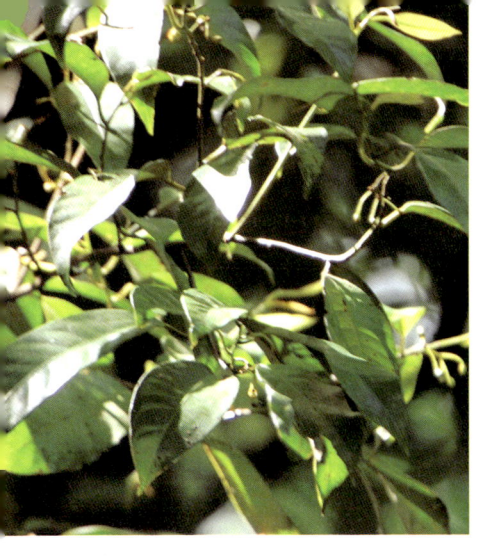

◆DATA

学　　　名	Syzygium aromaticum
科　　　名	フトモモ科
抽 出 部 位	つぼみ
精油製造法	水蒸気蒸留法
ノ ー ト	トップ・ミドル

◆主な作用

健胃作用	抗ウイルス作用	抗菌作用	殺菌作用
刺激作用	鎮けい作用	鎮静作用	鎮痛作用

◆主な産出国・地域

スリランカ、インドネシア、フィリピン、東南アジア、インド、中国、アフリカ

◆主な化学成分

Eugenol（フェノール類）73.5-96.9%

β-Caryophyllene（セスキテルペン類）0.6-12.4%

Eugenyl acetate（エステル類）0.5-10.7%

◆注意事項

●妊娠中・授乳中の使用は控えてください。

●皮膚刺激を感じる場合があります。

Clove
クローブ

心身に刺激と緊張感を与え痛み止めにも利用

❤ 心身への働き

心身のトニック剤
ブレンドがおすすめ

　クローブは心身の刺激と緊張感を与えるトニック剤的な役割を果たす精油です。やや香りが強くクセがあるため、ほかの精油とブレンドしたほうが香りも和らぎ、より有効的な部分を引き出すことができます。

歯痛に有効
腹部の膨満感の軽減も （体）

　歯痛があるときには、ティッシュに垂らして吸入すると、痛みが和らぎます。風邪やインフルエンザの予防に対しても有効で、消化器系においてもけいれんを抑え、膨満感を軽減する働きがあります。

虫除けにおすすめ
ただし希釈濃度には注意

　リウマチや関節痛の痛みの軽減に役立つと言われています。虫除けにも活用できますが、肌に塗布する場合は体には希釈濃度1%以下、顔は0.5%以下で使用しましょう。

🌾 エピソード

ポマンダーに利用し
疫病や伝染病を予防

　16世紀前後に疫病や伝染病が流行した際に、クローブをポマンダーの中に入れて腰に下げ、予防に役立てていました。また、鎮静の薬としても古くから知られて、歯痛や吐き気止めにはお茶にして利用されていました。

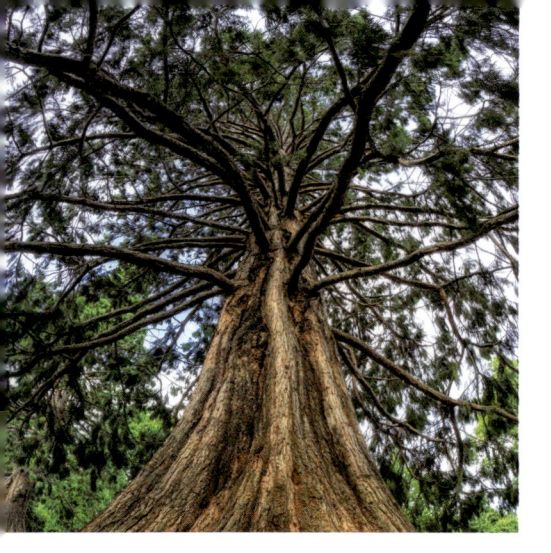

◆DATA

学　　　名	*Cedrus atlantica*
科　　　名	マツ科
抽 出 部 位	木
精油製造法	水蒸気蒸留法
ノ ー ト	ベース

◆主な作用

去たん作用	抗感染作用	抗菌作用	脂肪分解作用
収れん作用	鎮静作用	皮脂分泌抑制作用	
防腐作用	（穏やかな）利尿作用	リンパ循環促進作用	

◆主な産出国・地域

モロッコ

◆主な化学成分

β-Himachalene（セスキテルペン類）30.8-40.4%
α-Himachalene（セスキテルペン類）10.3-16.4%
α-Atlantone（ケトン類）5.2-13.4%
γ-β-Himachalene（セスキテルペン類）6.7-9.7%

◆注意事項　なし。

Cedarwood

シダーウッド

聖書にも数多く登場
神経を鎮静し、心を穏やかに

❤心身への働き

不安や緊張を和らげ
心を安定した状態に

　どっしりとした印象の香りで、優れた鎮静作用があり、気持ちを安定させる精油です。とくに、漠然とした倦怠感や神経衰弱、集中力に欠ける状態に有効です。突然ショックな出来事や衝撃が起きると、自信や倫理観が揺らいだり、動揺したりすることがあります。そんなときに、安定をはかろうとする特性が役立ち、その状態を持ちこたえさせる助けとなります。また、疎外感を抱いたり、バランスを失ったりしたときには自我の支えにもなり、怒り、ストレス、精神疲労そして不安や神経性の緊張などを緩和させる働きがあります。

脂肪分解を促して
ダイエットをサポート

　体液の停滞を解消する働きがあり、リンパの流れを改善したり、脂肪蓄積を分解するよう刺激します。穏やかな利尿作用は、体重の増加やセルライト、むくみにも効果的。

▤エピソード

精油の含有量が多く
建築用材としても人気

　古くから、儀式の香りや化粧品・香水の原料によく利用されました。防腐作用があるため、建築用材としても人気があったそうです。幾度となく聖書にも登場し、ソロモン王の寺院の建立に使用されたとあります。

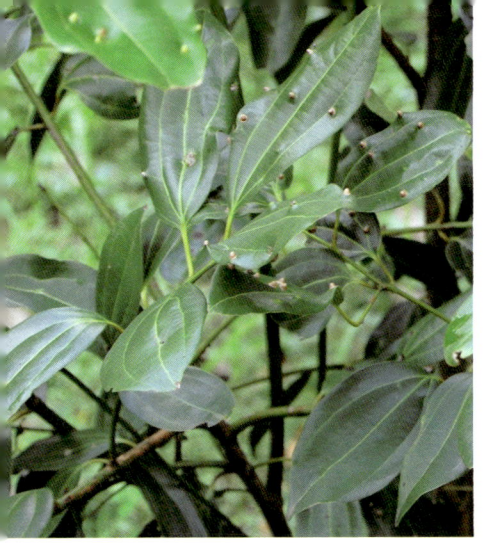

◆ DATA

学　　　　名	*Cinnamomum zeylanicum*
科　　　　名	クスノキ科
抽 出 部 位	葉、幹木部
精油製造法	水蒸気蒸留法
ノ ー ト	トップ・ミドル

◆ 主な作用

抗菌作用	殺菌作用	刺激作用	循環促進作用
鎮けい作用	鎮静作用	鎮痛作用	

◆ 主な産出国・地域

インド、マダガスカル

◆ 主な化学成分

Eugenol（フェノール類）68.6-87.0％ ,
Eugenyl acetate（エステル類）1.0-8.1％
Linalool（アルコール類）2.0-5.0％

◆ 注意事項

● 妊娠中・授乳中の使用は控えてください。
● 皮膚刺激を感じる場合があります。

Cinammon,Leaf

シナモンリーフ

世界で珍重されたスパイス
心も体も温め、包み込む

💗 心身への働き

心に程よい刺激を与え
メンタル面を強化

　スパイスの一種であるシナモンは、心地良い香りの中に程よい刺激があるのが特徴。心と体を温め、包み込むような働きがあります。寂しさや孤独を感じるとき、落ち込みやすいときなどに助けてくれます。

体内の循環を活発に
風邪の予防にも有効

　冷えがつらいとき、筋肉痛をはじめ体に痛みを感じるとき、寒気や風邪、インフルエンザの予防など、幅広く役立ちます。ただし、肌に塗布する場合は体には希釈濃度1％以下、顔は0.5％以下で使用しましょう。

優れた抗菌作用
カビ予防にも活用

　フェノール類が主成分であるため、手術用具を殺菌するほどの優れた抗菌作用があり、ティッシュに垂らして置いておくと、カビの繁殖予防になります。

📖 エピソード

スパイスとして世界に
広まり、重要な交易品に

　18世紀、スパイスに対する高い需要から、オランダ人がスリランカで栽培を始めたのを皮切りに、インドやマダガスカルなどでも広く栽培されるように。その後、英国貿易会社の重要な交易品のひとつとなりました。

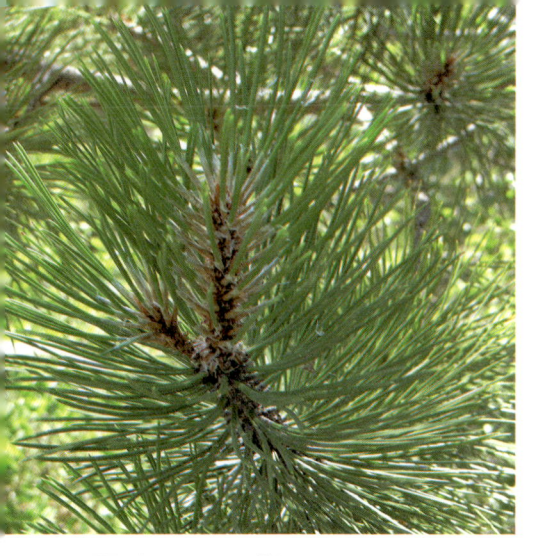

Pine,Scots
パイン

エネルギーを高め
身体的疲労などを緩和

◆DATA

学　　　　名	*Pinus sylvestris*
科　　　　名	マツ科
抽 出 部 位	針葉
精 油 製 造 法	水蒸気蒸留法
ノ ー ト	トップ～ミドル・ベース

◆主な作用

去たん作用	血圧上昇作用	抗炎症作用	抗感染作用
抗菌作用	抗リウマチ作用	神経強壮作用	鎮けい作用
鎮痛作用			

◆主な産出国・地域

シベリア、スカンジナビア、北アメリカ

◆主な化学成分

α-Pinene（モノテルペン類）20.3-45.8%
β-Pinene（モノテルペン類）1.9-33.3%
δ-3-Carene（モノテルペン類）0.4-31.8%
β-Phellandrene（モノテルペン類）0.3-10.9%

◆注意事項　なし。

❤心身への働き

幸福感を創造する香り
瞑想にもおすすめ

　精神的な疲労にとても有効で、エネルギーを高め、幸福感を創造する香りです。ゆっくりと心を落ち着かせたいときの瞑想におすすめ。精神面を強化して気持ちを肯定的にし、自信を取り戻す助けをします。

呼吸器系の不調や
身体的疲労、食欲不振に

　肺に対して顕著な働きがあり、喘息や気管支炎、風邪の症状緩和に有効。身体的疲労、寒気、食欲不振などにも良く、爽やかな香りのティートリーやユーカリプタスとブレンドしての利用がおすすめです。

リウマチや関節炎には
湿布での利用が効果的

　抗炎症作用と抗菌作用があるので、泌尿器や生殖器系の疾患に有効。膀胱炎や腎盂炎にも役立つと言われています。リウマチ、関節痛、痛風には、湿布でのケアが効果的。

📖エピソード

アメリカ先住民も
ヒポクラテスも多岐に活用

　アメリカ先住民は、リウマチの痛みと神経疲労に若木の浸出液を加えて入浴を行っていました。また、紀元前の医学者ヒポクラテスは呼吸器系の炎症やのどの感染症にパインをすすめていました。

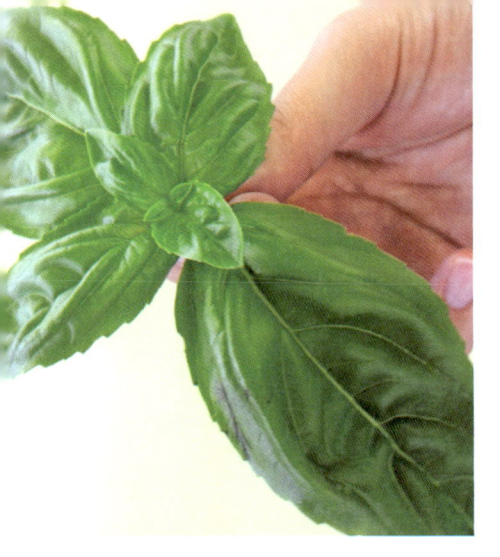

Basil
バジル

マイナスの感情から
爽快な気分へとチェンジ

◆ DATA

学　　　名	*Ocimum basilicum*
科　　　名	シソ科
抽 出 部 位	葉
精油製造法	水蒸気蒸留法
ノ ー ト	ミドル

◆ 主な作用

月経調整作用	抗うつ作用	抗菌作用	抗けいれん作用
消化促進作用	鎮静作用	発汗作用	

◆ 主な産出国・地域

コモロ、マダガスカル、フランス、エジプト

◆ 主な化学成分

Linalool（アルコール類）53.7-58.3%
Eugenol（フェノール類）9.4-15.2%
1,8 Cineole（オキサイド類）6.0-6.7%
α-Bergamotene（セスキテルペン類）2.0-3.8%

◆ 注意事項

●妊娠中・授乳中の使用は控えてください。
●皮膚刺激を感じる場合があります。

♥ 心身への働き

落ち込んだ心を助け 不眠や夜間の不安を緩和

　マイナスの感情を爽快な気分に切り替えたいときに役立つ精油。憂うつや物悲しさなど、落ち込んだときの助けになります。程よい量で使用すれば、不眠の改善となり、夜間に感じる不安を解消してくれます。

心身の疲労をカバーし 免疫力の低下を予防

　頭部に滞った疲労感をクリアにする働きがあります。心身の疲労は免疫力低下を招き、様々な症状を引き起こしてしまうことも少なくありません。バジルは心身を根本から強壮し、疲労回復を助けます。

呼吸器系のトラブルや 月経痛を改善

　喘息や気管支炎、副鼻腔炎、せきなど、呼吸器系のトラブルによく働きかけます。また、月経不順や月経痛による腹部のけいれん改善にも有効とされています。

📖 エピソード

王の植物として知られ 悪魔から守るために使用

　王の植物として崇められていたことから、ラテン語で「王室（Basikeum）のために」という意味を持つ名がついたと考えられています。古くは悪魔から守る目的で使用され、てんかんの症状にも良いとされていました。

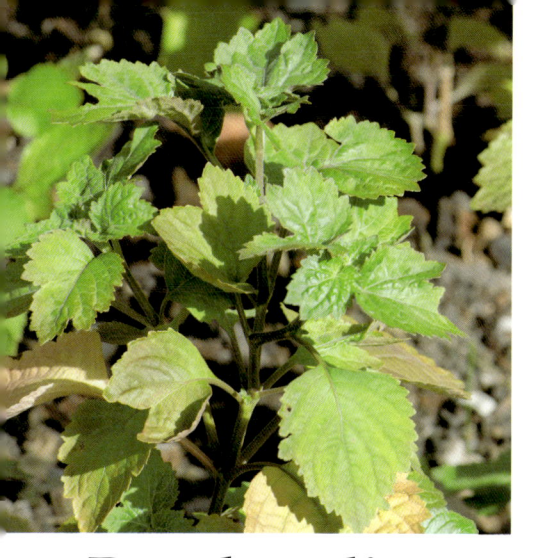

Patchouli
パチュリ

しっかり地に足をつけ
ストレスをコントロール

◆DATA

学　　　名	Pogostemon cablin
科　　　名	シソ科
抽 出 部 位	葉
精油製造法	水蒸気蒸留法
ノ ー ト	ベース

◆主な作用

抗うつ作用	抗炎症作用	抗菌作用	殺虫作用
鎮静作用	デオドラント作用	虫除け作用	

◆主な産出国・地域

インドネシア、フィリピン、マレーシア、中国、
ベトナム、インド、西アフリカ

◆主な化学成分

Patchouli alcohol（アルコール類）17.5-32.3%
α-Bulnesene（セスキテルペン類）8.7-20.7%
α-Guaiene（セスキテルペン類）8.8-15.3%

◆注意事項　なし。

❤️ 心身への働き

心と体のバランスを
保つようサポート

　しっかり地に足をつけた感覚を取り戻し、ネガティブな感情やストレスをコントロールします。不安を感じるときや、激しく落ち込んだときに最適の精油と言えます。エネルギーが低下しているときは、心と体のバランスを調整するように助けます。

炎症を和らげる働きは抜群
肌の再生、保湿にも

　肌の傷や炎症、感染などのトラブルに対するケアに長年推奨されてきた精油。肌の再生、保湿などを助け、炎症を和らげる働きが期待できます。

菌の繁殖を防止
拭き掃除などで活用を

　抗菌作用や殺虫作用に優れているので、菌の繁殖などを防ぐ働きをしてくれます。拭き掃除をするタオルに2～3滴垂らして利用すれば、カビや雑菌防止に役立ちます。

📖 エピソード

アジアでは虫除けなど
生活の中で有効活用

　アジアでは線香に、アラブではカーペットの香りづけに活用。インドでは布地や織物に使われるほか、寺院で虫除けのためにスプリンクラーで放散されています。今日でも、石けんの香りづけなどに使われます。

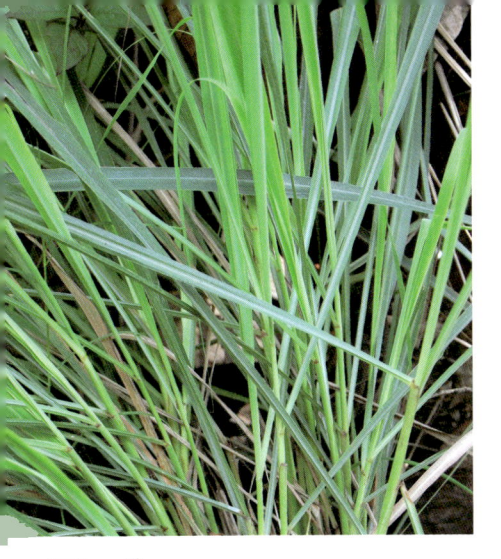

◆DATA

学　　　名	*Cymbopogon martini*
科　　　名	イネ科
抽 出 部 位	葉
精油製造法	水蒸気蒸留法
ノ ー ト	ミドル

◆主な作用

健胃作用	抗うつ作用	抗炎症作用	抗感染作用
抗菌作用	抗真菌作用	子宮強壮作用	消化促進作用
神経強壮作用	鎮けい作用	ホルモンバランス調整作用	

◆主な産出国・地域

マダガスカル、インド、アフリカ、ジャワ

◆主な化学成分

Geraniol（アルコール類）74.5-81.0%
Geranyl acetate（エステル類）0.5-10.7%
Farnesol（アルコール類）0.5-6.1%
Linalool（アルコール類）2.6-4.5%

◆注意事項　なし。

Palmarosa

パルマローザ

心のバランスを調整
交感神経の鎮静にも

💗 心身への働き

神経系全般の
リラクゼーションに有効

　気持ちを明るく持ち上げる働きと、ゆったりと落ち着きをもたらす働きの両方があり、心のバランスを調整します。また、神経系全般のリラクゼーションに良く、不眠、イライラ、ストレス、動悸などを緩和。優位になり過ぎた交感神経を鎮めるのにも有効と考えられます。優しさとしなやかさ、そして安心を得たい場合は、バランス良く優しい香りを放つネロリやローズとのブレンドが良く、憂うつな気分を一掃したい場合は、レモンやレモングラスとのブレンドがおすすめ。すっきりとした香りで、気分転換をしながら心をケアできます。

肌の炎症や
感染症予防に有効

体 肌

　スキンケアによく活用され、抗炎症作用が乾燥、湿疹、乾癬に良いとされています。また、抗感染作用の働きも顕著で、泌尿器系や生殖器の感染症に役立ちます。

📖 エピソード

香水や化粧品の原料のほか
アーユルベーダでも活用

　パルマローザはインドゼラニウムやトルコゼラニウムとも呼ばれ、18世紀から精油の抽出が始まったとされます。それ以降、香水や化粧品の原料として多く使われ、アーユルベーダでもよく利用されます。

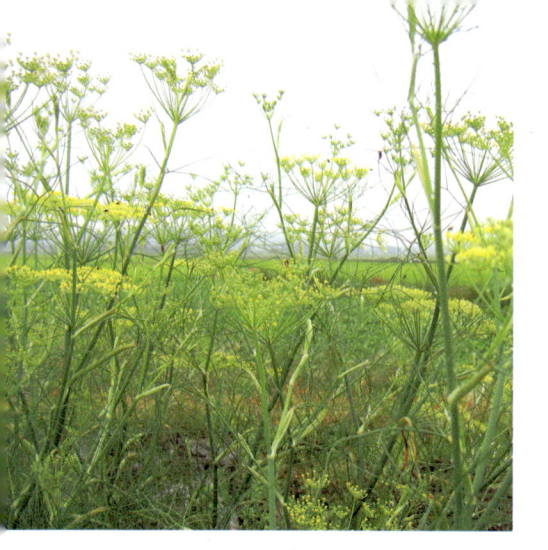

Fennel

フェンネル

温かく甘い香りが心を解放
消化機能もサポート

◆DATA

学　　　名	*Foeniculum vulgare*
科　　　名	セリ科
抽 出 部 位	種子
精油製造法	水蒸気蒸留法
ノ ー ト	ミドル

◆主な作用

抗感染作用	催乳作用	食欲増進作用	鎮けい作用
鎮痛作用	ホルモンバランス調整作用		利尿作用

◆主な産出国・地域

地中海地方、ギリシャ、フランス、イタリア

◆主な化学成分

trans-Anethole（フェノール類）64.0-69.2%

Limonene（モノテルペン類）0.2-21.0%

Fenchone（ケトン類）0.2-8.0%

Estragole（エーテル類）1.1-4.8%

◆注意事項

●妊娠中の使用は控えてください。

●授乳中は希釈濃度1%以下で使用してください。

❤ 心身への働き

内に溜め込んだ感情を
解き放ち、自己表現を後押し

　自己表現をスムーズにして、感情の解放を導く精油。内に自信を生み出し、抑制や恐れに縛られない創造欲を積み上げます。これらの働きから、考え過ぎたり分析をし過ぎたりするタイプに向いています。こういった人は自分の中に感情を溜め込み、なかなか実行や行動、口に出すことができないまま、内心で激しく動揺したりすることが多いもの。感情が内に蓄積すると緊張が高まり、腸に悪影響を及ぼすほか、認知されないままの考えや感情は、腸内の問題や神経性のけいれん、ガスとなります。フェンネルはこういった状況の打破を助けます。

食欲増進や消化を増進させ
消化器系の働きに作用

　フェンネルの温かく甘い香りは、食欲を増進させます。消化不良や膨満感、吐き気、ゲップ、腸内ガス、便秘など、消化器系全般の不調改善に役立ちます。

📖 エピソード

紀元前から、料理にも医療にも
世界中で利用

　古代エジプトやギリシャ、ローマ帝国、インドで、料理にも医療にも幅広く利用されてきた植物。ギリシャ人は穏やかな利尿作用と痩身効果にも着目したとか。長年、視力や聴力の改善効果があると考えられていました。

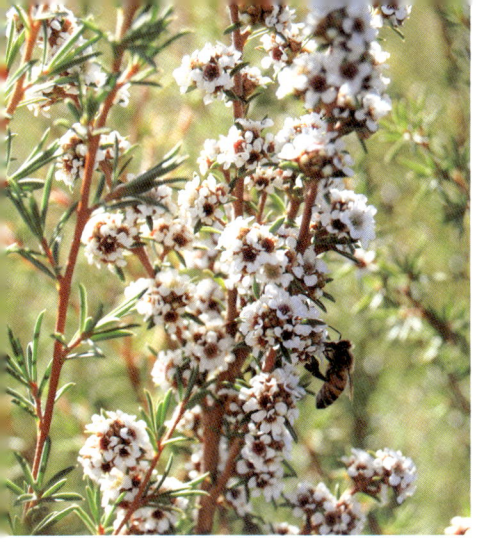

◆DATA

学　　名	*Agonis fragrans*
科　　名	フトモモ科
抽 出 部 位	葉・茎
精油製造法	水蒸気蒸留法
ノ ー ト	トップ・ミドル

◆主な作用

去たん作用	抗アレルギー作用	抗炎症作用	抗感染作用
抗菌作用	抗真菌作用	殺菌作用	循環促進作用
鎮静作用	ホルモンバランス調整作用	免疫強壮作用

◆主な産出国・地域

オーストラリア（現在はオーストラリアのみで産出）

◆主な化学成分

α pinene, limonene（テルペン類）30-39%

1,8 cineole（オキサイド類）26-32%

Linalool, terpinen 4-ol, geraniol（アルコール類）23-39%

◆注意事項　なし。

Fragonia
フラゴニア

優れた抗菌作用があり
女性をサポートする効能も

💗 心身への働き

ティートリーにも勝る働き
傷の手当てや感染防止に

　小さくて白い、珠のような花をたくさん咲かせるフラゴニア。その姿はとても愛らしい印象です。程よい甘さと爽快感をバランス良く備えた香りで、精油としての効能は、同じフトモモ科のティートリーと近いものがあります。オーストラリアのある大学が発表した研究結果によると、これまで強い抗菌作用・抗真菌作用があることで知られるティートリーの精油と匹敵するほど、もしくはそれ以上の働きが認められる精油と言われ、大変注目されています。抗炎症作用にも優れ、傷の手当てや感染防止への利用価値が高いことが認められています。

月経トラブルや
女性ホルモンの乱れに

　女性ホルモンのバランスを保つ働きがあり、月経のトラブル、更年期やPMS（月経前症候群）による落ち込み、精神疲労、不眠、胸の痛みや不快感などに有効です。

📙 エピソード

2004年頃から
女性へのサポート力を研究

　フラゴニアの精油がやっと流通し始めた2004年頃、オーストラリアの産地を訪ねました。農家の方は、当時からこの精油の婦人科系を含む女性へのサポート力の研究を熱心に行い、それが今につながっています。

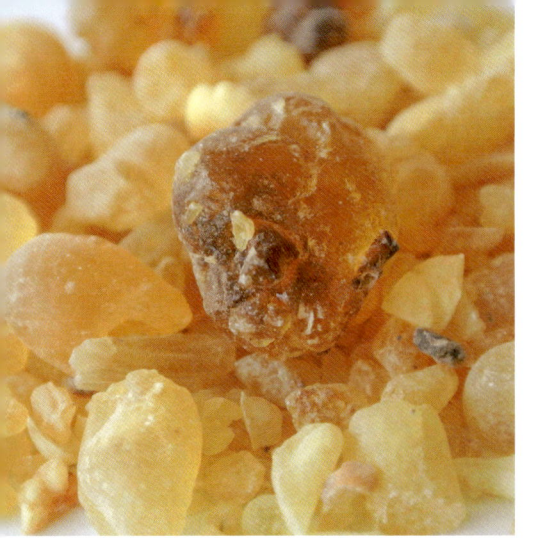

Frankincense
フランキンセンス

神経系に優れた作用
加齢肌のケアにおすすめ

◆DATA

学　　　名	*Boswellia carterii*
科　　　名	カンラン科
抽 出 部 位	樹脂
精油製造法	水蒸気蒸留法
ノ ー ト	トップ・ミドル〜ミドル・ベース

◆主な作用

強壮作用	抗感染作用	抗菌作用	収れん作用
鎮けい作用	（呼吸器系の）鎮痛作用		

◆主な産出国・地域

ソマリア、エチオピア、南アラビア、中国

◆主な化学成分

α-Pinene（モノテルペン類）10.3-51.3%
α-Phellandrene（モノテルペン類）0-41.8%
Limonene（モノテルペン類）6.0-21.9%
β-Myrcene（モノテルペン類）0-20.7%
p-Cymene（モノテルペン類）0-7.5%

◆注意事項　なし。

❤ 心身への働き

深い呼吸を促し
落ち着いた気持ちに 心

　神経系への作用に優れていることが広く知られる精油。深い呼吸を促す働きがあり、それによって気持ちを徐々に落ち着かせます。ストレスが溜まって落ち着かないとき、眠れないときなどは、この精油の持つ穏やかな強壮作用が働き、溜まっているものを解消して、循環させてくれるでしょう。サンダルウッドと同様に、瞑想や祈りにふさわしい環境をつくって、精神を鎮める働きも。イライラや不安感、心が乱れているときにも有効で、過去に原因があるトラウマから抜け出し、一歩前へ踏み出せるように助けてくれます。

呼吸器系の疾患に有効
肌のハリを保つ助けにも 体

　神経性の緊張を伴う気管支炎や喘息など、呼吸器系の疾患に有効。深い呼吸を促し、胸部の緊張を解消します。また、肌のしわを軽減し、ハリを保つ助けをしてくれます。

📑 エピソード

古くから化粧品として利用
聖書にも数多く登場

　エジプト人は、この精油を儀式用の薫香や化粧品として使用。化粧品としては、樹脂を炭化させて黒い粉末をつくり、女性の目元に塗ったそうです。イエスに献上されたことでも知られ、聖書に全部で 22 回登場します。

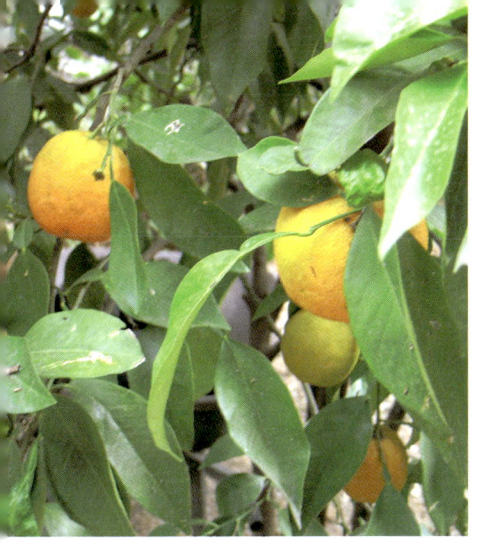

◆DATA

学　　　名	*Citrus aurantium*
科　　　名	ミカン科
抽 出 部 位	葉
精油製造法	水蒸気蒸留法
ノ ー ト	トップ・ミドル

◆主な作用

抗炎症作用	抗感染作用	抗菌作用	消化促進作用
神経バランス調整作用		鎮静作用	

◆主な産出国・地域

地中海地方、ハイチ、西インド、南アメリカ、カリフォルニア

◆主な化学成分

Linalyl acetate（エステル類）51-71%
Linalool（アルコール類）12.3-24.2%
Limonene（モノテルペン類）0.4-8.0%
α-Terpineol（アルコール類）2.1-5.2%
Geranyl acetate（エステル類）1.9-3.4%

◆注意事項　なし。

Petitgrain

ペティグレン

内なる強さに気づかせ 肌の浄化にも効果

♥ 心身への働き

精神疲労や落ち込みを 和らげ、心を元気に

　ペティグレンは、ネロリ（102〜103ページ参照）と同じビターオレンジの木から抽出される精油です。そのため、不安を和らげる働きなど、ネロリと心理的作用を共有している部分があります。ややウッディな心地良い香りは、緊張や怒り、パニック、精神疲労や気分の落ち込みを和らげ、元気づけてくれます。また、傷つきやすい面を受け入れることの難しさを理解させ、自分が本来持っている強さや回復力に気づかせてくれるでしょう。もしパニックに陥った場合は、ティッシュなどに垂らして深呼吸しながら吸入しましょう。

ホルモンバランスを調整し 吹き出物もケア

　ストレスによる消化不良や、ホルモンバランスの調整に役立つほか、不眠症にも適しています。また、肌を浄化してリフレッシュさせるため、吹き出物などにも有効です。

エピソード

南仏のグラースが原産 香水の材料に必須の香り

　緑の小さな実をつけるため、「1粒の」という意味の「petit grain」が名前の由来。南フランス、とくにグラースから伝わり、古典的なオーデコロンの材料として有名。香水には欠かせない、重要な植物です。

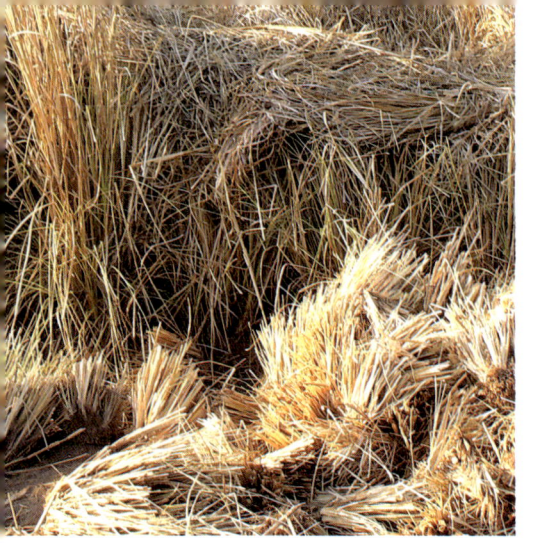

Vetiver
ベティバー

甘さのあるウッディな香りで
精神的な圧迫感を緩和

◆DATA

学 名	*Vetiveria zizanoides*
科 名	イネ科
抽 出 部 位	根部
精油製造法	水蒸気蒸留法
ノ ー ト	ベース

◆主な作用

抗菌作用	鎮静作用	ホルモンバランス調整作用
虫除け作用		

◆主な産出国・地域

インドネシア、インド、スリランカ、南米、アフリカ、
コモロ諸島

◆主な化学成分

Vetiverol（アルコール類）3.4-13.7%
Vetiselinenol（アルコール類）1.3-7.8%
a-vetivone,（ケトン類）2.5-6.4%

◆注意事項　なし。

♥ 心身への働き

リラクゼーション効果が高く
ストレスを緩和

　甘さと芳醇さを兼ね備えたウッディな香りが、高いリラクゼーション効果をもたらす精油です。心と体に深く浸透し、安らぎを与えてくれることでしょう。精神的なストレスや緊張の緩和に役立ち、心を解放して安眠を誘うサポートにもなります。

　また、過度な労働や勉強の結果、心身ともに限界を感じて燃え尽きてしまいそうなときには、その直前に手を差し伸べてくれる精油でもあります。過労によって引き起こされる、精神的な圧迫感や衰弱に対しても、このどっしりと包み込むような香りが大いに役立ちます。

PMSや更年期のケアに良く
スキンケアにも活用

　ホルモンバランスを調整し、PMS（月経前症候群）や更年期のトラブルにも力を発揮。ハリやツヤを保つので、弾力を失い始めた肌のケア、妊娠線予防にも活用できます。

▤ エピソード

虫除けとして重宝され
香水の原料としても活用

　昔から、虫除けとしても大変重宝された精油。様々な国で日用品として使われてきた記録が残っています。歴代有名ブランドの香水の原料としても活用されているため、香りの世界ではワールドワイドに知られます。

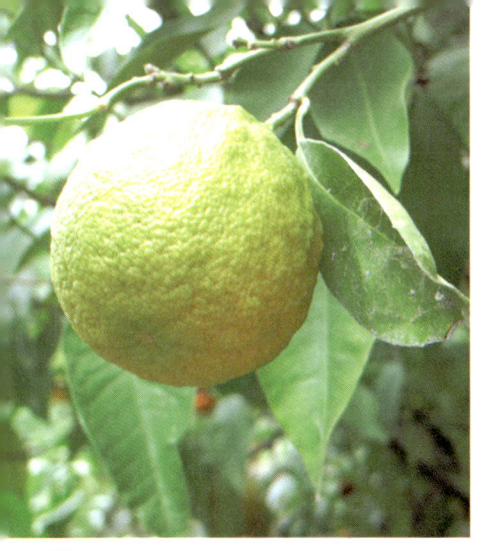

Bergamot

ベルガモット

うっ積した感情を解き放ち
消化器系の働きをサポート

◆DATA

学 名	*Citrus aurantium ssp. bergamia*
科 名	ミカン科
抽 出 部 位	果皮
精油製造法	圧搾法
ノ ー ト	トップ

◆主な作用

抗うつ作用　抗感染作用　抗菌作用　循環促進作用
消化促進作用　鎮けい作用　鎮静作用

◆主な産出国・地域

シシリー（南イタリア）、南アジア

◆主な化学成分

Limonene（モノテルペン類）27.4-52%
Linalyl acetate（エステル類）17.1-40.4%
Linalool（アルコール類）1.7-20.6%
Sabinene（モノテルペン類）0.8-12/8%
γ-Terpinene（モノテルペン類）5.0-11.4%
β-Pinene（モノテルペン類）4.4-11.0%
Bergapten（フロクマリン類）0.11-0.35%

◆注意事項

●肌に塗布したあと2時間は、肌を直射日光に当てない
でくだい。

❤心身への働き

精神力や楽観性を取り戻させ穏やかに調子を整える

　甘さのある柑橘の香りで、深く心を落ち着かせ、穏やかに調子を整えます。感情のうっ積は、気持ちを沈ませるばかりでなく、不眠や不安、情緒不安定につながるもの。そのマイナスの感情から解き放てるように、助ける精油でもあります。そして、精神力、自発性、楽観性を取り戻させてくれるでしょう。その働きについては、イタリアの研究者パウロ・ロベスティによって詳しく実証されており、とくに精神科の患者の心理面に有益であるとしています。イライラや欲求不満を抱えているとき、落ち込んだときに、ぜひ利用してみてください。

感情的なストレスが原因の消化器系の不調に

　胃腸の働きを良くし、調和を取り戻すよう作用するカモミールやフェンネルとのブレンドがおすすめ。神経性の消化不良や感情的なストレスによる食欲不振にも有効です。

📖エピソード

コロンブスによってイタリアへ民間療法や香水に活用

　イタリアの民間療法として大切な役割を果たしたベルガモット。16世紀には植物誌に消毒剤や解熱剤として紹介され、ナポレオンの時代には香水として人気に。その後、オードトワレの重要な材料のひとつとなりました。

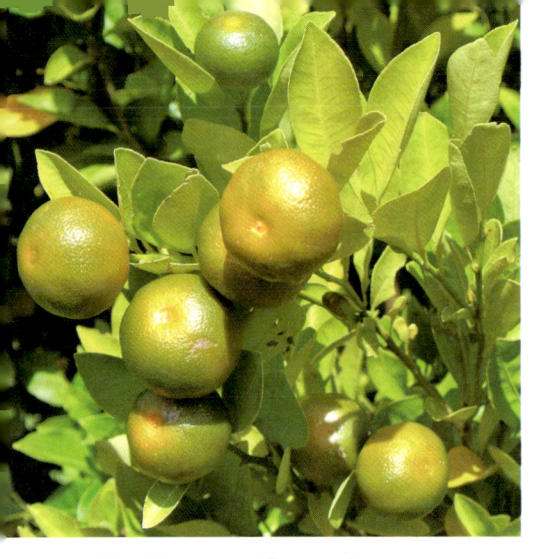

Mandarin
マンダリン

優しい気分へと導く
愛と温かさを象徴する香り

◆DATA

学　　　名	*Citrus reticulata*
科　　　名	ミカン科
抽 出 部 位	果皮
精油製造法	圧搾法
ノ ー ト	トップ

◆主な作用

抗感染作用	抗菌作用	循環促進作用	消化促進作用
食欲増進作用	胆汁分泌促進作用	鎮けい作用	鎮静作用

◆主な産出国・地域
スペイン、イタリア、北アフリカ、ブラジル、中国

◆主な化学成分
Limonene（モノテルペン類）65.3-74.2%
γ-Terpinene（モノテルペン類）16.4-22.7%
α-Pinene（モノテルペン類）2.0-2.7%
β-Pinene（モノテルペン類）1.4-2.1%

◆注意事項　なし。

❤ 心身への働き

愛が必要なときに
ぴったりの温かい香り

　愛と温かさと柔らかさを象徴するマンダリンの香りは、人を落ち着かせ、優しい気分へと導いてくれます。人との付き合いがうまくいかないとき、寂しさを常に感じて温かさや愛が必要なときに最適です。

子供や妊産婦にも安全
消化器系に優れた作用

　とても温和な作用のため、子供や妊産婦も安全に使用できる精油です。消化器系に優れた作用を持つ精油で、胃の循環と強壮をはかり、便秘、過敏性腸症候群、食欲不振、消化不良、嘔吐などに有効です。

ニキビや脂性肌のケア、
妊娠線の予防におすすめ

　ニキビや脂性肌のお手入れに良く、フェイシャルマッサージなどに利用するのがおすすめ。妊娠線予防にも良く、妊娠20週以降はおなかのマッサージに使われます。

📖 エピソード

日本では温州みかんとして有名
香料として広く活用

　別名は薩摩を由来とする Satsuma orange または Mandarin orange。日本では、温州みかんとして知られ、飲料水やお菓子の香料としても活用。ヨーロッパには18世紀に紹介され、その後北アフリカまで広がりました。

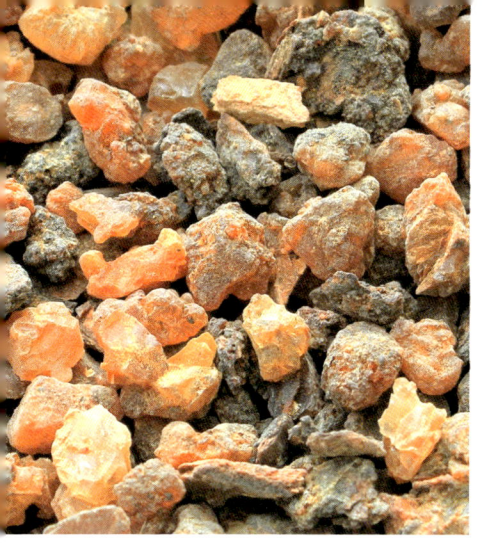

Myrrh
ミルラ

心を強壮し、気分をアップ
優れた殺菌・防腐作用もあり

◆ DATA

学　　　名	*Commiphora molmol*
科　　　名	カンラン科
抽 出 部 位	樹脂
精油製造法	水蒸気蒸留法
ノ ー ト	ベース

◆ 主な作用

去たん作用　抗ウイルス作用　抗菌作用　抗酸化作用
殺菌作用　収れん作用　神経強壮作用　防腐作用
保湿作用

◆ 主な産出国・地域

南アフリカ、南アラビア

◆ 主な化学成分

Furanoeudesma-1,3-diene(セスキテルペン類)34.0%
Furanodiene（セスキテルペン類）19.7%
Lindestrene（セスキテルペン類）12.0%
β-Elemene（セスキテルペン類）8.7%

◆ 注意事項　なし。

❤ 心身への働き

無気力や落ち込みを和らげ 気持ちを明るくキープ

　心の強壮作用があり、気持ちを明るく保って、しっかりと持ち上げてくれる精油です。何事にも無気力なとき、心の変動や落ち込みを感じたときに良く、強い不安や、恐怖、そして悲しみを和らげます。

口腔内のトラブルや風邪、 性的障害にも効果を発揮

　優れた殺菌作用・防腐作用があり、歯肉炎、歯周病など口腔内のトラブルに役立ちます。抗ウイルス作用が風邪などの症状緩和に良いほか、インポテンツなどの性的障害にも効果を発揮すると言われています。

赤みやかゆみを抑えるほか アンチエイジングにも 肌

　肌の老化を予防する抗酸化作用の働きがあり、古くからアンチエイジングに利用されてきた精油です。炎症しやすく、赤みやかゆみをよく感じる方にもおすすめです。

≣ エピソード

キリスト誕生の贈り物 儀式やミイラ保存にも活用

　イエスが誕生したときに、三賢者によって黄金とフランキンセンスとともにミルラが捧げられたことは有名な話。昔から様々な儀式に活用され、優れた防腐作用があるためミイラの保存に使用されたことでも知られます。

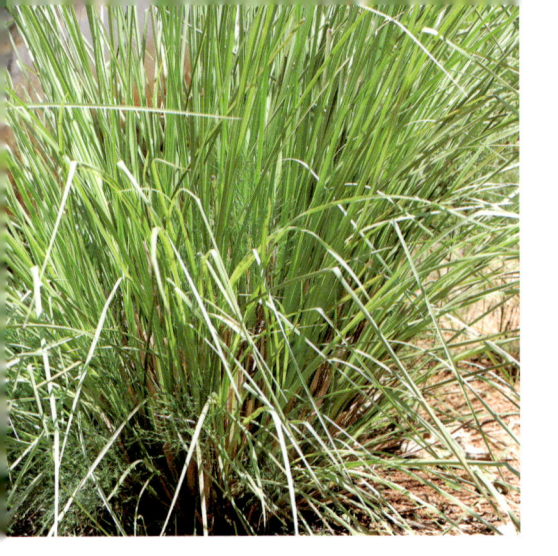

Lemongrass

レモングラス

柑橘のような爽やかな香り
明瞭感を与え、心もすっきり

◆DATA

学　　　名	*Cymbopogon citratus*
科　　　名	イネ科
抽 出 部 位	葉
精油製造法	水蒸気蒸留法
ノ ー ト	トップ・ミドル

◆主な作用

強壮作用	抗うつ作用	抗菌作用	殺虫作用
刺激作用	消化促進作用	鎮静作用	虫除け作用
利尿作用			

◆主な産出国・地域

西インド、アフリカ、アジア

◆主な化学成分

Geranial（アルデヒド類）36.7-55.9%
Neral（アルデヒド類）25.0-35.2%
β-Myrcene（モノテルペン類）5.6-19.2%
Geraniol（アルコール類）0-6.7%

◆注意事項

● 皮膚刺激があるため希釈濃度1%以下で使用してください。
● 妊娠中の使用は控えてください。

心身への働き

エネルギーに溢れた香りが心のモヤモヤを解消

　レモングラスの柑橘のような爽やかな香りは、程よく刺激があり、エネルギーに溢れています。モヤモヤする気持ちを解消する働きがあり、明瞭感を与えるほか、時差ボケや頭痛の症状緩和にも最適です。

強壮作用・刺激作用により疲労回復をサポート 体

　バランスの良い強壮・刺激作用があり、副交感神経の働きをサポートして疲労の回復を促します。呼吸器系の感染症や筋肉痛にも有効で、腕や脚に疲労がある際は、マッサージに利用すると良いでしょう。

毛穴の引き締めや水虫のケアにも効果 肌

　皮膚にハリを与える働きがあり、開いた毛穴を引き締めます。ただし、希釈濃度は1%以下で使用しましょう。ニキビや水虫のケア、虫除けにも役立ちます。

エピソード

インドでは何千年もの歴史発熱や感染症の治療に使用

　インドでは何千年も前から親しまれている植物で、発熱や感染症の治療に使用されてきました。鎮静作用があることも広く知られ、神経系に対する有効性も古くから認められています。料理の食材としても多用されます。

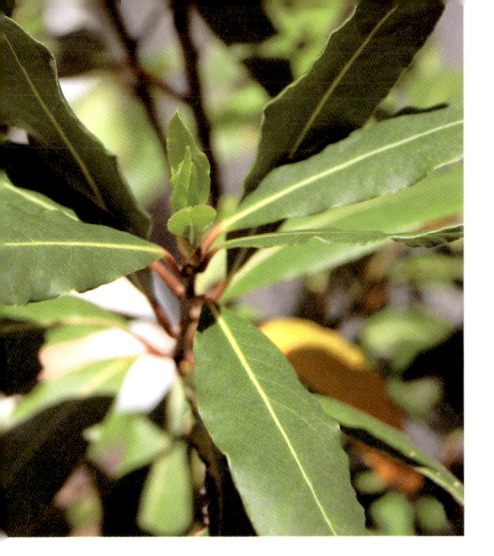

Laurel
ローレル

程よい刺激を与えてくれる
元気づけの精油

◆DATA

学　　　　名	*Laurus nobilis*
科　　　　名	クスノキ科
抽 出 部 位	葉・枝
精油製造法	水蒸気蒸留法
ノ ー ト	トップ・ミドル〜ミドル

◆主な作用

強壮作用	去たん作用	駆風作用	抗菌作用
整腸作用	鎮痛作用		

◆主な産出国・地域

フランス、ベルギー、トルコ

◆主な化学成分

β-Pinene（モノテルペン類）4％

α-Terpinyl acetate（エステル類）9％

Linalool（アルコール類）10％

1,8 cineole（オキサイド類）40％

◆注意事項　なし。

♥心身への働き

深呼吸を促すような
心地良い香り

　月桂樹の名でも知られるローレル。柔らかい甘さがあり、深呼吸を促すような心地良い爽快さを感じられる香りです。緩やかに気持ちを落ち着けるとともに程よい刺激を与えるので、元気づけの精油としておすすめです。

すべての化学成分を含用
呼吸器系の不調改善に

　ほぼすべての化学成分をバランス良く含んでおり、様々な機能を持つまれな精油のひとつです。呼吸器系に役立つ抗菌作用や去たん作用に優れているため、慢性的な気管支炎のケアとして推奨されてきました。

ニキビのケアにおすすめ
植物油に混ぜてマッサージを

　抗菌作用があることから、古くからニキビのケアに利用されてきました。植物油（10mℓ）に2滴混ぜてマッサージオイルをつくり、優しく顔に塗布すると良いでしょう。

エピソード

神話では神々しさを示す
聖なるものの象徴

　ギリシャ神話では、ローレルは聖なるものの象徴としてアポロが冠にしました。歴史的に薬草として活用され、球果や木の皮、葉などを煮出し、月経サイクルや呼吸器系の疾患に対して利用されてきました。

■ ■ ■

私が農場に足を運ぶ理由

イメージとはまったく違う印象の植物に驚き

　私が初めて農場を訪れたのは、英国に留学していたときのことです。恩師であるガブリエル・モージェイ氏に同行する形で、南仏の農場を回りました。そこには、クラリセージ、ジュニパー、タイム、セントジョーンズワート、アーモンドなどが栽培されていました。精油について学ぶ授業で原料となる植物を文献で視てはいましたが、そこで視た実物は、私のイメージをすべて覆すと言っていいほど、大きさも印象も香りも違っていました。

　その時点で、私は1年間アロマセラピーの勉強を終え、すでにディプロマを取得していたのですが、「私は精油のことを、まったく理解していなかった」と強く思ったことを、よく覚えています。それから「アロマセラピストになるのであれば精油のことをちゃんと知らなければ、感覚で精油を感じなければ」という思いが私の中に生まれ、様々な農場を回ることがライフワークとなりました。

「精油を理解する」ことを目的に世界中の農場で植物を撮影

　それから今まで約10カ国、30ほどの農場を回りましたが、そのたびにカメラを持ち、たくさんの植物写真を撮影してきました。なぜなら、農場へ行くことはできなくても、多くの植物写真を視ることで、アロマセラピーを学ぶ人々が精油への理解を深められるのではないかと思ったからです。本書に掲載している植物写真のほとんどは、私自身が撮影したものです。もちろん、美しい植物写真は世の中にたくさんあると思いますが、私の写真は「精油を理解する」という目的で撮影している点が、ほかの植物写真とは異なる特徴。これらの写真を通じ、私が農場で感じたことを伝えられればと思っています。

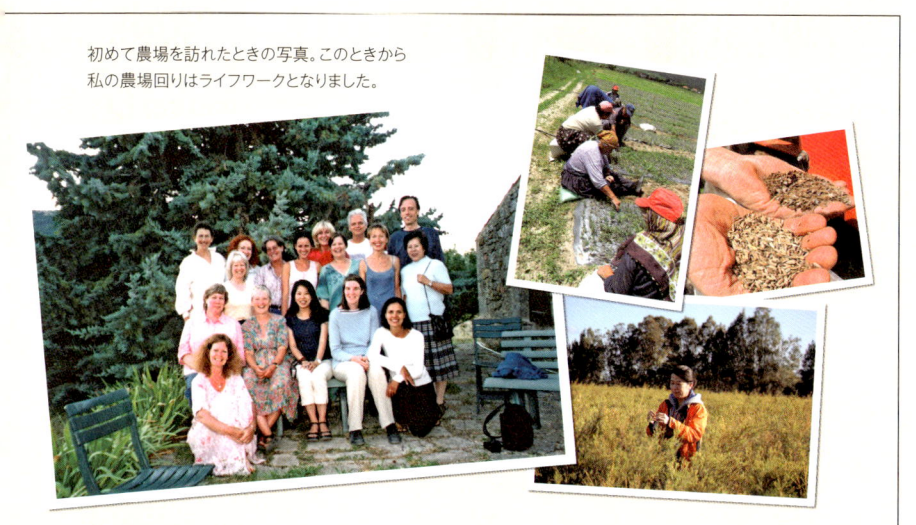

初めて農場を訪れたときの写真。このときから
私の農場回りはライフワークとなりました。

農場の方々と互いに尊敬し合える人間関係を

　現在、私には精油の原料を仕入れるという、大切な仕事があります。もちろん、すべての農場が素晴らしいわけではないため、良い精油を仕入れるためには栽培されている植物、そして農場を見極める目が必要です。ただ、忘れないようにしているのは「私も農場の人たちから値踏みされている」ということです。

　もちろんビジネスですから支払う金額も関係すると思いますが、基本的に精油の価値がわからない人には、良い精油は売ってもらえません。それは、希少性を理解できるというだけでなく、精油を嗅ぎ分けられること、その年の出来がわかるということです。収穫時には取り引きしている農場を訪れ、「今年の精油は、ちょっと青臭い」「いつもに比べて、香りがまろやか」そんな率直な感想をぶつけることで、初めて農場から天候による生育の違いなどの情報が得られ、本音でビジネスの話ができるのです。そして、それは深い信頼関係となります。

　私はこれからも良い精油、良い植物油を求めて、世界中の農場を回りたいと思っています。そして、良い物をつくる農場の方々と互いに尊敬し合える、対等の人間関係を築いていきたいと思います。

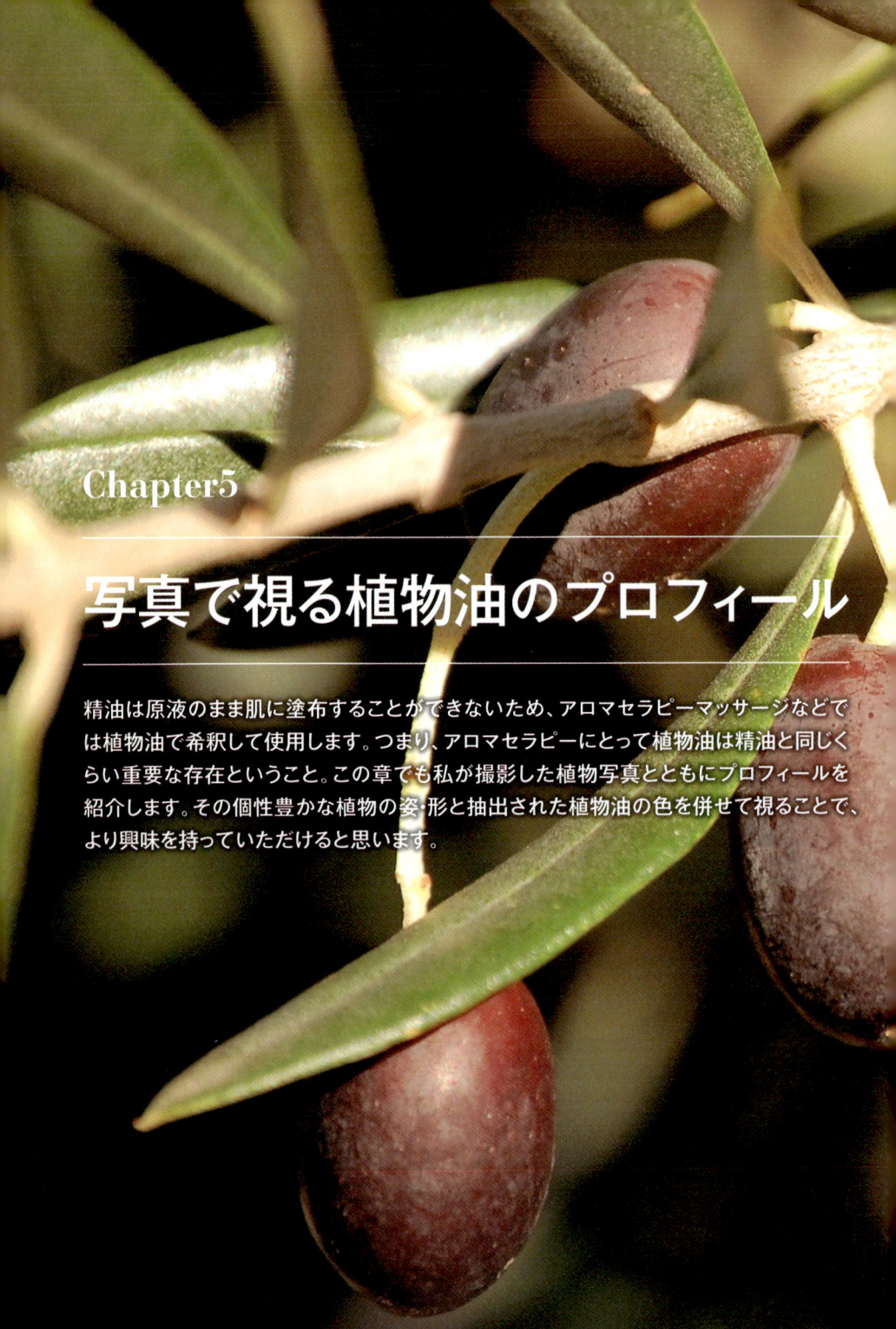

Chapter5

写真で視る植物油のプロフィール

精油は原液のまま肌に塗布することができないため、アロマセラピーマッサージなどでは植物油で希釈して使用します。つまり、アロマセラピーにとって植物油は精油と同じくらい重要な存在ということ。この章でも私が撮影した植物写真とともにプロフィールを紹介します。その個性豊かな植物の姿・形と抽出された植物油の色を併せて視ることで、より興味を持っていただけると思います。

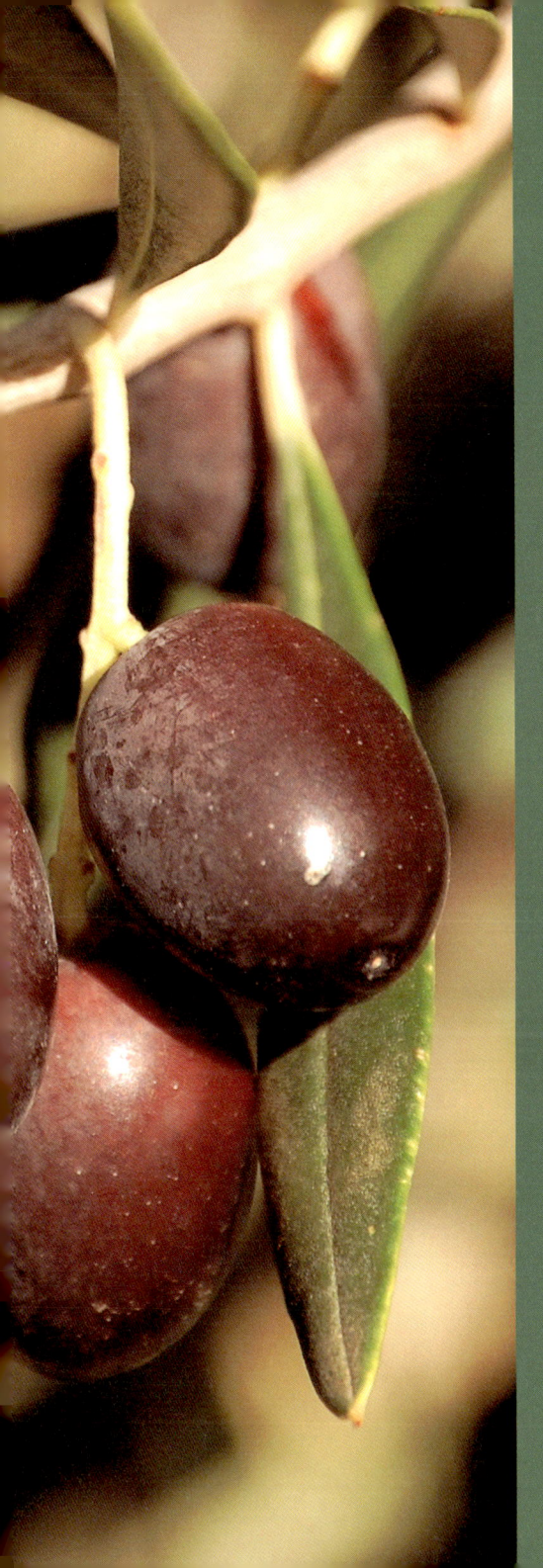

植物油ってなに？

アロマセラピーケア、とくにマッサージに不可欠なのが植物油です。精油と同様、豊富な栄養素を含んでおり、多くの化粧品にも利用されている植物油は、美容と健康に大いに役立ちます。

豊富な栄養素を含み 肌への有用性も高いオイル

　油には植物油、動物油、鉱物油など様々な種類があります。その中でもアロマセラピーに利用するのは、植物の種や実から抽出された植物油のみです。豊富な栄養素を含む植物油は、主にマッサージオイルをつくる際に精油を希釈するために使用します（176～177ページ参照）。別名キャリアオイルとも呼ばれますが、「キャリア（Carrier）」とは英語で「運ぶ人、運搬人」の意味。精油の成分を皮膚に「運ぶ」役割を担ってい

るため、その名がつけられたと言われます。

　精油と同様、植物油も多方面で研究が進められており、アトピー性皮膚炎・乾癬などへの活用に関しても様々な議論が続けられています。また、イブニングプリムローズ油やボラージ油を塗布したところ、14日後に角質層中のリノール酸とγ－リノレン酸（136～137ページ参照）の値が2％増加したという結果もあり、乾燥肌の助けをすると注目されています。このことからもわかるように植物油の有用性は高く、幅広い用途があります。

植物油の保管方法

　植物油は空気や日光、高温に触れると酸化が進み、品質が低下してしまいます。密閉性・遮光性の高い容器に入れ、12～25℃程度の場所で保管しましょう。可能であれば、一定温度を保つ環境で保管するのが理想的です。

植物油を使用するうえでの注意点

①虫などが付着しやすいため、近寄らないように配慮してください。
②ガラス瓶に入っているため、落ちて割れないように安定した場所に保管してください。
③残量が少なくなったら、小さい容器に移して空気に触れる面をなるべく減らしてください。
④捨てる際は排水口に流さず、キッチンペーパーなどに吸収させ、ゴミに出してください。
⑤臭いや品質の変化を感じたら、使用期限内でも使用せずに処分してください。
⑥白濁は油の劣化ではありません。湯煎すれば元に戻ります。

植物油の抽出方法

植物油は主に植物の実や種を圧搾して抽出されますが、同じ圧搾法でも低温と加熱では成分、そして価格に大きな違いが生じます。ごくわずかですが、溶剤抽出法も使われています。

圧 搾 法

●圧搾法には、下記の2つの方法があります。

方法1　生の実や種などの原料を液圧プレスで押しつぶし、油を絞り出す方法。柔らかい実や油を多く含む種から抽出する場合に利用されます。

方法2　排出機と呼ばれる回転装置を使って、油を絞り出す方法。固い実を細かく砕く場合に利用されます。

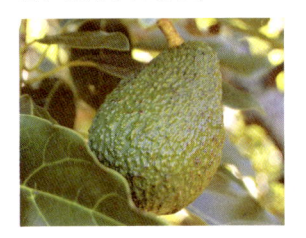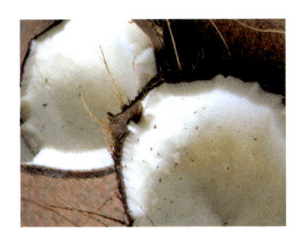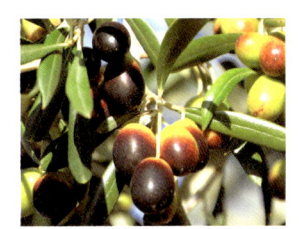

●圧搾の際に加えられる温度によって、圧搾法は下記の2つに分けられます。

((　低温圧搾法　))

　植物油が持つ本来の性質を保ち、栄養素を失わないために過剰な加熱を避けて圧搾される方法です。品質は高いのですが、抽出量が少ないため、高価になります。

((　加熱圧搾法　))

　熱を加えるため、植物本来の性質が変化しやすく、劣化も早くなります。ただ、抽出量は増えるため、価格は低温圧搾に比べて安価です。

溶 剤 抽 出 法

　基本的な方法は精油の溶剤抽出法（40ページ参照）と同じで、様々な油を工業的に生産する際に利用されています。マッサージに使用する植物油は溶剤抽出法ではなく、圧搾法で抽出されたものを使用しましょう。

植物油に含まれる脂肪酸

植物油に含まれる成分を詳しく見ていきましょう。成分を知ることは、目的に合った植物油、質の良い植物油を選択する目安になり、アロマセラピーの効果アップにもつながります。

動物性の油に多い飽和脂肪酸、植物油に多い不飽和脂肪酸

油に含まれている脂肪酸は、大きく下記の2つに分けられます。どちらも私たちの体に不可欠なものではありますが、それぞれに特徴があります。

1. 飽和脂肪酸

飽和脂肪酸を多く含む油は常温では固体であり、主に動物性（牛、豚、鶏など）の油に多く含まれています。飽和脂肪酸は、私たちの生命維持に大変重要な役割を果たすと同時に、体の中で固まりやすいという性質から、体に負担となる症状を引き起こす原因にもなります。

2. 不飽和脂肪酸

不飽和脂肪酸は常温では液体であり、植物油や魚油などに多く含まれています。不飽和脂肪酸が多い油は健康維持や様々な症状の予防に役立つことが期待されています。体内で合成できるものと合成できないものがあり、体内で合成できないリノール酸やα-リノレン酸は植物しかつくることができません。熱によって壊れる成分なども多いため、食用油などで上手に活用することが必要です。

脂 肪 酸 の 種 類 と 特 徴

＊食用する場合は、かならず食品用油を利用してください。

リノール酸 （不飽和脂肪酸）

人は加齢とともに皮脂や水分が減退しますが、その皮脂量や水分量を保つように機能する成分。ただし、過剰に塗布し過ぎるとアレルギー反応が生じることもあるので注意が必要です。また、食用摂取に関しても、外食やスナック菓子の食べ過ぎはリノール酸の過剰摂取を招きますので、気をつけましょう。

多く含む油
●イブニングプリムローズ油 ●グレープシード油
●サフラワー油　　●サンフラワー油　など

α-リノレン酸 （不飽和脂肪酸）

体に溜まりにくく、健康維持に大変役立つ成分。リノール酸とは違い、積極的に摂ることが大切です。肌の炎症を抑え、肌荒れ、敏感肌のほか、アレルギーが原因となる症状の改善に役立ちます。とくにアレルギー反応を抑制する働きが注目されています。

多く含む油
●オリーブ油　●サンフラワー油　●ローズヒップ油
など

γ-リノレン酸 不飽和脂肪酸

　リノレン酸には「α（アルファ）」「β（ベータ）」「γ（ガンマ）」などがあり、これは発見された順番を意味します。γ-リノレン酸もα-リノレン酸同様、アレルギー反応の抑制を行うことで注目され、炎症やホルモンバランスによって生じる不調和にも良い働きをするとされています。

多く含む油
- イブニングプリムローズ油　　●ボラージ油　など

オレイン酸 不飽和脂肪酸

　便秘など肌に関わる内臓機能の正常化に役立ちます。便秘が気になる際には、20mℓ前後を加熱せずに摂取すると良いとされています。

多く含む油
- オリーブ油　●グレープシード油　●サフラワー油
- サンフラワー油　●ローズヒップ油　など

パルミトレイン酸 不飽和脂肪酸

　美容への働きが有効であるとされている成分です。人間の皮脂には、およそ10％程度の脂肪酸が含まれていますが、それは加齢とともに減少する成分であるため、補給することでエイジングケアにも大変役立ちます。パルミトレイン酸は動物性の油にも含まれます。

多く含む油
- アボカド油　●マカダミア油　など

ラウリン酸 飽和脂肪酸

　ラウリン酸を多く含む油は酸化に強く、冷水でも汚れを落とすという特性があります。そのため、洗浄を目的とした用途に使われることが多くなります。

多く含む油
- ココナッツ油　●パーム油　など

パルミチン酸 飽和脂肪酸

　常温では固体で、融点が60℃前後です。このパルミチン酸を配合することによって泡立ちが良くなるため、石けんなどをつくる際に活用されます。ただし、敏感肌の方はトラブルになる可能性もあるため、配合率や使用方法には気をつけましょう。パルミチン酸は動物性の油にも含まれます。

多く含む油
- オリーブ油　●グレープシード油　●サフラワー油
- サンフラワー油　など

ステアリン酸 飽和脂肪酸

　常温では固体で、融点は70℃前後です。石けんづくりなどにも多く活用され、化粧品などに使用すると酸化を防ぐ働きがあるとされています。食用で摂取するとカロリーも大変高く、動脈硬化などの原因にもなる可能性があるため、摂り過ぎには注意が必要です。

多く含む油
- アボカドバター　●カカオバター
- シアバター　●マンゴーバター　など

植物油のスキンケア効果

植物油を肌に塗布することで、私たちの肌には様々な良い効果がもたらされます。そのスキンケア効果は、低温圧搾法で抽出された質の良い植物油を使用することで、よりいっそう高まります。

加齢による水分不足・油分不足を補ってくれる植物油

私たちの健康な肌は、毛穴から皮脂が分泌されて表皮を覆い、それが水分の蒸発を防いだり、外的の刺激から肌を守ったりするなどの働きを行っています。しかし、皮脂分泌は20歳前後でそのピークを迎え、どんどん機能が衰えていってしまいます。そのため、水分と油分を保つ機能の衰えを補うために、スキンケアに質の良い植物油を使用することは、とても有効です。

化粧品にも多くの油が含まれていますが、動物油や鉱物油が使われていることも多く、植物油を使用していても品質の良いものからそうでないものまで、幅広いのが現実です。アロマセラピーマッサージに使用する植物油は、肌に直接塗布するものなので圧搾された未精製のものを選ぶことが基本。アロマセラピストを目指すのであれば、精油同様に、それを自分の目や感覚で判断できるようになりましょう。

知っておきたいスキンケアに関する用語

化粧品の働きや効果を説明する際によく使われる用語です。それぞれどのような意味を持っているのか、知っておきましょう。

●UV（Ultravioletの略、紫外線）の種類
紫外線は波長によって下記の3種類に分けられます。

UV-A波 皮膚の内側にある真皮層に作用する紫外線。肌の潤いに不可欠なコラーゲン線維を破壊し、たるみやしわの原因となります。破壊されると回復できません。

UV-B波 皮膚の一番外側である表皮層に作用する紫外線。メラノサイトを活性化し、メラニン色素を生成することで、シミの原因となります。

UV-C波 オゾン層で守られている地球には到達しない紫外線。もし、届いた場合は生体に対する破壊力が最も強いものです。

●紫外線防止指数の種類

SPF
（Sun Protection Factorの略）
UV-B波の防止効果を表す指標。

PA
（Protection Grade of UVAの略）
UV-A波の防止効果を表す指標。

 植物油はそのまま使用できるものと、ほかの植物油にブレンドして使用したほうが良いものがあります。左記のマークがついている植物油は希釈せずに使用可能。DATA内「使い方」でブレンドするように書いてあるものは、このマークがついた植物油とブレンドして使用してください。

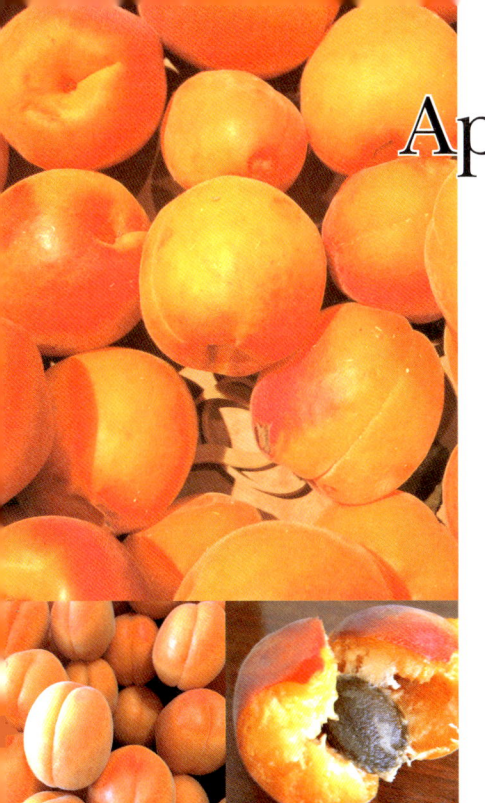

Apricot Kernel

アプリコットカーネル油

杏_{アンズ}の仁から抽出される植物油 オレイン酸が豊富で高い保湿効果

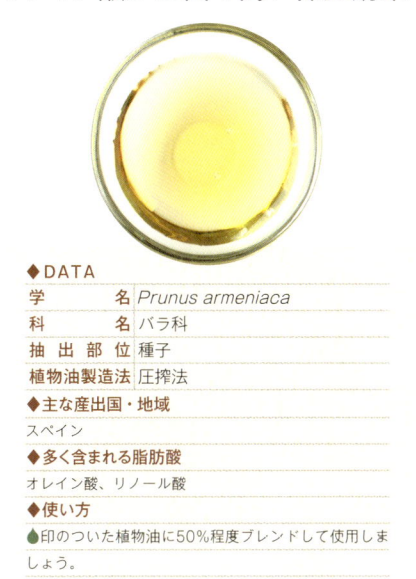

◆DATA

学　　　名	*Prunus armeniaca*
科　　　名	バラ科
抽 出 部 位	種子
植物油製造法	圧搾法

◆主な産出国・地域

スペイン

◆多く含まれる脂肪酸

オレイン酸、リノール酸

◆使い方

●印のついた植物油に50%程度ブレンドして使用しましょう。

黄金色をした甘くおいしいアプリコットの実。収穫したてはやや白みがかっていますが、時間が経つと色が濃くなります。日本では生の実を見ることは少ないですが、海外では八百屋でよく売られています。

乾燥肌や赤みを帯びた肌、エイジングケアにおすすめ

　杏（アンズ）の仁（種子から種皮を取り去った中身）から圧搾される油で、アプリコットとは杏、カーネルとは仁を意味します。中国を原産地とする杏は、白い花を咲かせたあとに、オレンジ色のかわいい実をつけ、高さは9mにまで育つことがあります。のちに南ヨーロッパ、中近東へと伝えられ、現在はアメリカでも栽培されています。杏の仁、つまり杏仁は古くから漢方薬として活用されてきた歴史があるほか、世界中で人々の生活に役立ってきた植物です。

　オレイン酸を豊富に含んでおり、保湿力が高く、乾燥肌のケアはもちろんのこと、エイジングケアや赤みを帯びた肌のお手入れにも適しています。手触りは軽く、大変活用しやすい植物油です。ただ、香りが多少強いため、ほかの植物油と半々にブレンドして使用したほうが、マッサージなどには抵抗感なく使えます。成分はスウィートアーモンド油と似ていますが、希少価値が高いため、アプリコットカーネル油のほうが価格はやや上がります。

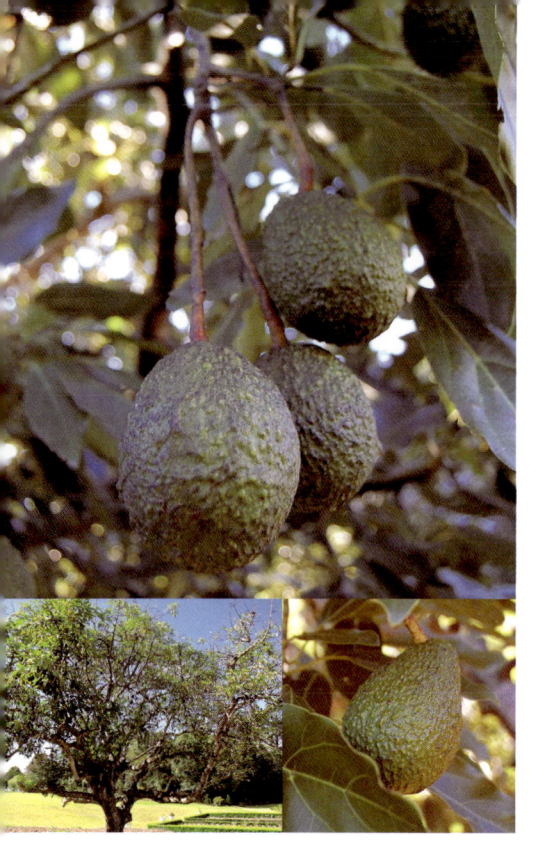

Avocado

アボカド油

栄養価が高い"森のバター"
スキンケア全般に有効

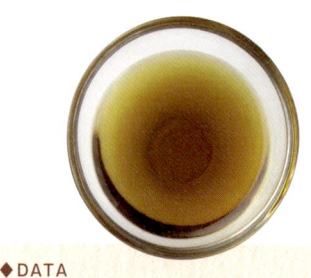

◆DATA

学　　　　名	Persea Americana
科　　　　名	クスノキ科
抽 出 部 位	果肉
植物油製造法	圧搾法

◆主な産出国・地域
アメリカ、メキシコ、オーストラリア

◆多く含まれる脂肪酸
オレイン酸、パルミトレイン酸、リノール酸

◆使い方
●印のついた植物油に20〜30%程度ブレンドして使用しましょう。

アボカドは、数十メートルにもなる大きな木に涙型の実をたくさんつけます。小さな実はどんどん大きくなって栄養をたっぷりと含み、食用としても人気。葉を民間療法に利用するところもあります。

免疫強化の働きがあり、肌の炎症や日焼けによるダメージも緩和

大きな木にたわわに実るアボカドは、はじめは緑色の涙型の小さい実から、どんどん深い茶色へと変化しながら大きくなっていきます。学名の*Persea*はギリシャ語で「木」を意味し、*Americana*は原産地を表しています。"森のバター"と呼ばれるほど栄養価が高く、ビタミンB・E、β-カロテン、タンパク質、レシチンなど豊富な栄養素を含んでいます。中でもビタミンEはオリーブの約2倍あります。

アボカド油は、粘度が高く手触りも重さがあるため、マッサージオイルにはほかの植物油に20〜30%ブレンドして使用したほうが使いやすいでしょう。エイジングケアに良く、免疫強化の働きもあることから、スキンケア全般に大変有効です。オレイン酸を豊富に含むため、保湿作用にも優れ、肌の炎症や日焼けによるダメージの緩和に役立つとされています。低温の状態で保管すると、わずかに濁る場合がありますが、これはアボカド油の特性なので気にする必要はなく、常温の状態では元に戻ります。

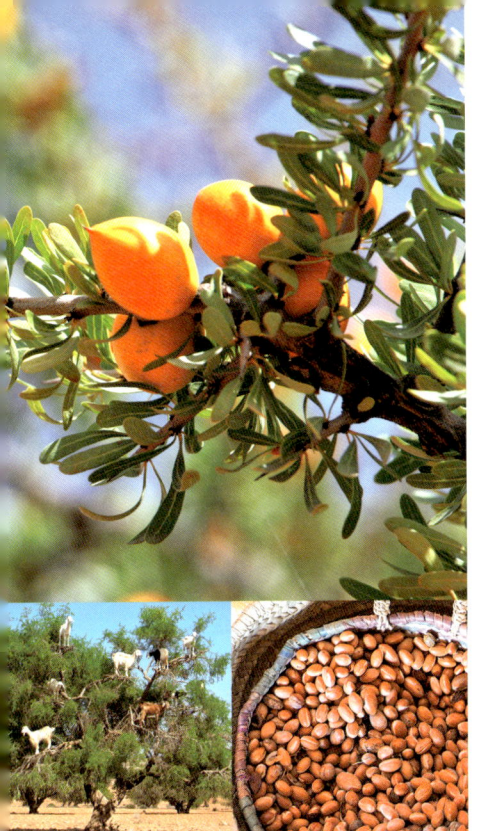

Argan 100% OK

アルガン油

サハラ砂漠でしか育たない木
ビタミンEが非常に豊富

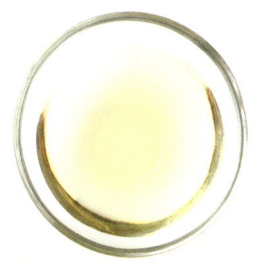

◆DATA

学　　　名	*Argania spinosa*
科　　　名	アカテツ科
抽 出 部 位	種子
植物油製造法	圧搾法

◆主な産出国・地域

モロッコ

◆多く含まれる脂肪酸

オレイン酸

◆使い方

ブレンドせずに、そのまま使用できます。

サハラ砂漠の中でのみ育つアルガン。おいしい実を求めて、ヤギが木を登ります。極度に乾燥した砂漠でも生育することからもわかるように実には豊富な栄養素を含み、種子からは上質なオイルが抽出されます。

化粧品業界も注目する"自然の美容液"、フェイシャルケアに最適

　アルガンは、モロッコ南西部のサハラ砂漠でしか育たない特殊な木。アルガンの実はヤギの大好物でもあり、ヤギはこの木に登ってアルガンの実を食します。大きい木になると、ヤギが何匹も登って実を食べる姿が見られ、その様子は圧巻。この性質を活用して、排泄物などから種子が収穫されてきた伝統があり、今もそれが受け継がれてオイルが得られています。

　原産地であるモロッコでは、何世紀も前から食用および美容目的で活用されてきま

した。酸化にも強く、ビタミンEを非常に多く含んでいるため、近年は化粧品業界からも注目が集まっています。エイジングケアを目的とする製品にも数多く含有され、そのまま肌に塗布しても良いため、"自然の美容液"として人気です。また、オレイン酸を多く含み、優れた保湿力で肌を健康に保ってくれます。シングルでも十分に活用できる植物油ではありますが、非常に高価なため、ボディケアよりフェイシャルケアに用いたほうが良いでしょう。

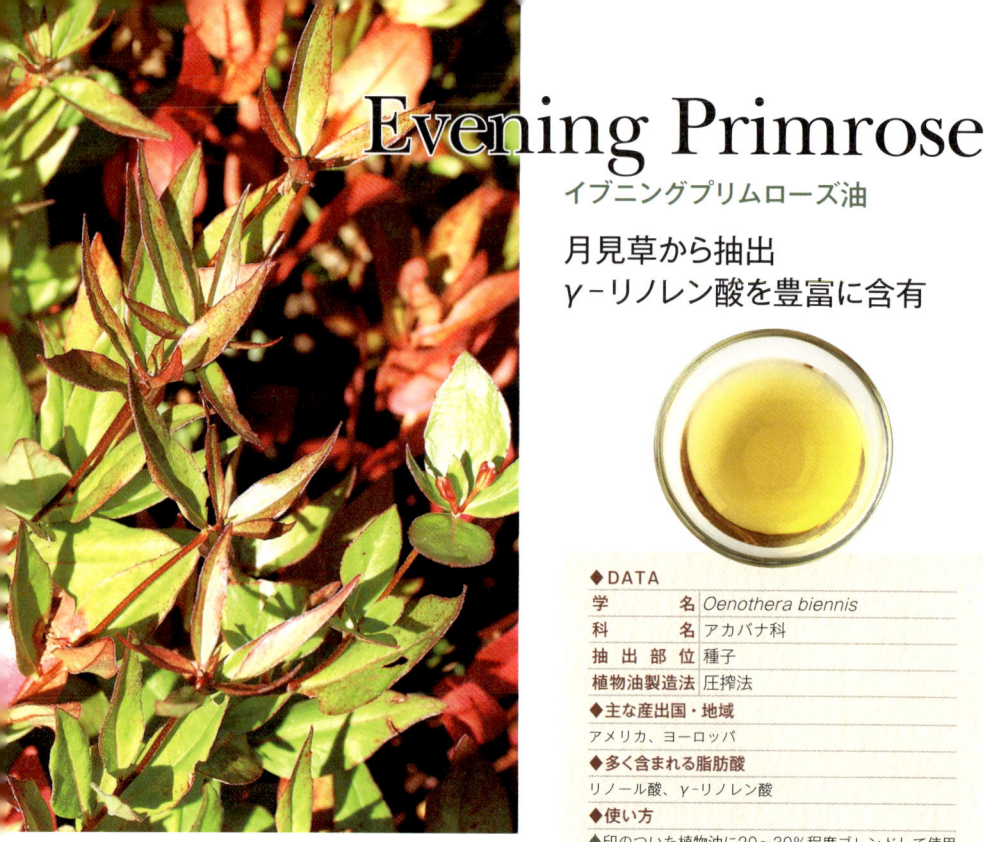

Evening Primrose

イブニングプリムローズ油

月見草から抽出
γ−リノレン酸を豊富に含有

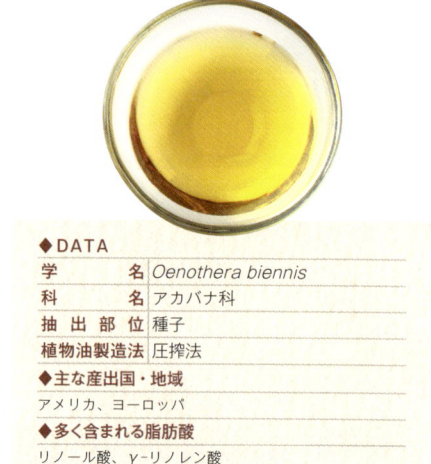

◆DATA

学　　　　名	Oenothera biennis
科　　　　名	アカバナ科
抽 出 部 位	種子
植物油製造法	圧搾法

◆主な産出国・地域
アメリカ、ヨーロッパ

◆多く含まれる脂肪酸
リノール酸、γ−リノレン酸

◆使い方
●印のついた植物油に20〜30%程度ブレンドして使用しましょう。

イブニングプリムローズは、夜になると香り高い黄色の花を咲かせます。植物油は種子から抽出されますが、アメリカの先住民は葉や茎、根なども食用にしたり民間療法に利用したりしていました。

スキンケアのほか、免疫系の強化促進もサポート

イブニングプリムローズとは、黄色でかわいい花を咲かせる月見草のこと。その名からもわかるように、一日限り、夕方に黄金色の花を咲かせる大変魅惑的な植物です。繁殖性が高いため、様々な場所で見ることができます。花はすぐにしぼんでしまいますが、その後はさやが形成され、そこに含まれた種子を収穫して油を抽出します。

γ−リノレン酸を多く含み、メンタルケアのほかに、高血圧や動脈硬化などの予防に役立つとされています。γ−リノレン酸は、母乳にも多く含まれている成分。スキンケアに加え、免疫系の強化促進にも役立ちます。ただ、酸化しやすいため、空気に触れる時間をなるべく少なくするように心掛け、早めに使い切りましょう。

イブニングプリムローズの薬効は古くから知られており、北アメリカの先住民は、種子を傷の手当てに使ったとされています。豊富な効用があることから、植物油のほかにハーブティーでも飲まれ、カプセルなども販売されています。

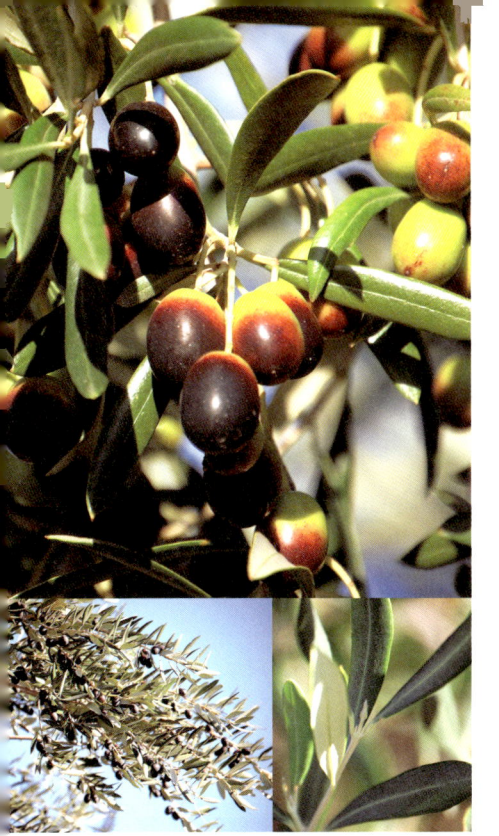

Olive 100% OK

オリーブ油

歴史も古く重宝されてきた植物油
食用から化粧品まで用途は様々

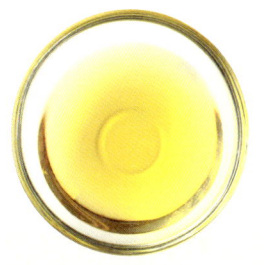

◆ DATA

学　　　　名	Olea europaea
科　　　　名	モクセイ科
抽 出 部 位	実
植物油製造法	圧搾法

◆主な産出国・地域
スペイン、フランス、イタリア、日本

◆多く含まれる脂肪酸
オレイン酸

◆使い方
ブレンドせずに、そのまま使用できます。

オリーブの木は日本でも見かけることがありますが、収穫できるほどの実をつけるのは、環境の整った場所で生育した木のみです。緑色をした実が熟すとだんだん黒くなり、ブドウのような色になります。

肌への保湿力に優れ、健やかな状態を保つために重要な役割をする

　葉が硬く、まるでブドウのように密集して実をつけるオリーブの木。ほかの植物油は種子から抽出するものがほとんどですが、オリーブ油は実から抽出される植物油です。数千年も前から記述があるほど、古くから人に活用されてきたオリーブ。その油は、古代ギリシャでは黄金の液体と呼ばれ、キリスト教では聖油として取り扱われてきたように、ほかの植物油に比べて歴史的にも大変古く、そして重宝されてきました。

　同じオリーブの実から抽出される油でも、エクストラバージンオリーブ油、精製オリーブ油、オリーブ油と等級と用途が異なり、食用、薬品、化粧品、燃料と幅広く活用されています。マッサージには、圧搾されたエクストラバージンオリーブ油を選ぶのがベスト。オリーブ油の主成分であるオレイン酸は、肌への保湿力と健やかな状態を保つために重要な役割を果たします。大変使いやすく、ブレンドせずにそのまま使用できますが、ほかの植物油とブレンドしてもかまいません。

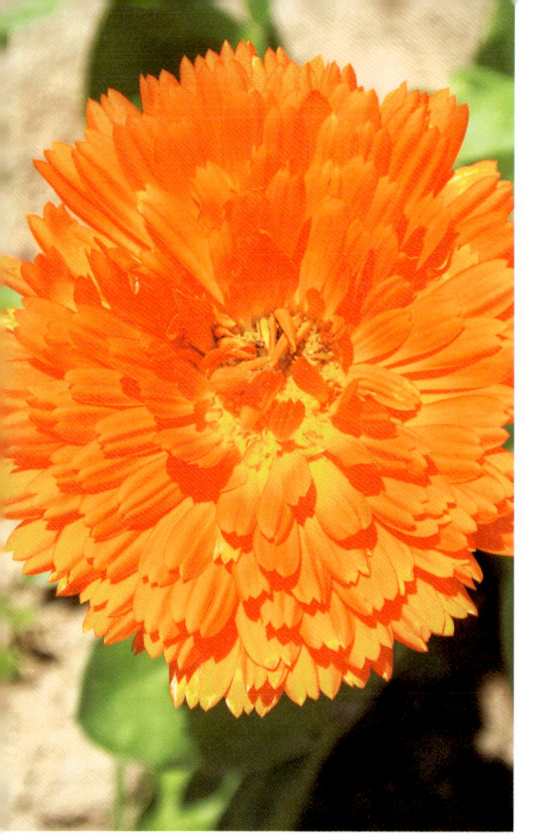

Calendula

カレンデュラ油　浸出油

自然療法に多く用いられる花を植物油に浸けた浸出油

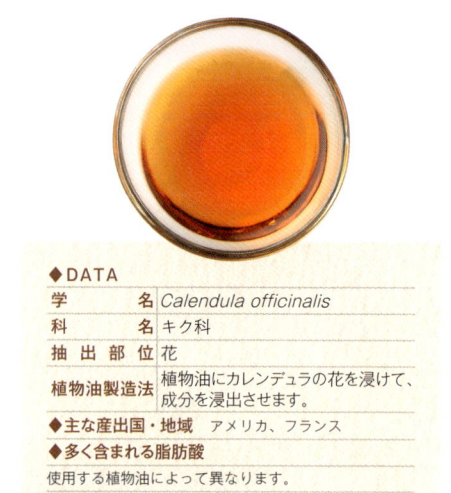

◆DATA

学　　　名	*Calendula officinalis*
科　　　名	キク科
抽 出 部 位	花
植物油製造法	植物油にカレンデュラの花を浸けて、成分を浸出させます。

◆主な産出国・地域　アメリカ、フランス
◆多く含まれる脂肪酸
使用する植物油によって異なります。
◆使い方
●印のついた植物油に10〜30%程度ブレンドして使用しましょう。

鮮やかな橙色の花を咲かせるカレンデュラ。古くから花びらは染料に用いられてきました。メディカルハーブでもよく用いられる植物で、ハーブティーで飲まれるほか、ハーブエキスを化粧品にも用います。

肌の炎症緩和やトラブルが起こったときのケアに有効

　鮮やかなオレンジ色をした、眺めるだけで私たちに元気を与えてくれるカレンデュラの花。ポットマリーゴールドとも呼ばれ、和名ではトウキンセンカという名がつけられています。太陽が昇ると花が咲き、沈むと閉じるのが特徴で、ヨーロッパでは自然療法としてたくさんの人々に重宝されてきた植物です。ハーブティーなどでも飲まれ、月経痛や月経不順、更年期など女性特有の症状に役立つとされています。

　カレンデュラ油は浸出油（マセレイテッドオイル）という種類で、植物から直接圧搾するのではなく、オリーブ油やサンフラワー油にカレンデュラの花を3週間程度浸け込み、日に当てながらその成分を浸出させ、それを濾過して完成させます。β−カロテンなどが多く含まれており、肌の炎症やトラブルがおきたときのケアにとても有効。収れん作用があり、エイジングケアとしての効果が期待できる油です。マッサージオイルには、ほかの植物油に10〜30%ブレンドして使用しましょう。

Coconut

ココナッツ油

食用としても世界中で大人気 核果の中の胚乳から抽出

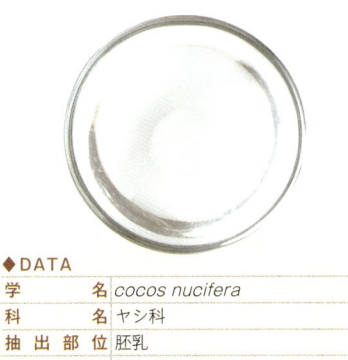

◆**DATA**

学　　　　名	cocos nucifera
科　　　　名	ヤシ科
抽 出 部 位	胚乳
植物油製造法	圧搾法

◆**主な産出国・地域**

インドネシア、スリランカ、フィリピン

◆**多く含まれる脂肪酸**

ラウリン酸

◆**使い方**

●印のついた植物油に30〜40%程度ブレンドして使用しましょう。

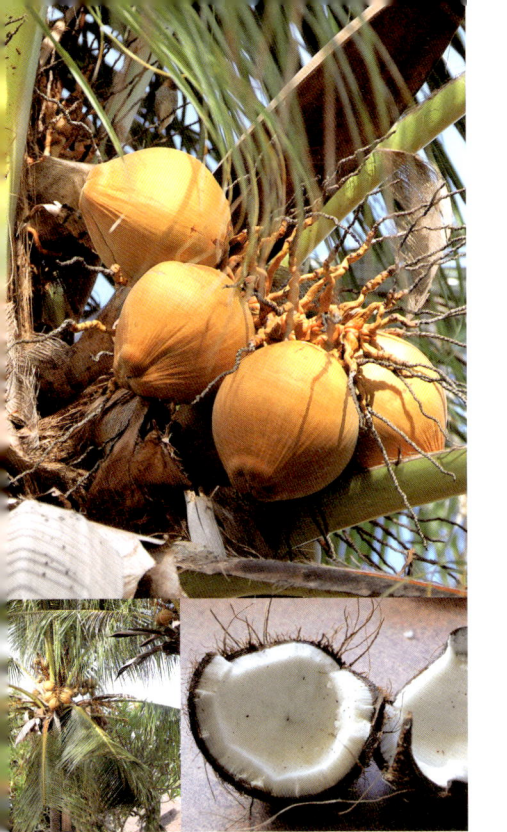

実はとても固く、落下して当たると危険なので、熟したら棒で落として収穫します。固い殻を割ると中にはココナッツウォーターが入っており、白い部分からはココナッツミルクとココナッツ油が得られます。

紫外線から肌を守る働きに優れ、スリランカでは子供も利用

　高い木に、固い殻を持つ実がなるココナッツ。南国のイメージが強い植物ですが、その活用法が世界中に広がり大変重宝されている油です。ココナッツ油は、ココナッツの種子にあたる核果（中心部に堅い種子を持つ果実）の中の胚乳から抽出されます。飽和脂肪酸が50%あり、動物油のような組成なのですが、ココナッツ油に含まれるのは代謝されやすい中鎖脂肪酸です。肝臓で速やかに燃焼され、脂肪として蓄積されにくいため、健康にも美容にも良い食用油

として注目されています。また、消化しやすいことから、乳児や病人向けの食事にも適している油です。

　紫外線から肌を守る働きがあるため、日差しが強くて暑いスリランカなどでは、古くからスキンケアやヘアケアに活用。大人同様、子供も肌に塗布して利用しています。ただし、ブレンドせずに100%で使用すると、やや刺激を感じることも。肌に使用する際は、ほかの植物油に30〜40%ブレンドしたほうが良いでしょう。

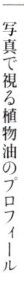

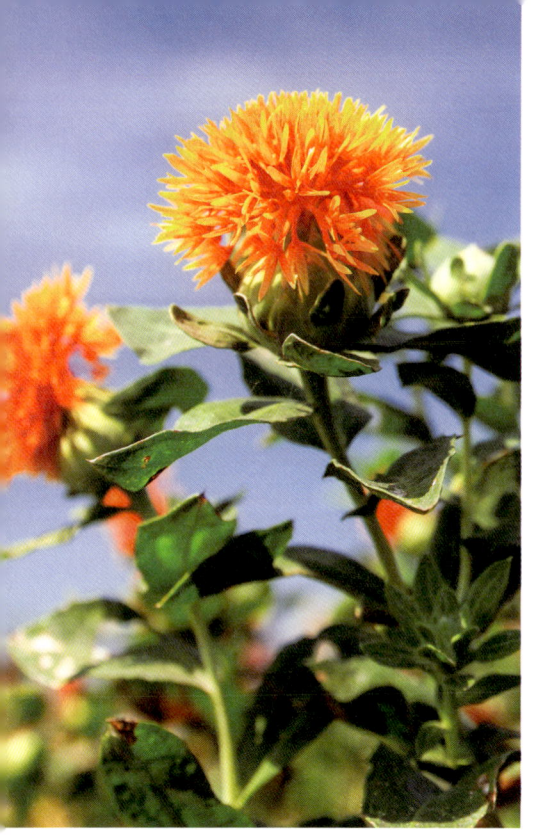

Safflower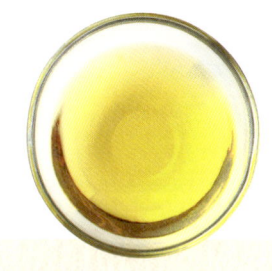

サフラワー油

古くは染料に使われた紅花
初心者も使いやすく、価格も手頃

写真で視ると大きな花のように感じますが、実物は直径5cmにも満たないほどの大きさです。小さな花びらを密集させて咲く姿は、はつらつとした印象があり、視ていると元気が出ます。

◆DATA

学 名		*Carthamus tinctorius*
科 名		キク科
抽 出 部 位		種子
植物油製造法		圧搾法

◆主な産出国・地域
東南アジア

◆多く含まれる脂肪酸
オレイン酸、リノール酸、パルミチン酸

◆使い方
ブレンドせずに、そのまま使用できます。

保湿に良いほか、冷えの解消や循環もサポート

　サフラワーは背の高いキク科の植物で、黄色とオレンジ色の鮮やかな花を咲かせる紅花のこと。アメリカンサフランと呼ばれることもあります。学名の *Carthamus* は「染める、着色する」という意味があり、古くは花も種子も染料として活用されてきた植物。ただ近年は食用サラダ油としてのイメージが強く根づいているかもしれません。3000年も前のエジプトの墓からもサフラワーが発見されており、その頃から人間に活用されていたことが伺えます。

　成分の70％前後がリノール酸のために、摂り過ぎると健康に良くないとされてから、改良種が多く出回るようになりました。ビタミンEを多く含み、冷えの解消や循環のサポートにも良いとされています。肌への保湿力に優れ、比較的軽い感触。購入しやすい価格のため、シングルで活用するのはもちろんのこと、香りが強かったり、粘性が高かったりする植物油とブレンドするときにも大変重宝します。とても使いやすいので、植物油を初めて利用する方におすすめです。

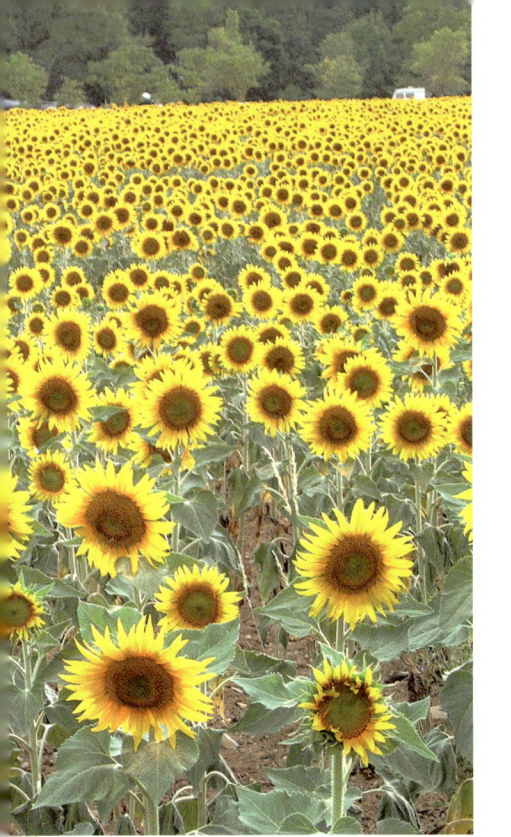

Sunflower 100%OK

サンフラワー油

大きな花をつけ力強く咲くひまわり 種の40%前後が脂質

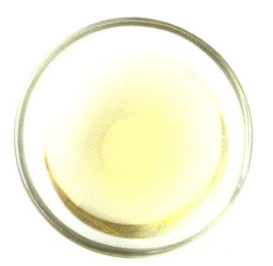

◆DATA

学　　　　名	*Helianthus annuus*	
科　　　　名	キク科	
抽 出 部 位	種子	
植物油製造法	圧搾法	

◆主な産出国・地域

アルゼンチン、フランス、ウクライナ

◆多く含まれる脂肪酸

オレイン酸、リノール酸

◆使い方

ブレンドせずに、そのまま使用できます。

大きく育つものは2m以上にもなるサンフラワー（ひまわり）。花の中心にある種は、咲き始めは緑色をしていますが、日が経って茶色になってから収穫して油が抽出されます。

ビタミンEを多く含み、スキンケア全般に活用可能

サンフラワーとは私たちもよく知るひまわりのこと。広大な土地に明るく、そして力強く花を咲かせた姿は、圧倒的な存在感を放ちます。その農場風景は、一度目にすると忘れられないほど、強く印象づけられます。南アフリカが原産で、その大きな花の印象からか、古くから太陽の象徴として崇められた植物でもあります。

16世紀にアメリカからヨーロッパに伝わったサンフラワー。種の40%前後が脂質のため油を豊富に含んでおり、大変産出量が多いの

も特徴です。そのためマーガリンやマヨネーズ、ドレッシングなど様々な食品に活用されています。手触りも軽い油で活用しやすく、特有の香ばしい香りがあり、ビタミンEを多く含むため酸化しづらい点も利点です。

クレンジングからスキンケアまで幅広く活用できる植物油であり、サフラワー同様に価格も手頃。こちらも植物油を初めて利用する方におすすめです。また、カレンデュラ油（144ページ参照）などの浸出油をつくる際に植物を浸ける油としてもよく利用されます。

Sea Buckthorn

シーバックソーン油

栄養価の高い実は健康食品にも利用
抗酸化作用の高い油として有名

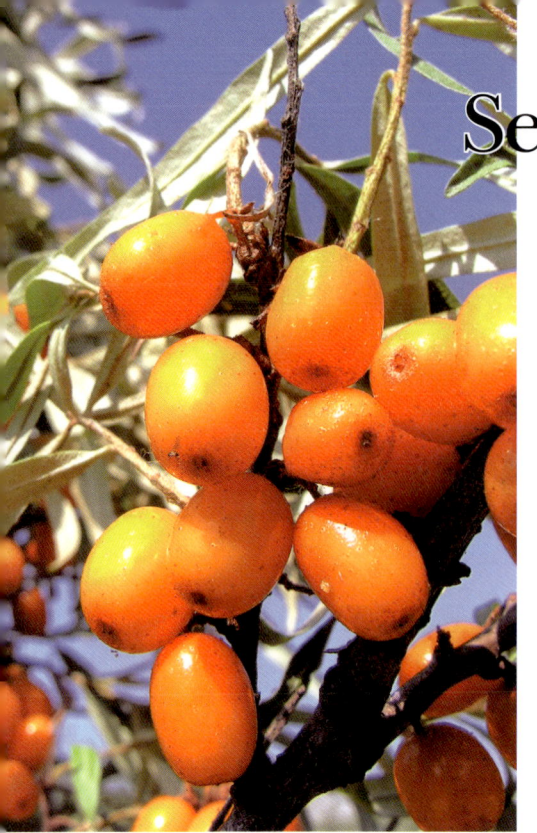

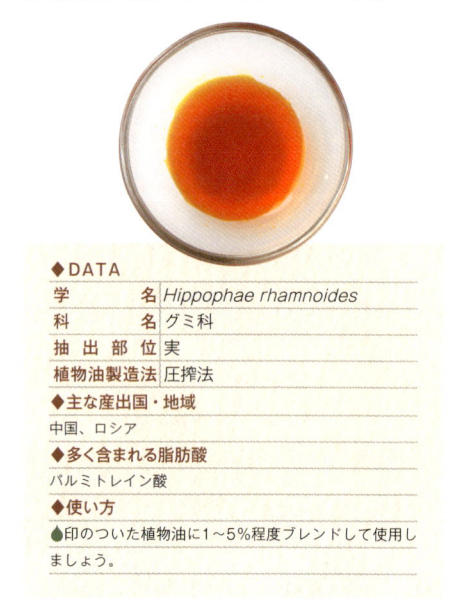

◆DATA

学　　　　名	*Hippophae rhamnoides*
科　　　　名	グミ科
抽 出 部 位	実
植物油製造法	圧搾法

◆主な産出国・地域
中国、ロシア

◆多く含まれる脂肪酸
パルミトレイン酸

◆使い方
●印のついた植物油に1～5%程度ブレンドして使用しましょう。

パールほどの小さな丸い実が、ぎっしりと密集してなるのがシーバックソーンの特徴。実には、濃い色の植物油をたっぷり含んでおり、その油が服についたりするとなかなか色が落ちません。

エイジングケアや美白ケアにおすすめ、使用量は全体の1～5％で

　小さいオレンジ色や赤色の実が途切れなく密集してなるシーバックソーン。寒さや乾燥にも強く、実を豊富につけたその姿からは、力強い生命力を感じさせます。高い栄養価を含む実は食用になり、産地ではジャムやジュースなどで食されていましたが、近年は健康食品として世界中で人気を集めています。油を含む大変珍しい果実で、圧搾したジュースの上澄みを植物油として活用します。

　シーバックソーン油はビタミンC、E、また不飽和脂肪酸を多く含み、抗酸化作用が高い植物油として知られています。そのため、エイジングケアや美白ケアを目的としたスキンケア製品の材料として重宝されているほか、ボディケア、ヘアケア製品まで、幅広い用途で活用されています。濃い色をしており、香りも個性的。手触りも重くてほかの植物油とは性質が大きく異なります。使用量は微量にとどめ、ほかの植物油に1～5%ブレンドして使用するようにしましょう。

Sweet Almond 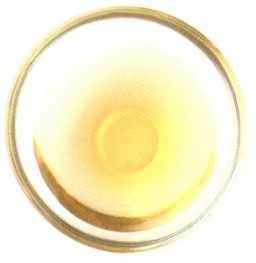 100% OK

スウィートアーモンド油

私たちの健康を支えてきた実
幅広い年齢のケアに利用可能

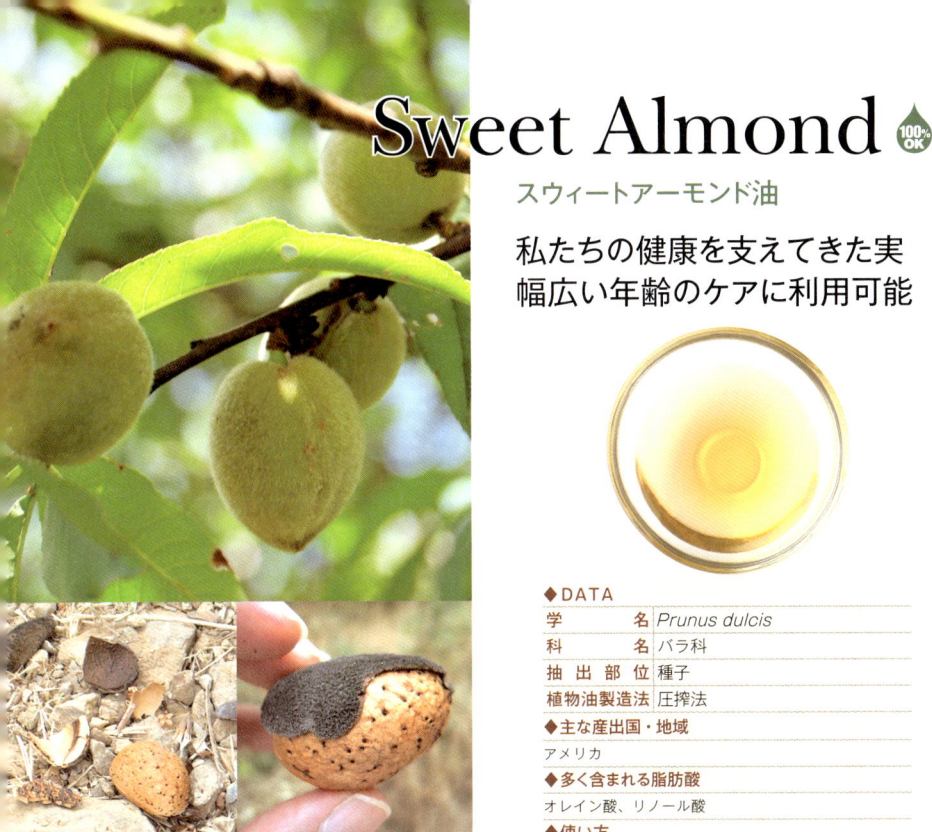

◆ DATA

学　　　名	*Prunus dulcis*
科　　　名	バラ科
抽 出 部 位	種子
植物油製造法	圧搾法

◆ 主な産出国・地域
アメリカ

◆ 多く含まれる脂肪酸
オレイン酸、リノール酸

◆ 使い方
ブレンドせずに、そのまま使用できます。

緑色の柔らかい実が、熟していくとどんどん固くなり、木から落下します。その固い殻を、機械を使って粉砕して中の種子を圧搾し、スウィートアーモンド油が抽出されます。

ビタミンEを多く含み、炎症を和らげる働きも

　何千年もの間栽培されてきたアーモンドの木。現在は主にカリフォルニアや地中海沿岸の国々など、温かい気候の土地で栽培されています。高いものは7mにもなる木の枝にたくさんの実がなり、その実は薄い茶色の固い殻に被われています。その長い栽培の歴史からもわかるように、私たちの健康を支え続けている大切な実のひとつと言えるでしょう。

　使いやすく、アロマセラピーマッサージや美容目的に使用されることの多いアーモンド油。栄養成分を豊富に含みますが、抽出方法によっては栄養成分の含有量が少なくなってしまい、品質が大きく異なります。多少高価にはなりますが、圧搾法での抽出であることを確認して購入することをおすすめします。高い保湿力があり、軽い手触り。ビタミンEを多く含んでいるため、炎症を和らげる働きがあります。健康な肌には浸透しにくいといったデータもありますが、比較的刺激が少なく、幅広い年齢のケアに利用できます。

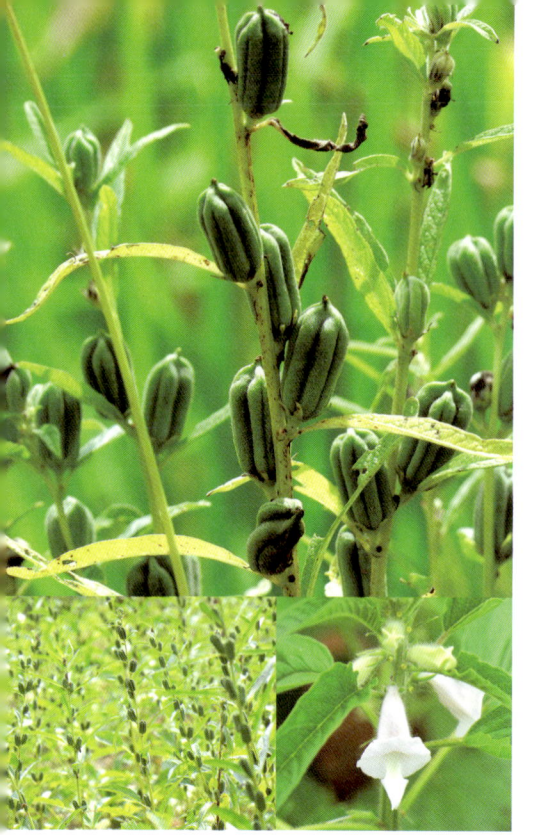

Sesame

セサミ油

**クレオパトラも食したゴマ
高い抗酸化作用が魅力**

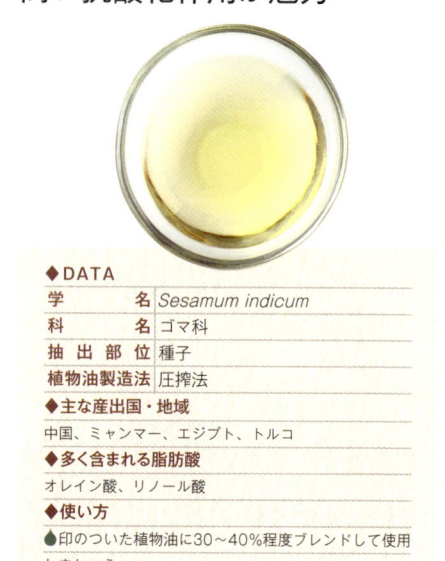

◆DATA

学　　　名	*Sesamum indicum*
科　　　名	ゴマ科
抽 出 部 位	種子
植物油製造法	圧搾法

◆**主な産出国・地域**
中国、ミャンマー、エジプト、トルコ

◆**多く含まれる脂肪酸**
オレイン酸、リノール酸

◆**使い方**
●印のついた植物油に30〜40%程度ブレンドして使用しましょう。

青々とした葉に白い花を咲かせるセサミ。ゴマは身近な存在ですが、植物として視る機会は少ないかもしれません。小さな実は、手で触れただけで油がついてしまうほど、たっぷりの油分を含んでいます。

50％以上の脂質で抽出量も豊富、肌の保湿力アップに

　私たち日本人の食生活の中でも身近な存在のゴマ。世界的に見ても人間がゴマを活用した歴史は古く、栄養価の高い油としてクレオパトラも食べたと言われています。ゴマ自体は、50％以上が脂質でできているため、たくさんの油が抽出できます。日本でも縄文時代に発見されたとされ、歴史が古く、なじみ深い植物油です。抽出はゴマを焙煎してから圧搾する方法と、生のまま絞る太白（たいはく）の両方があります。

　栄養素として含まれているセサミンは、食用で利用すると肝臓の働きをサポートすることがよく知られています。また、セサモリンという含有成分には抗酸化作用としての働きがあります。保湿力のあるオレイン酸のほかに、抗酸化力を高めるセサモールやセサモリン、肌の水分保湿力を高めてくれるリノール酸を含むなど、大変有効な植物油です。粘性が高く多少ベタつきがあるため、ほかの植物油に30〜40％ブレンドして使用したほうが、マッサージオイルとしては使いやすいでしょう。

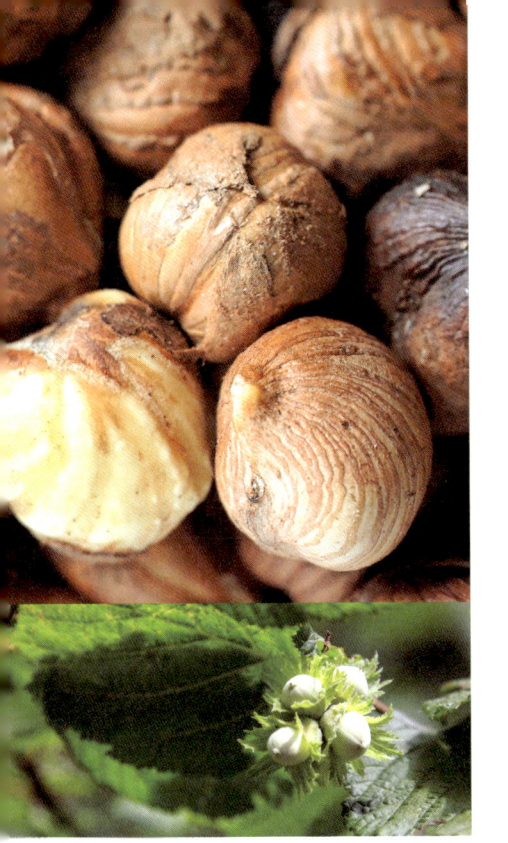

Hazelnut
ヘーゼルナッツ油

香ばしい香りが特徴
料理にもスキンケアにも活躍

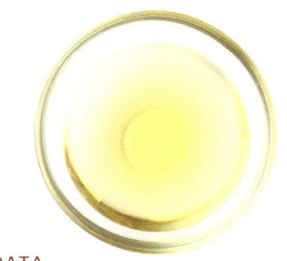

◆ DATA

学 名		*Corylus avellana*
科 名		カバノキ科
抽 出 部 位		種子
植物油製造法		圧搾法

◆主な産出国・地域
フランス、トルコ

◆多く含まれる脂肪酸
オレイン酸、リノール酸

◆使い方
●印のついた植物油に20~30%程度ブレンドして使用しましょう。

スウィートアーモンドほどではありませんが、ヘーゼルナッツの実も固い殻に包まれています。実は香ばしい香りを放ち、とてもおいしいため、多くの動物が近寄ってきます。

肌を健康に保ち、保湿力アップにも高い有用性

　ヘーゼルナッツはドングリに似た落葉樹の種で、石器時代までさかのぼるほど古くから食べられていました。通常は焙煎してから油を抽出するため、大変香ばしく食欲をそそるような香りがします。ドレッシングやオーブン料理、お菓子など料理によく活用される植物油で、生活習慣病の予防にも役に立つという研究結果もあります。

　手触りとしては少し重たさを感じますが、オレイン酸とビタミンEを多く含む、使い勝手の良い植物油です。保湿力を向上させて肌を健康に保ち、肌への浸透性も高いので、日焼け止めローションやクリーム、石けんなどの製品にも多く利用されています。また、含有する成分はスウィートアーモンド油と似ていますが、マッサージオイルやスキンケアに活用するうえでは、香ばしい香りが気になる場合が多いようです。そのため、ほかの植物油に20～30%ブレンドしたほうが使用しやすいでしょう。もし気にならないようであれば、ブレンドせずに使用してかまいません。

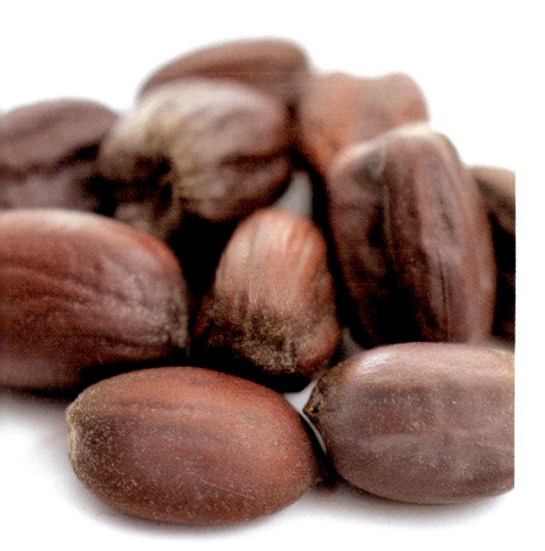

Jojoba 100%OK

ホホバ油 ワックス

安定性が非常に高いワックス あらゆる肌質のケアに利用

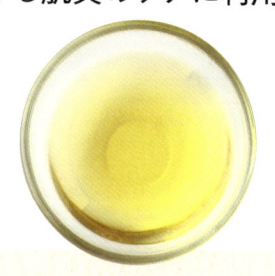

◆DATA

学 名	Simmondsia chinensis
科 名	シモンジア科
抽出部位	種子
植物油製造法	圧搾法

◆主な産出国・地域

アメリカ

◆多く含まれる脂肪酸

オレイン酸

◆使い方

ブレンドせずに、そのまま使用できます。

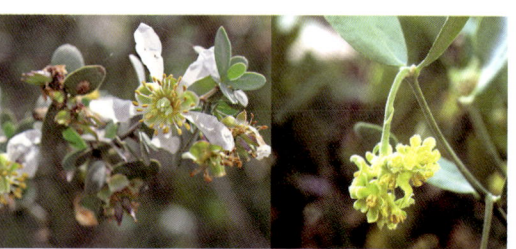

濃い緑色の厚い葉を持ち、垂れ下がったような黄色のかわいらしい花を咲かせるホホバ。種子には液体のワックスをたっぷり含んでおり、その種子を圧搾してホホバ油が抽出されます。

紫外線や雑菌に負けない肌づくりのサポートに

　丸みのある細長い実をつけるホホバの木。生命力が強い植物で、半乾燥地帯でよく育ち、北米・南米の砂漠地帯に生育しています。その性質から、砂漠化を食い止める目的で植樹されることもあります。ホホバ油は、ホホバの種子から抽出されますが、その成分は正確には油ではなく、脂肪酸とアルコールが結びついたワックスエステル。つまり液体のワックスです。

　手触りは軽く、300度以上の高温でも変質せず、安定性が高いのが特徴。ワックス

の特性から保存期間が長いことも、使用する側にとっては大きな利点です。肌の水分保持能力を高め、化粧品やマッサージオイルとしては最も使用されているもののひとつ。角質ケアにも役立ち、紫外線や雑菌に対しても負けない肌づくりをサポートします。また、皮脂分泌を健やかにする働きがあり、敏感肌や加齢肌などを含むオールスキンタイプに活用できます。扱いやすいため、男女を問わず日常のケアとしても最適な植物油と言えます。

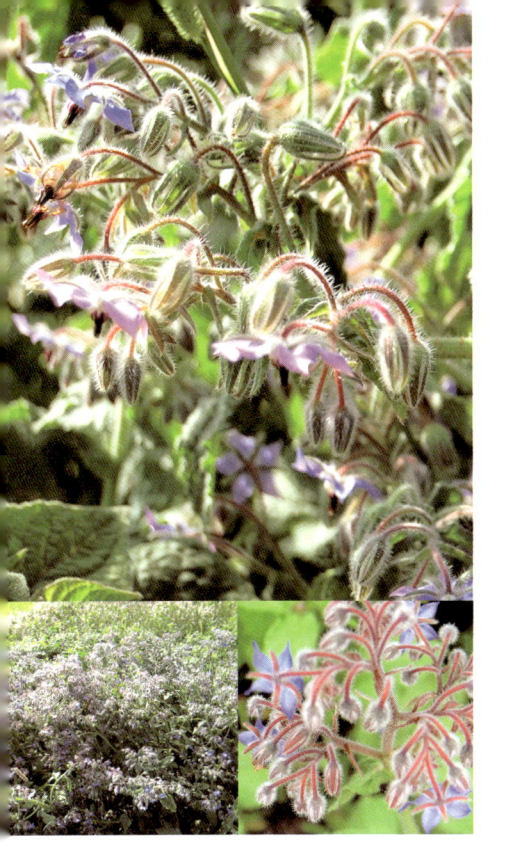

肉眼で視てもはっきりと認識できるほど、フワフワとした毛をまとった花を咲かせます。ヨーロッパや中東地区が主な産出国ではありますが、日本でも生育しており、この写真は北海道で撮影したものです。

Borage

ボラージ油

幸福をもたらす植物として知られ メンタルケアなどに活用

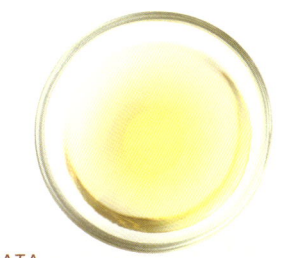

◆DATA

学 名	*Borago officinalis*	
科 名	ムラサキ科	
抽 出 部 位	種子	
植物油製造法	圧搾法	

◆主な産出国・地域

ヨーロッパ（地中海地方）、中東地区

◆多く含まれる脂肪酸

オレイン酸、γ-リノレン酸、パルミチン酸、リノール酸

◆使い方

●印のついた植物油に30~40%程度ブレンドして使用しましょう。

体調によって変化する肌荒れやアトピー性皮膚炎のケアに

青とピンクがふんわりと混ざり、フワフワした毛のようなもので被われた優しい印象の花を咲かせるボラージ。幸福感をもたらす植物として、広く知られています。ヨーロッパでは古くから、ワインの香りづけなどに利用された歴史があります。イブニングプリムローズ油（142ページ参照）と同じでγ-リノレン酸を多く含み、ホルモンバランスの乱れからくるうつ症状の改善などのメンタルケアや、月経のバランスを整えたいときなどにも役立つとされてい

ます。それらの症状の多くには、サプリメントなどで活用されています。

スキンケアに良い働きとしては保湿力を向上させるほか、皮膚の免疫力とも深く関連しており、体調によって変化する肌荒れやアトピー性皮膚炎などのケアに大変有効です。また、肌に柔軟性を与え、しわやたるみなどの改善にも役立つとされています。マッサージオイルに使用する際は、ほかの植物油に30～40%ブレンドしたほうが使いやすいでしょう。

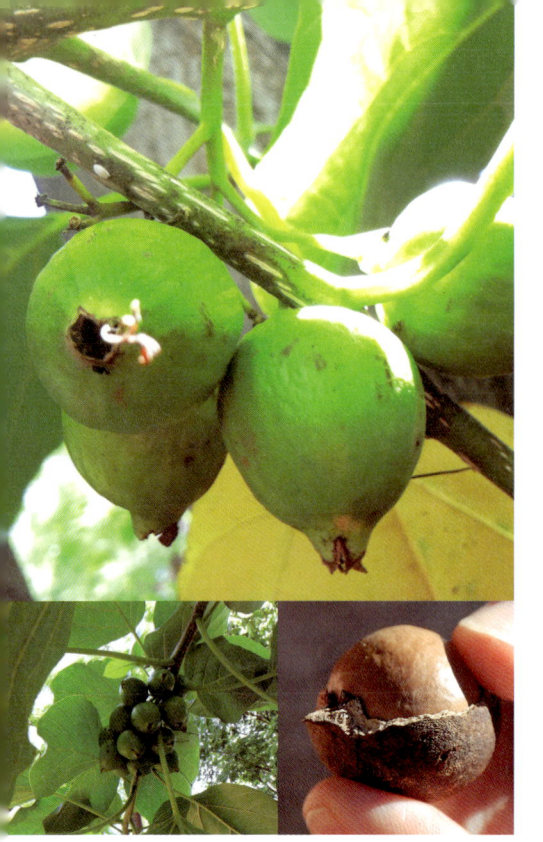

Macadamia

マカダミア油

パルミトレイン酸を豊富に含有 浸透性の高さで肌を滑らかに

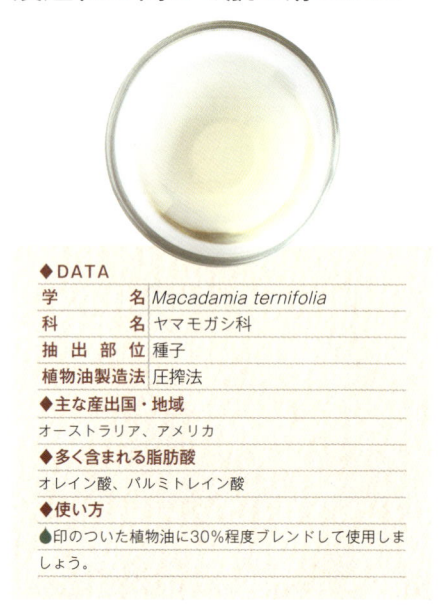

◆DATA

学　　　　名	Macadamia ternifolia
科　　　　名	ヤマモガシ科
抽 出 部 位	種子
植物油製造法	圧搾法

◆主な産出国・地域
オーストラリア、アメリカ

◆多く含まれる脂肪酸
オレイン酸、パルミトレイン酸

◆使い方
●印のついた植物油に30%程度ブレンドして使用しましょう。

まるで大きいブドウがなるように密集して実をつけるマカダミア。緑色の実が熟すと茶色になって殻が固くなり、木から落ちているのが見られます。殻を割るとすぐに種子が表れ、その種子を圧搾します。

マッサージにもスキンケアにも有効、保存期間も長くて便利

マカダミアはオーストラリアを原産とする木で、実がブドウのように密集して枝につきます。収穫時期になると木の下にたくさん真ん丸の実を落とし、濃い茶色の固い殻で被われたマカダミアナッツから油が抽出されます。パルミトレイン酸を20%前後も含みますが、それはほかの植物油には類を見ないほどの割合です。皮膚を滑らかにする働きがあり、食用では加齢によって細く衰える脳の血管を強くするようにサポートします。料理に利用しても、成分が崩れにくいという特性があります。また、酸化しにくく長く保存できるのもマッサージオイルとしては大きな利点です。

手触りも軽くて扱いやすく、栄養価が高いため、マッサージオイルとしてだけでなくスキンケアにも活躍されます。皮膚への浸透性が高いことから、バニシング（Vanishing・「消えてなくなる」の意味）オイルとも呼ばれています。マッサージオイルに使用する際は、ほかの植物油に30%程度ブレンドしたほうが使いやすいでしょう。

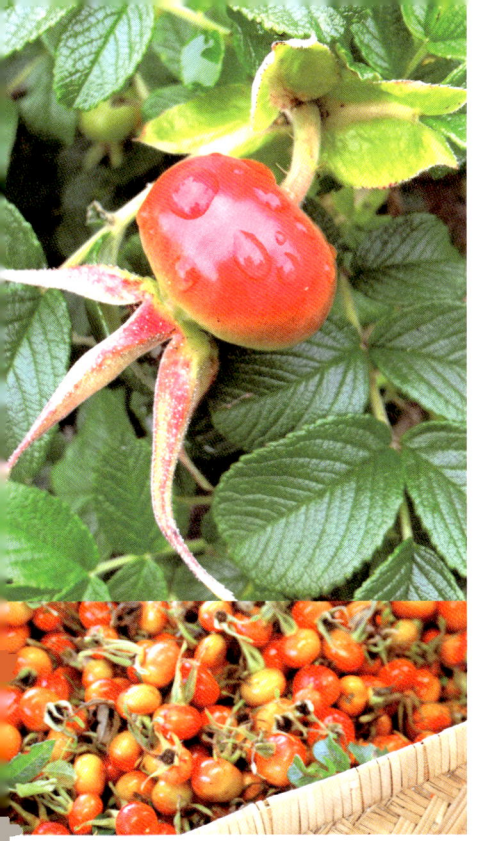

Rosehip

ローズヒップ油

チリやペルーで自生する植物
ビタミンCなど肌に良い成分が豊富

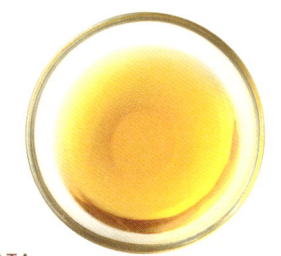

◆DATA

学　　　　名	*Rosa rubiginosa*
科　　　　名	バラ科
抽 出 部 位	種子
植物油製造法	圧搾法

◆主な産出国・地域
チリ、ペルー

◆多く含まれる脂肪酸
α-リノレン酸、オレイン酸、リノール酸

◆使い方
●印のついた植物油に30％程度ブレンドして使用しましょう。

熟して真っ赤になった偽果を割ると、中には種子がたっぷり詰まっています。果肉部分はハーブティーにして飲んだり、ジャムにしたりして利用し、種子からは利用価値の高い植物油が抽出されます。

エイジングケアや炎症した肌のケア、美白作用にも期待

ローズヒップはチリやペルーなどで自生するバラ科の植物で、その実は緑からオレンジ、赤へと色を変化させて熟していきます。収穫する際にバラのトゲが手に刺さって邪魔をするため作業に時間がかかりますが、世界中で重宝され、愛されている植物油のひとつです。

ローズヒップは偽果を利用するハーブティーのイメージが一般的には強いかもしれませんが、種子から抽出される植物油も非常に利用価値が高く、化粧品の材料としても幅広く利用されています。α-リノレン酸とリノール酸を多く含み、皮脂組織の再生やトラブル肌に有効で、エイジングケアや炎症した肌のケアなどに活用できます。さらにビタミンCを多く含むために、美白作用としての働きも期待されます。手触りが少し重い感覚もあるため、ほかの植物油に30％程度ブレンドして使用するのがおすすめ。また、酸化しやすいため、なるべく空気に触れないように注意し、早めに使い切るようにしましょう。

Chapter6

精油のブレンディングレッスン

ブレンディングとは2種類以上の精油を混ぜてあらたな香りを生み出すこと。選ぶ精油の種類と数、それぞれの精油のバランスで、その香りのバリエーションは無限大に広がります。もちろん、世界でひとつだけのあなたの香りをつくることも可能です。精油のブレンディングに難しいルールはありません。ブレンディングはアート。あなたの感性を研ぎ澄まし、大胆に楽しんでください。

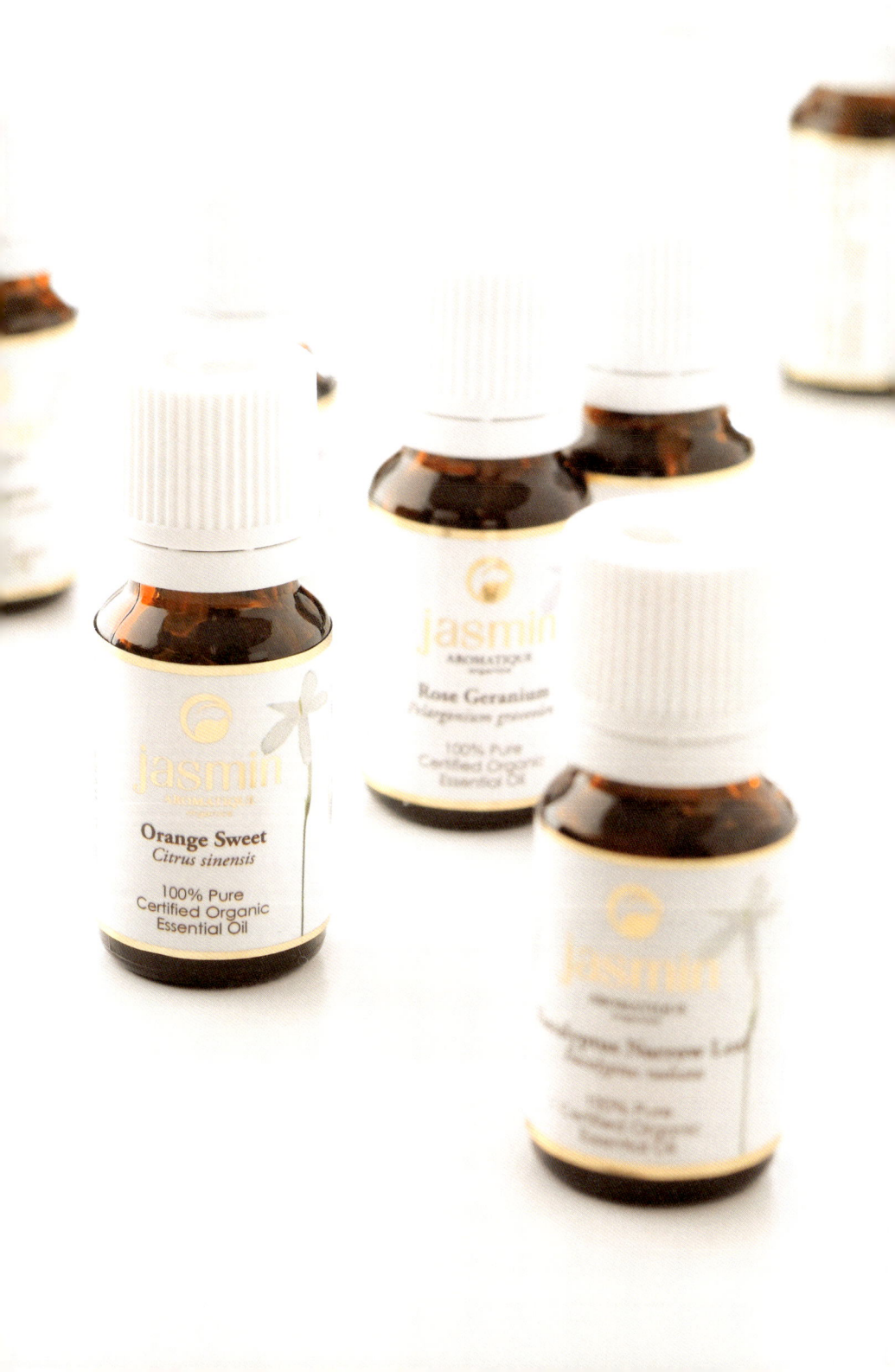

ブレンディングを始めましょう

精油をブレンドすることは、料理をおいしくつくろうとすることと共通しています。なにより大切なことは、自分の感覚や感性を優先すること。そこから初めてオリジナルの香りが生まれます。

香りの感覚は個人差があるもの「本能的」な部分を大切に

数種類の精油を組み合わせてブレンドする際に重要なのは「香りを楽しみながら組み合わせることができるか」ということです。香りの感じ方や好みには個性や嗜好性があります。もちろん、香りに対する感覚はほかの人と違って良いものであり、人に合わせる必要もありません。また、この「本能的」な部分を重視し、自分の感覚に素直になるからこそ、香りへの興味が増すとも言えます。ブレンディングはこの感覚を守り、精油について文献や文字でも学びながら、どんどん挑戦し活用することが大切です。

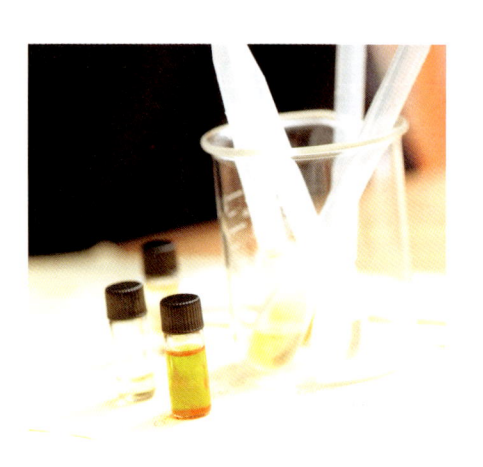

ブレンディングは料理と同じ素材を五感で楽しみましょう

ブレンディングは料理と多くの共通点があります。料理は、それぞれの素材の特性を生かすことで、より有用的においしく、より楽しむことができます。その感覚をぜひ体験してください。例えばフルーツを食べるときに、オレンジとグレープフルーツとレモンといった柑橘系ばかりの組み合わせよりも、オレンジとイチゴとメロンを食べたり、混ぜてジュースにしたりしたほうが、味にバリエーションが生まれ、深みや味わいが増します。さらに、彩りのバランスも豊かになって変化を感じることができ、五感で「楽しむ」ことができます。もちろんその中には味として相性が良く、よりおいしさや食欲を増幅させるものもあれば、「食べ合わせ」と呼ばれるような伝統的かつ科学的な相性の良し悪しもあります。

それと同様に、香りにも組み合わせの相性が存在し、それを探ることがブレンディングの基礎感覚です。ぜひ、料理を完成させる感覚で精油のブレンドを楽しんでください。アロマセラピーがさらに楽しく、奥深く感じられるはずです。

ブレンディングでよくある質問

Q 精油を混ぜて
使っても良いのですか？

A 私が開催するスクールの授業でも、意外にこのような質問を受けます。もちろん精油は混ぜて使ってかまいませんし、ブレンドに細かいルールはありません。「混ぜて変な香りになるのが怖い」という恐怖心に惑わされることなく、自由に楽しんでください。

Q 初めてブレンディングに
挑戦します。まず、なにから
始めれば良いでしょうか？

A お気に入りの香りの精油を並べてください。そして、試香紙などに1～2滴ずつ垂らして、それぞれの香りを嗅いでみましょう。次に、同じ試香紙に2種の精油を2滴ずつ垂らし、その新しく生まれた香りを嗅いで感じることがブレンディングの第一歩です。順に精油の数を増やし、それぞれの香りを楽しみましょう。

Q 文献に書いてある効果・効能など
の情報と香りの好み、どちらを
優先させれば良いのでしょうか？

A 香りは五感の嗅覚から脳へ働きかけるものであり、文字で感じるものではありません。文字で読んだ情報を主体にして頭の中だけでブレンドしてしまうと、好みの香りにならなかったり、「おしつけ」の香りになったりする場合があります。文献などで詳しく学びつつ、あくまで感覚を守りながらブレンドすることが大切です。

Q 柑橘系の香りが好きで、似た香り
の精油が揃っています。この中で
もブレンディングは楽しめますか？

A それは、あなたの好きな香りの嗜好性であり、ブレンドの楽しみ方は個性があっていいものです。しかし、似たような食材ばかりを組み合わせて料理をつくっても、味の広がりや特性が発揮できません。ブレンディングの場合もバランスを考えて、香りにバラエティのある精油を揃えるとより楽しめます。

Q ブレンディングを
楽しむために、化学成分の
知識は必要ですか？

A 本書では、164～165ページで精油の化学成分について紹介しています。精油の化学成分を知ることは、料理に例えるなら食材の栄養素を知ることと同じ。より「目的」に合ったブレンドをつくりたいのであれば、知識のひとつとして学ぶことも大切です。

Q ブレンディングが上手になる
コツはなんですか？

A 香りに対する感覚を養うこと、感覚を鍛えること、そして文献などで知識を増やすこと。ブレンディングには「感覚」と「知識」の両方が大切です。可能な範囲で、原料となる植物に触れたり、姿や形を見たりすることも、ブレンディングの想像やアイデアのヒントになります。

ブレンディングに大切なノートとは？

精油のブレンドを楽しむ際に、まず必要となるのがノートの知識です。ノートとは香りが揮発する速さ、伝わる速さのこと。これを知り、バランスをとることで香りを長く楽しむことができます。

香りが揮発する速さを理解すれば心地良い香りが長く楽しめます

純粋な精油の特徴として、揮発性が高い（蒸発する）という性質があります。そのため、同じ香りが同じ強さで何日も保持される場合には、その精油は、アロマセラピーで活用するための純粋な精油ではないかもしれません。

純粋な精油であれば、この香りが揮発する速さ（時間）が精油ごとに違い、その揮発する速さを「ノート」という言葉で表します。ノートには揮発が速い順に

トップノート　　トップ・ミドルノート

ミドルノート　　ミドル・ベースノート

ベースノート　の5種類に分けます。この香りのノートを意識し、バランス良くブレンドすれば、純粋な精油の香りも長続きします。

もし、この揮発性を考えずにトップノートの一番早く揮発する精油ばかりを選んでブレンドしてしまうと、何種類も精油を入れているにもかかわらず、急に香りがしなくなってしまいます。逆に、ベースノートの一番遅く揮発する精油ばかりをブレンド

すると香り立ちが悪く、なかなかうまく香りを感じることができないという状況になります。また、香りの創造には、第一印象となるトップやトップ・ミドルにどれだけオリジナリティや好印象を抱くことができるかで、人がその香りをどう判断するかが決まると言われています。香りは、目で読んだ文字や言葉の説明が香りの印象を決めるのではなく、あくまで感覚による「第一印象」が強く人に影響を与えるもの。これは料理の味も同じです。そして、この印象は嗜好性や体調の変化によって違って良いものなのです。こういったそれぞれのノートの特徴を右ページの表にまとめ、バランスの良い香り、長続きする香りに仕上げるための、各ノートの精油の割合も記しましたので、参考にしてください。

精油のブレンディングを成功させる大切な要素は、香りの揮発性・香りの相性・香りの目的（化学成分）の3つを考慮することです。164〜165ページでは香りの化学成分について説明していますので、ブレンディングを楽しむための次のステップとして学びましょう。

精 油 の ノ ー ト と 特 徴

揮発性	ノート	特　徴	代表的な精油	ブレンドする ときの割合
高い	トップノート	30分〜2時間、香りが持続します。柑橘系のフルーティな香りやグリーンノートなど、軽くて揮発しやすいフレッシュな香りが主となります。トップノートの香りは、一番初めに香るため、そのブレンドをはっきりと印象づけ、リフレッシュしたり、元気づけたりする役割を果たします。	●オレンジスウィート ●グレープフルーツ ●レモン	20〜55%
	トップ・ミドルノート	トップノートとミドルノート両方の特徴を併せ持ちます。	●ペパーミント ●ユーカリプタス ●ローズマリー	10〜20%
	ミドルノート	2〜6時間、香りが持続します。ブレンドの中心となる精油で、香りのバランスを保つ役割があります。温かさや優しさを表す香りで、葉などハーブ系の植物から抽出されるものが主となります。また、体全体のバランス調整や消化器系にも作用します。	●カモミール ●クラリセージ ●ゼラニウム ●ラベンダー	10〜30%
	ミドル・ベースノート	ミドルノートとベースノート両方の特徴を併せ持ちます。	●イランイラン ●ネロリ ●ローズ	10〜20%
低い	ベースノート	4時間〜数日、香りが持続します。とても深い香りを持ち、ブレンド全体を包括する香りとしての役割があります。トップノート、ミドルノートの精油のあとで徐々にゆっくりと深く香り、その香りは長い時間継続します。感情や心理的な部分に働きかけ、鎮静やリラックスにも大きな影響を与えます。	●サンダルウッド ●シダーウッド ●ベティバー	5〜20%

＊162〜163ページに本書で紹介している精油のノート一覧表を掲載しています。

精 油 の ノ ー ト 一 覧 表

本書で紹介した41種類の精油のノートを一覧表にしました。ブレンドする際は、それぞれの
ノートの精油がバランス良く含まれるようにしましょう。

精　油	ページ	トップ	トップ・ミドル	ミドル	ミドル・ベース	ベース
イランイラン	050				←→	
オレンジスウィート	086	←→				
カモミールジャーマン	054		←→			
カモミールローマン	056		←→			
カルダモン	112		←→			
クラリセージ	088		←→			
グレープフルーツ	058	←→				
クローブ	113		←→			
サイプレス	090	←――――――→				
サンダルウッド	092					←→
シダーウッド	114					←→
シナモンリーフ	115		←→			
ジャスミン	094				←→	
ジュニパーベリー	096		←→			
ジンジャー	062		←→			
ゼラニウム	098			←→		
タイム	100			←→		
ティートリー	066		←→			
ネロリ	102				←→	
パイン	116	←―――――→				
バジル	117			←→		

((トップノートの印象を大切に))

　香りの印象は最初に香ってくるトップノートまたはトップ・ミドルノートが左右します。ここで好みの香りがしないと、いくらミドルノートやベースノートに好きな香りを使っても、「心地良いブレンド」という印象にはなりません。下記の一覧表を参考に、自分の好みのトップノートまたはトップ・ミドルノートの香りを知ることもブレンディング上達の近道です。

精　油	ページ	トップ	トップ・ミドル	ミドル	ミドル・ベース	ベース
パチュリ	118					↔
パルマローザ	119			↔		
フェンネル	120			↔		
フラゴニア	121		↔			
ブラックペッパー	104		↔			
フランキンセンス	122		↔	↔	↔	
ベティグレン	123		↔			
ベティバー	124					↔
ペパーミント	106	↔				
ベルガモット	125	↔				
マージョラム	108		↔			
マンダリン	126	↔				
ミルラ	127					↔
ユーカリプタス	070		↔			
ラベンダー	074			↔		
レモン	110	↔				
レモングラス	128		↔			
ローズ	078				↔	
ローズマリー	082		↔			
ローレル	129		↔	↔		

精油の化学成分の基礎知識

精油は多くの化学成分によって構成されており、含まれている化学成分の違いが、精油の特徴でもあります。目的に合ったブレンドにするために、その化学成分の基礎を学びましょう。

精油の化学成分を知ることは食材の栄養素を知ることと同じ

34ページで述べたように、精油は天然の植物から得られたものであり、植物の生育状況も抽出される精油にも毎年多少の違いがあります。その精油には多くの化学成分が含まれており、それらは植物が生存・栄養保持・生命維持するために、重要な役割を果たしています。

精油に含まれる化学成分は、決して100%解明されているわけではありません。アロマセラピーのプロフェッショナルは、現在解明されている化学成分の範囲内を十分に学び、理解しながらそれぞれの精油の働きを判断しています。そして、それを活用することで、補完療法としての様々な結果を見出しています。もちろん、精油の特

分類	テルペン類 (TERPENES Group) ↓テルペン類は下記の2つに分類されます。		アルコール類 (ALCOHOL Group) ↓アルコール類は下記の3つに分類されます。		
	モノテルペン (MONO TERPENES)	セスキテルペン (SESQUI TERPENES)	モノテルペノール (MONO TERPENOLS)	セスキテルペノール (SESQUI TERPENOLS)	ジテルペノール (DI TERPENOLS)
主な成分名	• アルファピネン（α-pinene） • ベータピネン（β-pinene） • リモネン（Limonene） • ミルセン（Myrcene）	• ベルガモテン（Bergamotene） • カリオフィレン（Caryophyllene） • カマズレン（Chamazulene） • サンタレン（Santalene）	• シトロネロール（Citronellol） • ゲラニオール（Geraniol） • メンソール（Menthol）	• ビサボロール（Bisabolol） • セドロール（Cedrol） • ファルネソール（Farnesol）	• マノール（Manool） • スクラレオール（Sclareol）
主な特徴	• 揮発性が高い特性を持つ。 • 香りは比較的弱くフレッシュ感がある。 • 酸化しやすい。 • 皮膚への浸透が高く、皮膚や粘膜に刺激を生じさせる。 • うっ滞除去に有効。	• モノテルペンほど揮発性は高くない。 • モノテルペンよりも粘性が高い。 • 空気中の酸素と反応しやすい。 • 皮膚や粘膜への刺激があるが、モノテルペンほど強くない。	• 酸化しやすい。 • 柔らかい香りを保持する。 • 抗菌作用、抗アレルギー作用、抗炎症作用、殺菌作用、免疫強壮作用がある。 • 気分を高揚させる働きがある。 • 多量使用にて血圧降下作用がある。		
この成分を含む主な精油	• オレンジスウィート • グレープフルーツ • フランキンセンス • レモン	• カモミールジャーマン • サンダルウッド	• バジル • パルマローザ • ラベンダー		

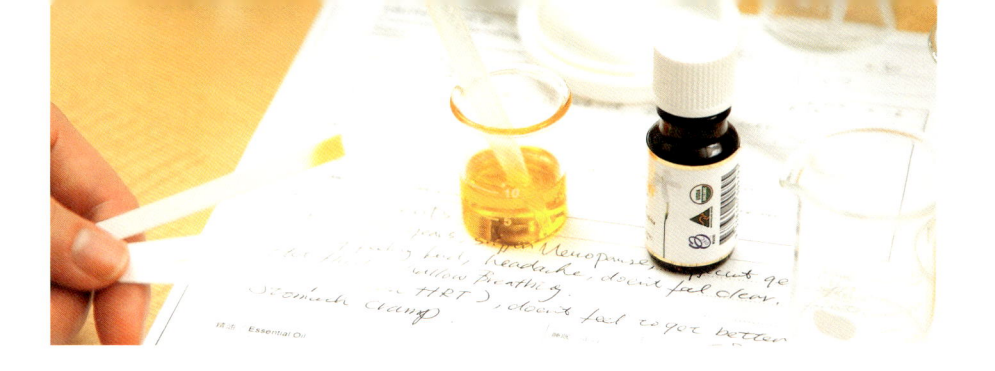

性として化学成分について知ることは、より深く精油を知ることにつながり、より目的に合った精油の選択、そしてブレンドの成功につながります。精油の化学成分を理解するということは、料理に例えるなら、使用する食材の栄養素を理解すること。それぞれの精油に含まれる化学成分、料理なら食材の栄養素を学ぶことは、精油を目的別に選ぶときの大切な要素と言えます。

私たちが普段精油を使用するうえでは、8つの化学成分の分類を確認できるようになれば、基礎的な精油の選択が可能となります。Chapter4 の精油プロフィールにも、どのような成分が含まれているかを記載していますので、下記の表と合わせてブレンドするときの参考にしてください。

分類	ケトン類 (KETONS Group)	アルデヒド類 (ALDEHYDES Group)	フェノール類 (PHENOLS Group)	エステル類 (ESTERS Group)	オキサイド類 (OXIDES Group)	ラクトン・ クマリン類 (LACTONES and CUMARINS Group)
主な成分名	・カンファー （Camphor） ・カルボン （Carvone） ・クリプトン （Cryptone） ・フェンコン （Fenchone） ・ツヨン （Thujone）	・シトラール （Citral） ・シトロネラール （Citronellal） ・ゲラニアール （Geranial） ・ネラール （Neral）	・カルバクロール （Carvacrol） ・オイゲノール （Eugenol） ・ティモール （Thymol）	・酢酸ボルニル （Bornyl acetate） ・酢酸シトロネリル （Citronellyl acetate） ・イソアミルアンゲリカ （Isoamyl angelate） ・酢酸リナリル （Linalyl acetate）	・1,8シネオール （1,8-Cineole） ・リナロールオキサイド （Linalol oxide） ・スクラレオールオキサイド （Sclareol oxide）	・ベルガモチン （Bergamottin） ・ベルガプテン （Bergapten） ・ソラレン （Psoralen）
主な特徴	・成分によって刺激が強いため、使用に注意する。 ・一部のケトン類は、てんかんを持つ人の使用に注意する。 ・成分中のカンファー、ツヨンなどは毒性が懸念されるため、使用対象者や使用方法に注意する。 ・少量で使用すると鎮静作用がある。	・揮発性はアルコールと同様のレベル。 ・酸化しやすい。 ・原液での多量使用は、皮膚や粘膜への刺激がある。 ・虫除け作用がある。 ・血圧降下作用、抗炎症作用、鎮静作用がある。	・揮発しにくい。 ・皮膚および粘膜へ最も刺激ある成分である。 ・長期間での使用は避け、低い希釈濃度で使用すること。 ・強力な抗菌作用、強壮作用、殺菌作用がある。 ・少量使用において、免疫強壮作用がある。	・少量でも強くフルーティーで甘い香りを感じる。 ・殺菌作用を持つ。 ・鎮静作用があり、緊張などを解きほぐす。 ・多量使用にて血圧降下作用がある。	・揮発性が高く、爽快感のある強い香りを保持する。 ・多量使用すると皮膚刺激になる場合がある。 ・強力な去たん作用、免疫強壮作用、循環促進作用がある。	・クマリンは光毒性の原因物質であるため、皮膚に塗布して紫外線を浴びると皮膚刺激を起こす。 ・鎮静作用、抗カタル作用がある。
この成分を含む主な精油	・ジャスミン ・フェンネル ・ペパーミント ・ローズマリー	・シトロネラ ・レモン ・レモングラス	・クローブ ・シナモンリーフ ・タイム（チモール） ・フェンネル	・イランイラン ・クラリセージ ・ネロリ ・ベルガモット ・ラベンダー	・ティートリー ・ペパーミント ・ユーカリ ・ローズマリー	ベルガモットをはじめとする圧搾法で得られる柑橘系の精油

ブレンディングを実践しましょう

お気に入りの香りの精油が揃ったら、実際に精油をブレンドしてみましょう。基本のプロセスは下記の通りです。例をあげて説明していますので、参考にしながら流れをつかみましょう。

1 ブレンディングの目的を決める

例えば「鼻づまり」と「不眠」、「手足のむくみ」と「PMS（月経前症候群）」など、改善したい点を、まず2つあげてみましょう。それがブレンディングの目的です。

アロマセラピーをはじめとする自然療法で必要なのは、自身の心身と向き合い、その状態を認識すること。そこから、改善の一歩が始まります。また、ブレンディングの有用性は異なる2つの目的をブレンドオイル1本でカバーできること。さらには精油の個性が相乗効果を発揮し、より好みの香りをつくることができます。

Sample

目的を

手足のむくみ

と

PMS（月経前症候群）

に決めます。

2 目的に合う精油はなにか調べる

Chapter8の「症状別アロマセラピーケア」に1で決めた目的と同じ項目があれば、そこで紹介しているおすすめの精油、あるいはChapter4の精油プロフィールを読んで、目的に合う精油がなにかを調べます。

Sample

手足のむくみ におすすめの精油

- ●イランイラン
- ●オレンジスウィート
- ●グレープフルーツ
- ●サイプレス
- ●シダーウッド
- ●ゼラニウム
- ●パチュリ
- ●ペティグレン
- ●ベルガモット
- ●マージョラム
- ●ユーカリプタス（ラディアータ）
- ●ラベンダー（真正）
- ●レモン

PMS（月経前症候群） におすすめの精油

- ●イランイラン
- ●オレンジスウィート
- ●カモミールローマン
- ●カルダモン
- ●クラリセージ
- ●ゼラニウム
- ●ネロリ
- ●フランキンセンス
- ●ベティバー
- ●ベルガモット
- ●マージョラム
- ●ユーカリプタス（ラディアータ）
- ●ローズ

((パフューマー（調合師）とアロマセラピストの違い))

ブレンディングと聞いて、香水などをブレンドするパフューマーを思い浮かべた方もいらっしゃるかもしれません。パフューマーは植物性、動物性両方の天然香料、そして合成香料も含めて香りを創造するのが仕事。それに対し、植物性の天然香料である精油のみを使うのがアロマセラピストです。さらに、コンサルテーションして相手の体調や目的を探りながらブレンドするのもアロマセラピスト独自の仕事です。

3 ブレンディングの軸となる香りを決める

2で調べた精油を並べ、香りを嗅いで、好きな香り、心地良いと思う香りを選びます。ひとつの目的に対し、それぞれ1本の精油を選びましょう。それをブレンディングの軸とします。

4 軸となる香りのノートを調べる

3で選んだ精油のノートはなにか、162～163ページのノート一覧表を見て確認します。ブレンディングの軸となる2本の精油のノートが違っていたほうがブレンドのバランスをとりやすいため、もし2本が同じノートであれば、3に戻って可能な範囲で精油を入れ替えましょう。

Sample

手足のむくみ
におすすめの精油からは

▼

ベルガモット

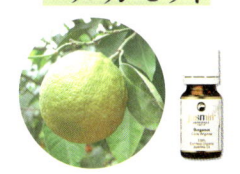

PMS（月経前症候群）
におすすめの精油からは

イランイラン

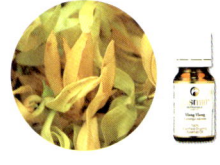

Sample

ベルガモットは「トップ」ノート、イランイランは「ミドル・ベース」ノートです。

ベルガモット

▼

| トップ | トップ・ミドル | ミドル | ミドル・ベース | ベース |

イランイラン

▼

| トップ | トップ・ミドル | ミドル | ミドル・ベース | ベース |

次ページに続く→

5 足りないノートの精油を選ぶ

　ブレンドの軸となる2本の精油のノートがわかったら、161ページの表を参考に足りないノートがなにかを確認します。次に、162～163ページのノート一覧表を参考に、トップからベースまで精油がバランス良く揃うように選びます。ブレンドに使用する精油は3～5種類程度が目安ですが、慣れてきたら、さらに増やしてもかまいません。目的のための精油は2ですでに選んでいるため、ここでは作用や働きはあまり考えず、自分の感性を第一に自由な発想で精油を選びましょう。

Sample

「トップ・ミドル」ノートが足りないので、ユーカリプタスを足します。さらに深く優しい印象の香りに仕上げるために「ミドル」ノートのゼラニウム、「ベース」ノートのサンダルウッドを足します。

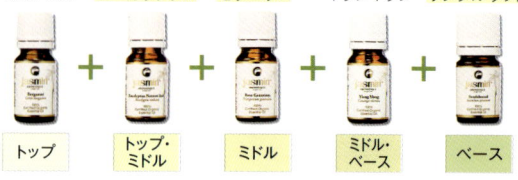

ベルガモット　ユーカリプタス　ゼラニウム　イランイラン　サンダルウッド

トップ　＋　トップ・ミドル　＋　ミドル　＋　ミドル・ベース　＋　ベース

8 ビーカーに精油を入れる

　ベースノートの精油を一番先に、次いでミドル・ベース、ミドル、トップ・ミドル、トップの順に、7で決めた滴数をビーカーに入れます。

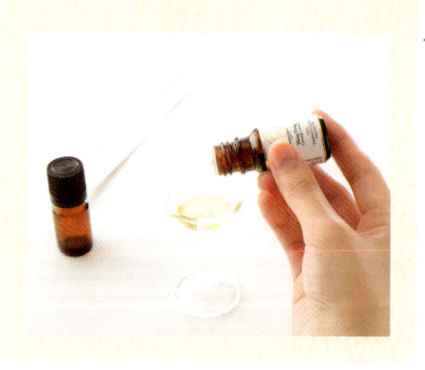

9 香りを確認する

　ブレンドした精油を試香紙につけて、香りを確認します。

○ イメージ通りの香りだった場合
→ これでブレンドは完成です。

✕ イメージとは違う香りだった場合
→ 7に戻り、滴数を調整しましょう。

　ある精油の香りが強かったからといって、その香りを消すためにほかの精油の滴数を増やしても、バランスをとることはできません。ブレンディングは「香りを消す」目的で行うものではなく、「相乗の働き」を期待して行います。

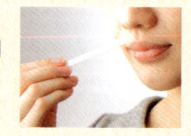

6 香りを嗅いでみる

5で選んだ精油をそれぞれ試香紙に1滴ずつ垂らし、香りを嗅ぎます。このとき、トップノートを一番高く、ベースノートを一番低く持つのがポイントです。好みの香りでなければ、5に戻って精油を入れ替えましょう。

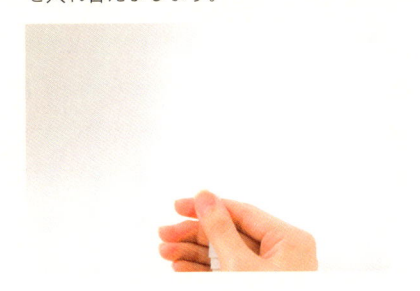

7 レシピを書いてみる

好みの香りになったら、161ページの表を参考に各ノートの割合を計算し、精油の滴数を決めます。まずは、10滴でバランスをとるように計算してみましょう。精油は滴数を多くしたからといって、かならずしもその働きが強くなるわけではありません。香りのバランスを大切にしましょう。

Sample

ノート	割合の目安	精油名	滴数
トップノート	20～55%	ベルガモット	3滴
トップ・ミドルノート	10～20%	ユーカリプタス	2滴
ミドルノート	10～30%	ゼラニウム	2滴
ミドル・ベースノート	10～20%	イランイラン	2滴
ベースノート	5～20%	サンダルウッド	1滴

10 遮光瓶に移す

ブレンドが完成したら、ブレンドした精油をスポイトで遮光瓶に移します。必要に応じ、20滴必要なら7で出したレシピの2倍、30滴必要なら3倍にしてください。精油は日光に当たることで酸化が早まるため、かならず遮光瓶で保管しましょう。

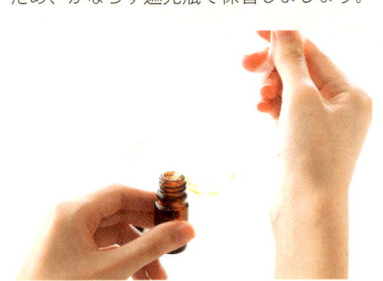

11 ラベルを貼る

ブレンドの目的、使用した精油名などをラベルに書いて貼ります。ブレンドした精油はシングルの精油と同様、芳香浴やアロマバス、アロマセラピーマッサージなど幅広く活用できます。

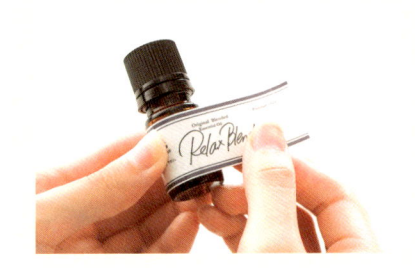

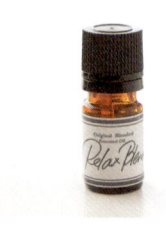

イメージ通りの香りはできましたか？

　さて、166〜169ページのプロセスでブレンドを行って、イメージ通りの香りはできましたか？　おそらく、ほとんどの方が9の時点で「イメージしていた香りと違う……」と驚かれたのではないでしょうか。初心者であれば、それはごく当たり前のこと。プロのアロマセラピストでさえ、イメージ通りの香りをブレンドするのは容易なことではなく、私自身もブレンドを行う度に新しい発見の連続です。

　しかし、何度もそのプロセスを行うと、だんだん自分で描いたイメージ通りの香りができるようになり、プロセスの6と9の香りが一致するようになります。そうなるとブレンドをするのがとても楽しくなり、精油のブレンドの醍醐味を味わうことができます。そこに至るまでは練習あるのみ。その作業の繰り返しこそが上達の近道です。自分の感性を大切に、アートを楽しむようにアプローチしてみてください。

ブレンドがうまくなるためのアドバイス

- 文献や文字に頼り過ぎず、自分が心地良いと感じる香りを目指しましょう。

- 使用する精油は3〜5種類から始めましょう。経験を積みながら、精油の種類を増やしていきましょう。

- 精油はブランドによって買い付け先や基準が異なるため、同じブランドの精油を使うようにしましょう。よりバランスがとりやすくなります。

- ブレンドレシピノートをつけましょう。一度つくったブレンドを再現するときに役立ちます。

- ブレンドする前に、まずできあがりの香りのイメージを常に持ち、実際のブレンドごとにその差異を意識することが大切です。

■ ■ ■

成分分析表の見方

　成分分析表とは、下記のような精油に含まれている化学成分の内容を、グラフと文字で詳しく明記したものです。香りに対する感性は個人で異なるため、内容成分が目で見てわかる成分分析表は、ときに大変便利に使えます。ただし、原料となる植物が収穫される年や場所によって、同じブランドの同じ精油でも内容成分は異なりますし、精油に含まれているすべての化学成分が解明されているわけではありません。下記の表の Total が 100%ではなく、91.93%なのはそのためです。日本人は成分分析表を重視する傾向があるようですが、それが添付されているから総合的に品質が高い精油というわけではありません。香りを感じるうえで大切なのは、やはり「香りの質」であり、それを判断できるのは自身の感覚です。成分分析表はひとつの精油成分指標の目安として理解しましょう。

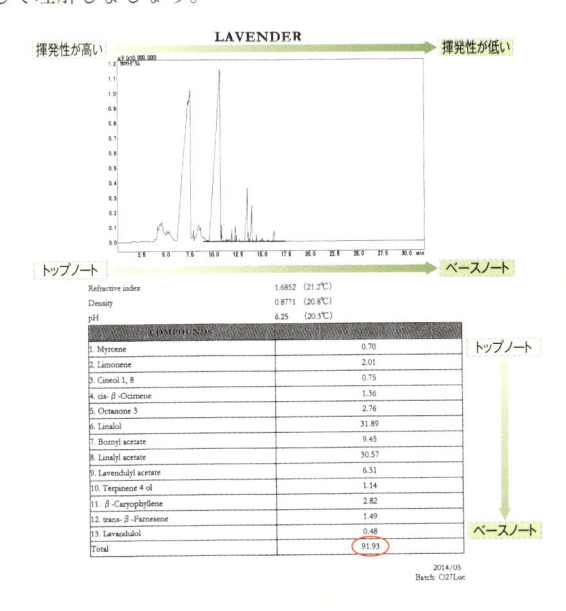

トップノート

COMPOUNDS		
1. Myrcene	0.70	
2. Limonene	2.01	
3. Cineol 1, 8	0.75	
4. cis-β-Ocimene	1.36	
5. Octanone 3	2.76	
6. Linalol	31.89	
7. Bornyl acetate	9.45	
8. Linalyl acetate	30.57	
9. Lavendulyl acetate	6.51	
10. Terpinene 4 ol	1.14	
11. β-Caryophyllene	2.82	
12. trans-β-Farnesene	1.49	
13. Lavandulol	0.48	
Total	91.93	

ベースノート

2014/05
Batch: O27Lac

Chapter6　精油のブレンディング

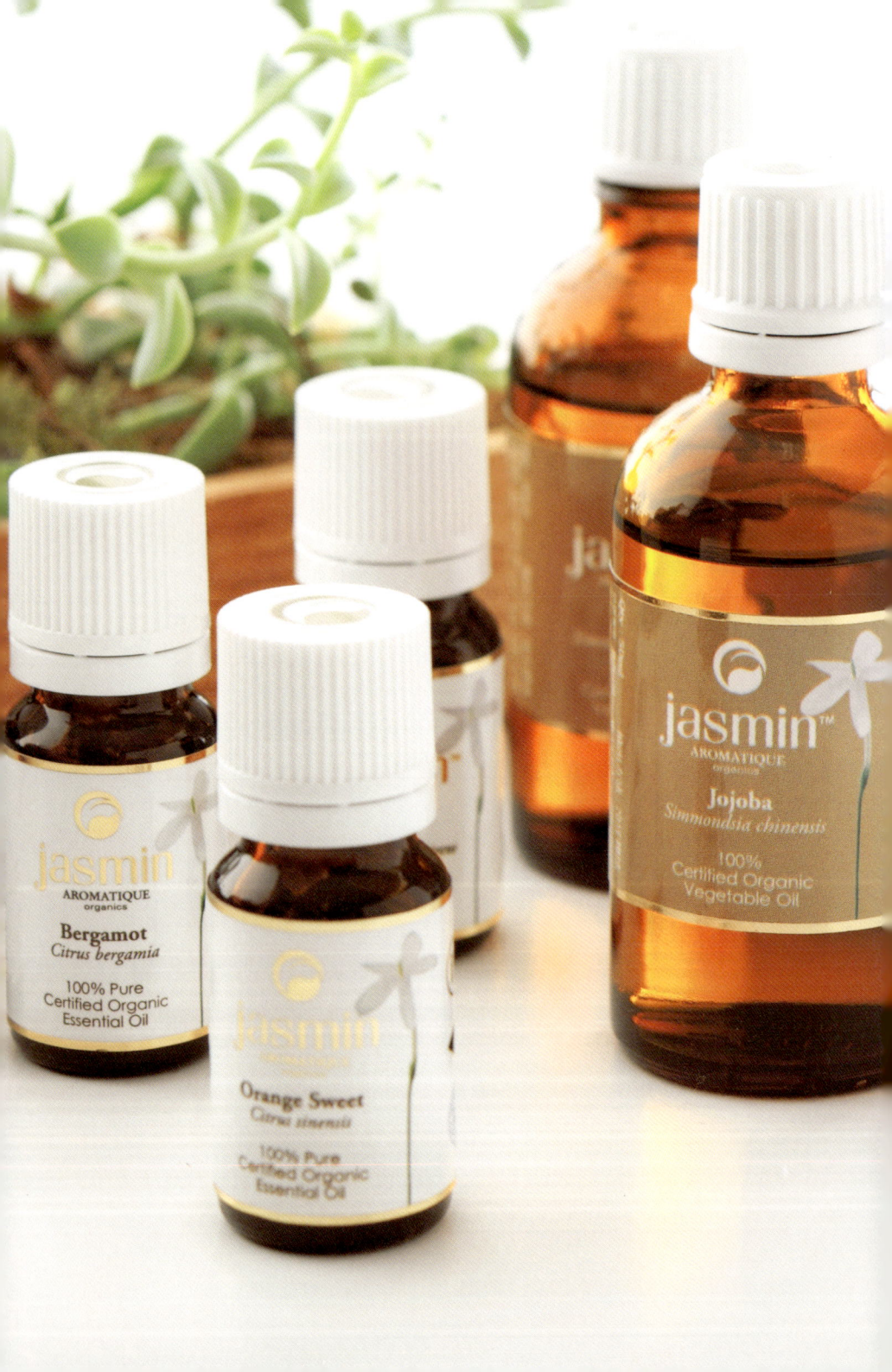

Chapter7

アロマセラピーセルフマッサージ

心地良い香りを楽しみながら、皮膚からも精油の成分を吸収することができるアロマセラピーマッサージ。アロマセラピーには様々な利用方法がありますが、その中でも、最も高い効果が期待できると言われています。ただし、基礎知識を得てルールを守りながら行うことが大切。まずは、マッサージオイルのつくり方に始まり、各部位の基本手技まで。セルフマッサージの基礎をマスターしましょう。

アロマセラピーマッサージの基礎知識

植物油に精油を混ぜたマッサージオイルを肌に塗布し、体を擦ったり揉んだりするアロマセラピーマッサージ。体だけでなく心に対しても非常に効果的なアプローチ方法です。

スウェディッシュマッサージとアロマセラピーを組み合わせたケア

　アロマセラピーマッサージは、元々筋肉をほぐすスウェディッシュマッサージの手技とアロマセラピーを組み合わせたものとして、広められました。スウェディッシュマッサージは、植物油を体に塗布して行いますが、この植物油と精油が混ざりやすいことも、アロマセラピーと融合した大きな理由です。今日では英国などでも、スウェディッシュマッサージの手技を軸とした実技教育がアロマセラピーを学ぶ際の重要な要素となっています。

　これまで体調や気分に応じて精油をブレンドするのは当たり前でしたが、近年は皮膚に塗布して活用する植物油の種類も増えたため、植物油も肌質や目的に応じてブレンドするようになりました。その組み合わせによって、アロマセラピーマッサージは、嗅覚から得る香りの働きと肌から成分を吸収する働き、その両方の利点が期待できる総合的なケアとして実践され続けています。

　アロマセラピーマッサージは、治療を目的としたケアではありませんが、体全体を温め循環をサポートし、むくみの軽減や疲労回復などに役立ちます。また、体に触れるタッチケア要素が加わることで、メンタルケアやストレスケアにも良い結果があると評価されています。

矢印や印の説明　この章ではマッサージの手技を下記の矢印や印で説明しています。

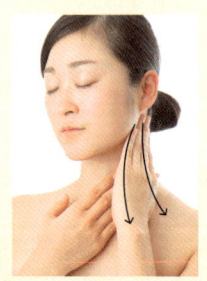

擦る
皮膚の表面を軽く擦る。

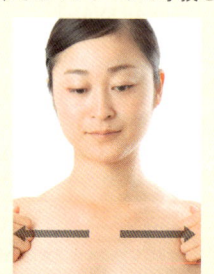

強めに擦る
少し押しつけるようにして強めに擦る。

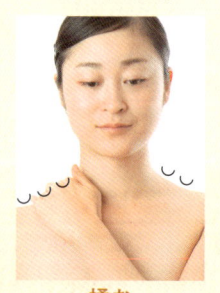

揉む
筋肉を握って緩める動作を繰り返して揉む。

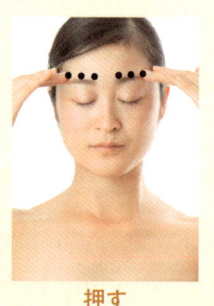

押す
指の腹などを使って押す。

アロマセラピーマッサージを行う前に……

初めてアロマセラピーマッサージを行う方、肌が敏感な方、香りに敏感な方は注意が必要です。下記を確認してから始めましょう。

①マッサージオイルの希釈濃度を薄く（1％以下）してください。
　希釈濃度については176ページ、マッサージオイルのつくり方は177ページで詳しく説明しています。

②強い刺激を感じる精油は使用しないでください（体調によっても変化します）。
　Chapter4の精油プロフィール内「注意事項」も参考にしてください。

③マッサージオイルを使用する前に、パッチテストを行ってください。

パッチテストの方法
使用するマッサージオイルを腕の内側に塗布し、24〜48時間おいてください。もし皮膚にかゆみや炎症などの異常が生じた場合は使用をやめ、すぐに水で洗い流してください。

④使用する前に、精油の香りが受け入れられるかチェックしてください。

⑤体調などに不安がある場合は、医師の診断を仰いでください。

下記の方はセルフケアでのアロマセラピーマッサージは行わないでください。まず医師の診断を受け、許可が出たらアロマセラピストに相談したうえで施術を受けてください。

①高齢者または体が衰弱している方

②乳幼児

③妊産婦

④てんかん、喘息、糖尿病、腎臓病、高血圧、心臓疾患のある方

⑤医薬品を常用している方

⑥免疫障害（アレルギー、リウマチ、HIVなど）のある方

マッサージオイルの希釈濃度

植物油に対して精油を何パーセント混ぜたかを表す数字が、希釈濃度です。健康な成人が使用するマッサージオイルの希釈濃度は1〜2.5%が基本。濃い濃度で使わないようにしましょう。

精油を直接肌に塗布するのは厳禁 かならず植物油で希釈して使用を

精油は植物の成分を非常に高い濃度で含有しているため、直接肌に塗布することは避けるべきです。そこでアロマセラピーマッサージでは、精油を植物油で希釈した（薄めた）マッサージオイルを使用します。このとき注意しなければならないのが希釈濃度です。健康な成人の場合は、体に使用する場合は2.5%、顔に使用する場合は1%の希釈濃度が基本ですが、体調や年齢によってはさらに希釈濃度を下げるなどの配慮が必要です。肌が弱い方、香りに敏感な方を含め、心配な場合は体に使用する場合も希釈濃度1%以下のマッサージオイルから使い始めましょう。

マッサージオイルの分量と希釈濃度一覧

＊原則として精油は1滴＝0.05㎖として計算を行います。

植物油の量	希釈濃度	精油の滴数
30㎖	1%	6滴
30㎖	2%	12滴
30㎖	2.5%	15滴
20㎖	1%	4滴
20㎖	2%	8滴
20㎖	2.5%	10滴
10㎖	1%	2滴
10㎖	2%	4滴
10㎖	2.5%	5滴

希釈濃度の方程式

植物油の量×希釈濃度÷精油1滴の量（0.05㎖）＝混ぜる精油の滴数

（例）30㎖の植物油を使って、希釈濃度2.5%のマッサージオイルをつくる場合

30（㎖）×0.025（2.5%）÷0.05＝15（滴）

マッサージオイルを使用するにあたっての注意

□皮膚に傷、炎症などがある部位には塗布しないでください。
□精油、植物油ともに、高品質のものを選びましょう。
□精油の原液が肌につかないように、十分注意してください。
□マッサージオイルが口や目に入らないように、十分注意してください。

マッサージオイルのつくり方と使い方

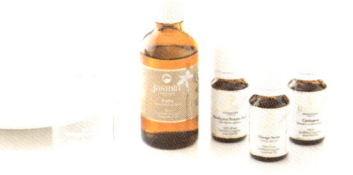

準備するもの

- ●皿
- ●ビーカー
- ●植物油
- ●精油

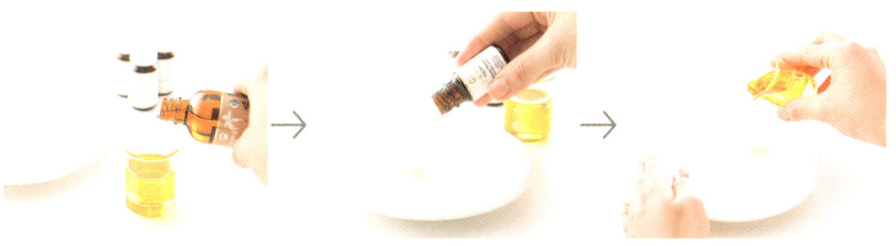

1 ビーカーに植物油を量って入れます。植物油の量と精油の滴数は、左ページの表を参考にしてください。

2 皿に精油を垂らします。

3 皿に植物油を加えます。

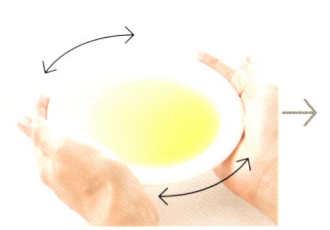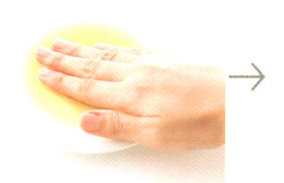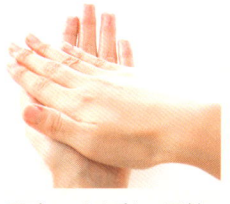

4 植物油がこぼれないように注意しながら、皿を回すようにして精油と植物油を混ぜます。

5 手のひらにマッサージオイルをまんべんなくつけます。

6 両手のひらを重ねて反対の手のひらにもつけ、体に塗布します。

顔 Face

1 深呼吸しながら香りを嗅ぐ

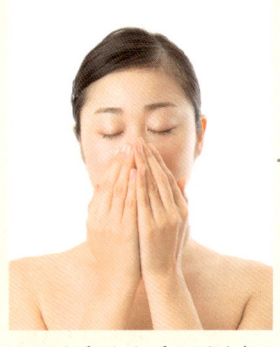

オイルを手にとり、手のひらを鼻の前にかざします。ゆっくり深呼吸しながら、精油の香りを嗅いで始めましょう。

2 髪の生え際の中心を押す

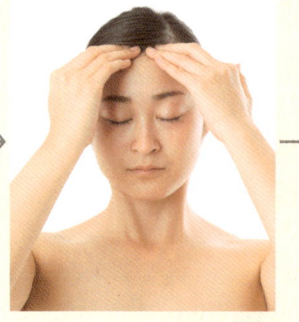

髪の生え際の中心を、両手の中指と薬指でゆっくり押して離します。

3 こめかみに向かって押す

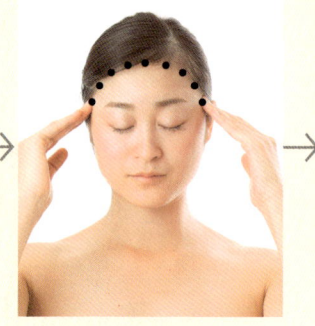

2で行った髪の生え際の中心からこめかみに向かって少しずつ移動しながら、中指と薬指で押します。

7 頬骨を持ち上げるように押す

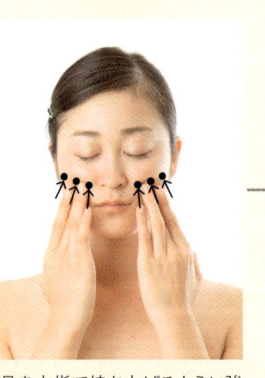

頬骨を中指で持ち上げるように強めに押します。顔の中心から外側に向かって、少しずつ移動しながら押しましょう。

8 あごの中心から口の端を押す

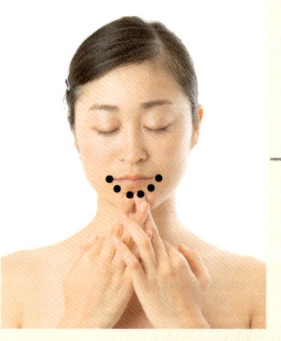

あごの中心から口の端に向かって、少しずつ移動しながら中指で押します。

9 頬を擦る

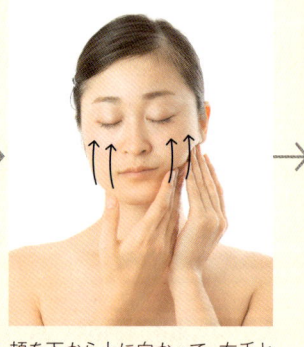

頬を下から上に向かって、右手と左手の指の腹を交互に使いながら擦ります。顔の中心から耳に向かって、少しずつ移動しながら擦りましょう。

顔の筋肉を意識して動かすことで、血液やリンパの流れが良くなり、その結果、肌のハリや顔色なども良くなります。とくに顔のむくみが気になる方は積極的に行いましょう。筋肉のこわばりを解くことで表情も柔らかく、優しくなります。

4 眉の上を押す

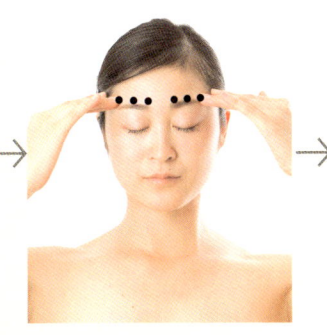

眉頭から眉尻に向かって、眉の上を少しずつ移動しながら中指で押します。

5 眉頭を持ち上げるように押す

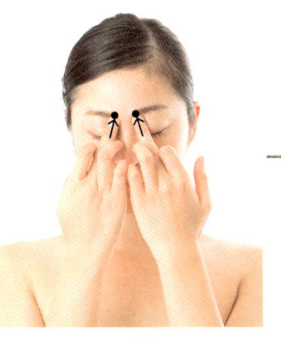

中指で持ち上げるように眉頭を強めに押します。

6 鼻の脇にあるツボ「迎香（げいこう）」を押す

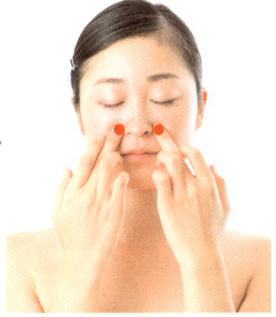

鼻の穴の脇にあるツボ「迎香」を、中指で持ち上げるように強めに押します。迎香＝肌にうるおいを与え、ニキビや肌のくすみに役立つツボ。

10 耳から鎖骨に向かって擦る

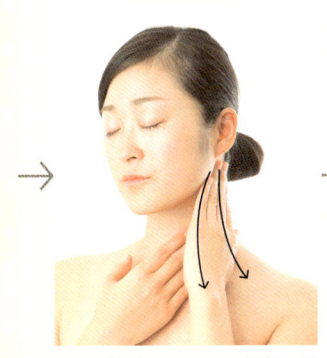

耳から鎖骨に向かって、親指以外の四指を使って擦ります。リンパを流すようなイメージで擦りましょう。

11 鎖骨の下を擦る

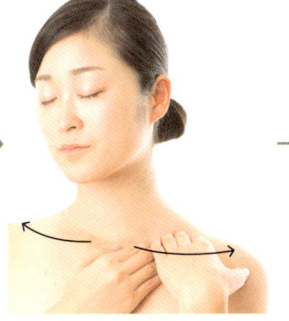

体の中心から肩先に向かって、親指以外の四指を使って鎖骨の下を擦ります。10と同様、リンパを流すようなイメージで擦りましょう。

12 耳を揉む

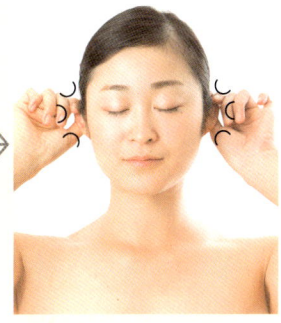

耳を外に向かって開くようにしながら、軽く揉みます。最後は、耳たぶを軽く引っぱって終わります。

頭 Head

*頭のマッサージは、シャンプーの前に行うのがおすすめです。

1 頭の中心を押す

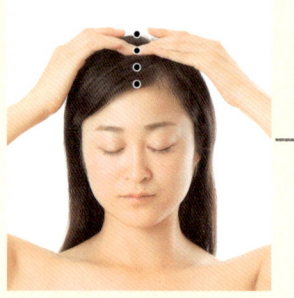

オイルを手にとり、髪の生え際から後頭部に向かって、頭の中心を少しずつ移動しながら中指で押します。

2 頭の中心から指2本分外側を押す

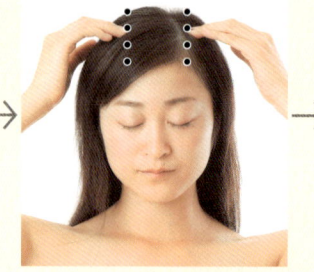

1で押した頭の中心より指2本分外側を、中指で押します。1と同様、髪の生え際から後頭部に向かって、少しずつ移動しながら押しましょう。

3 頭のサイドを押す

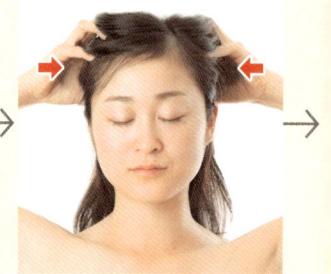

指を開き、頭の両サイドを押します。指の腹を頭皮に当てるようにして、ゆっくり押しましょう。

首 Neck

1 耳から鎖骨、肩に向かって擦る

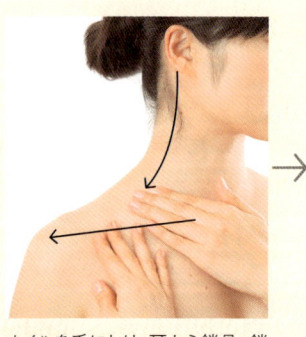

オイルを手にとり、耳から鎖骨、鎖骨から肩先に向かって、親指以外の四指を使って擦ります。リンパを流すようなイメージで擦りましょう。

2 肩を揉む

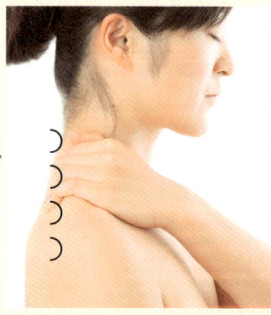

首から肩先に向かって、手のひら全体を使って肩を揉みます。筋肉をしっかり握って緩めるようにして揉みましょう。

3 首の後ろを押す

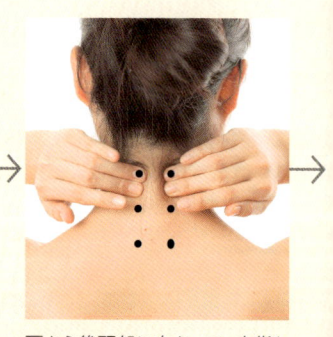

肩から後頭部に向かって、中指と薬指の腹で首の後ろを押します。筋肉をしっかり押すようなイメージで行いましょう。

緊張が続いたりストレス過多になると、頭皮がかたくなります。マッサージで頭皮が柔らかくなれば、心身のリラクゼーション効果も上がるため、週1回程度を目安に行いましょう。

4 頭の前後を押す

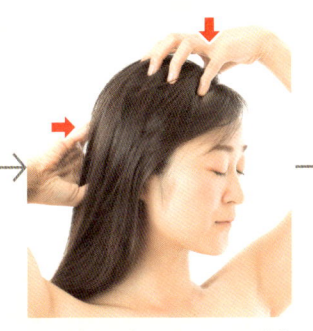

3と同様に、指を開いて頭の前後を押します。

5 耳の上から頭頂部に向かって押す

5a

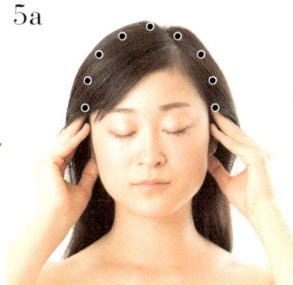

5b

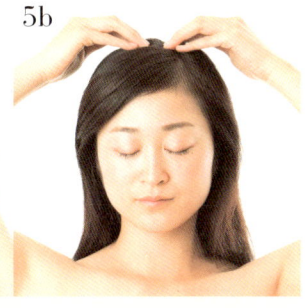

耳の上から（**5a**）頭頂部に向かって（**5b**）、少しずつ移動しながら、頭のサイドを親指以外の四指で押します。

常に重い頭を支えている首は、私たちが想像する以上にこっています。
それが肩こりや背中のだるさ、眼精疲労につながることも。つらくなる前にマッサージでケアしましょう。

4 後頭部のツボ「風府」を押す

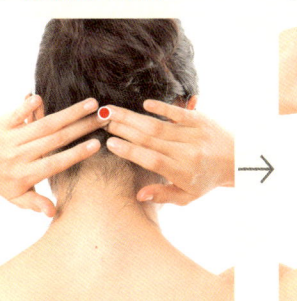

後頭部の中心の髪の生え際より少し上にあるツボ「風府」を中指で押します。

5 後頭部のツボ「風池」を押す

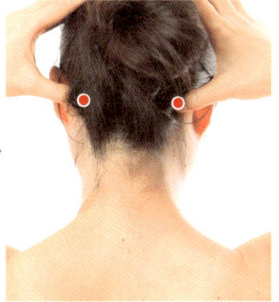

左右の耳たぶの後ろにある、骨の出っぱりのやや内側にあるツボ「風池」を親指で押します。

風府＝頭痛や風邪のひきはじめに役立つツボ。

風池＝眼精疲労に役立つツボ。

Massage technique 4 | デコルテ Decollete

1 鎖骨の下を軽く擦る

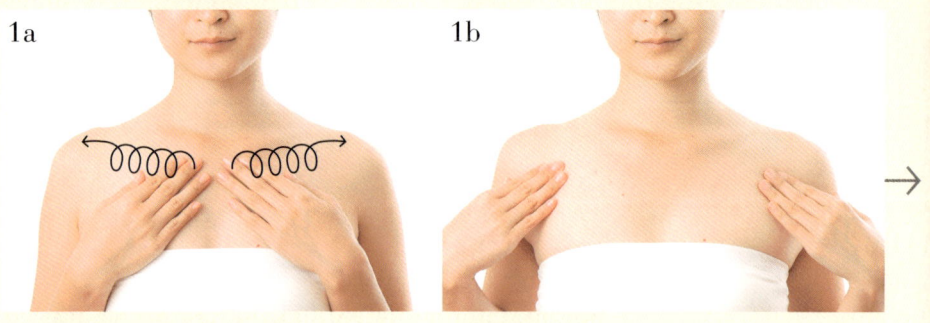

1a 　　　　　　　1b

→

オイルを手にとり、鎖骨の下を人差し指、中指、薬指の腹で円を描きながら軽く擦ります。体の中心から（**1a**）外側に向かって（**1b**）擦りましょう。

Massage technique 5 | 肩 Shoulder

1 肩を擦る　　　　　　2 鎖骨の下を擦る

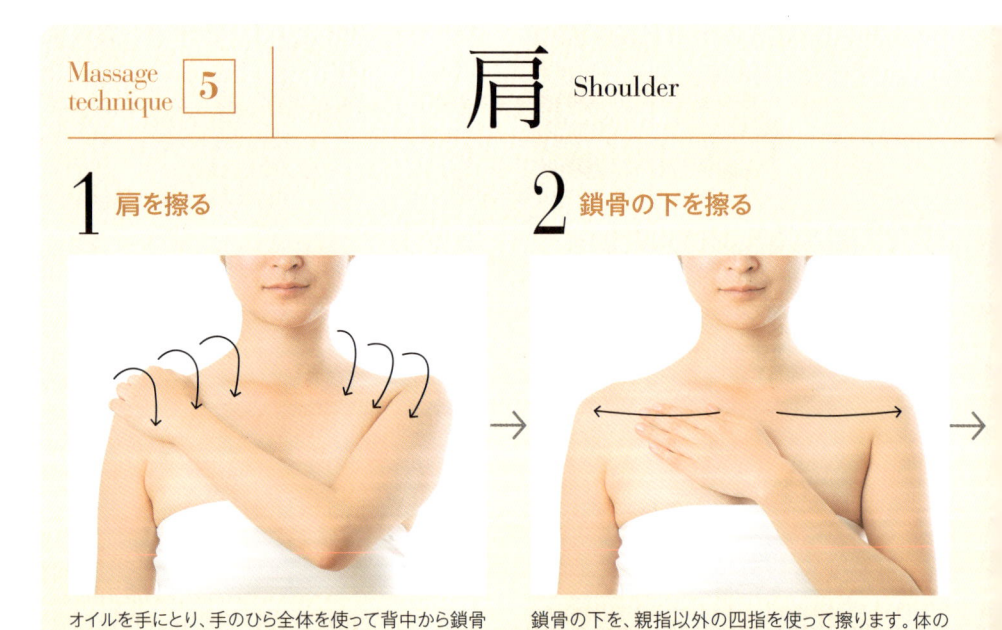

→　　　　　　　　　　→

オイルを手にとり、手のひら全体を使って背中から鎖骨に向かって擦ります。肩先から首に向かって擦りましょう。

鎖骨の下を、親指以外の四指を使って擦ります。体の中心から外側に向かって擦りましょう。

体内の老廃物を集積し、体外に排出するリンパ節が鎖骨と脇の下にあるため
そこに向かって手を動かすことがポイント。スムーズな老廃物排出を促します。

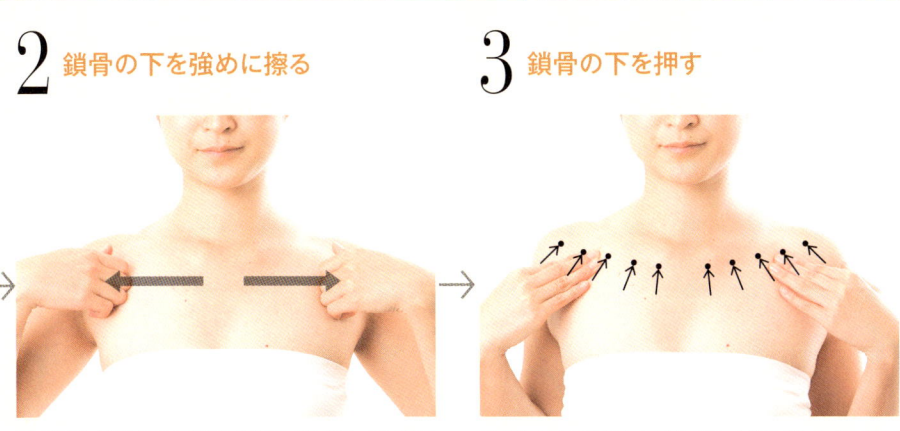

2 鎖骨の下を強めに擦る

拳を握り、親指以外の四指の第2関節を使って、鎖骨
の下を強めに擦ります。体の中心から外側に向かって
擦りましょう。

3 鎖骨の下を押す

鎖骨を下から持ち上げるように、人差し指、中指、薬指
で押します。体の中心から外側に向かって少しずつ移
動しましょう。

全身の血液やリンパの循環を促すキーポイントとなっているのが肩。マッサージでほぐすのは
もちろんですが、ときどき腕を大きく回し、肩甲骨を意識して動かすようにしましょう。

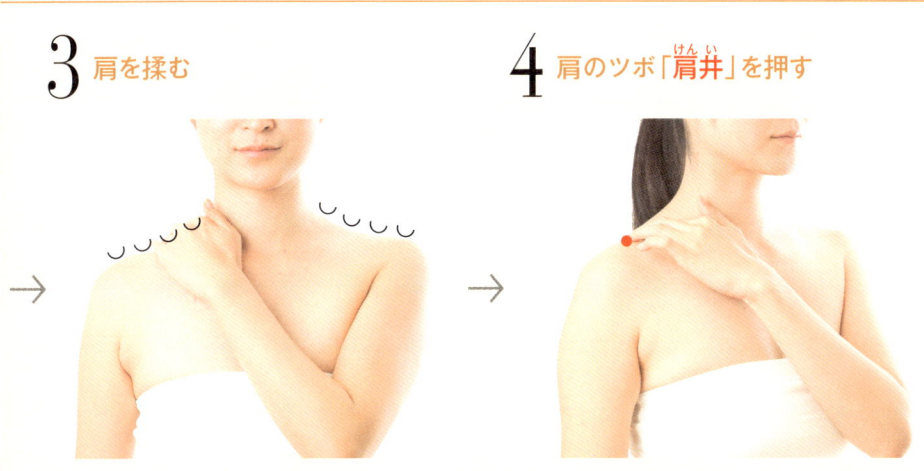

3 肩を揉む

首から肩先に向かって、手のひら全体を使って肩を揉み
ます。筋肉をしっかり握って緩めるようにして揉みましょう。

4 肩のツボ「肩井（けんい）」を押す

首の付け根から肩先の中間にあるツボ「肩井」を中指
で押します。肩井＝肩や首のこり、頭痛に役立つツボ。

Massage technique 6 おなか Abdomen

1 おなか全体を擦る

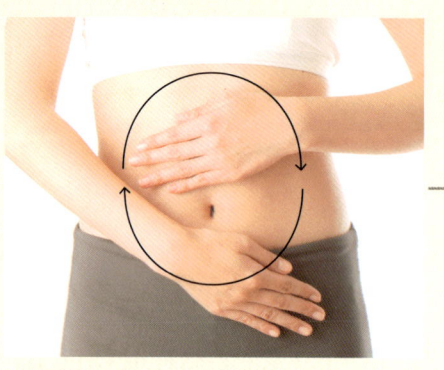

オイルを手にとり、手のひら全体を使って大きな円を描きながら擦ります。

＊実際は服を脱ぎ、直接肌に触れて行ってください。

2 右から左、左から右へ擦る

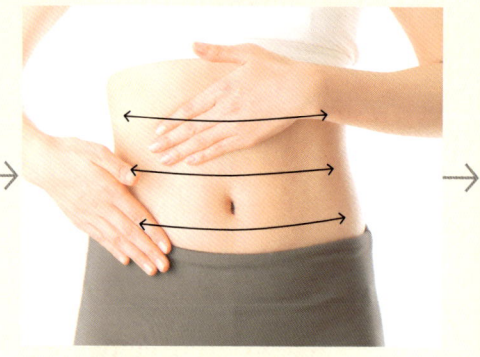

右から左へ向かって、手のひら全体を使って擦ります。次に左から右へ向かって擦ります。右手と左手を交互に使いながら擦りましょう。

5 おなか全体をM字に擦る

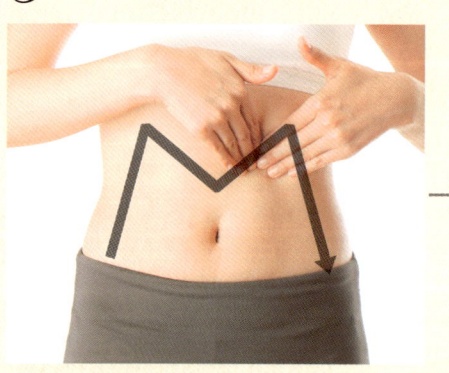

人差し指、中指、薬指を使って、M字に擦ります。右下からスタートし、やや強めに擦りましょう。

6 おなかのツボ「天枢」を押す

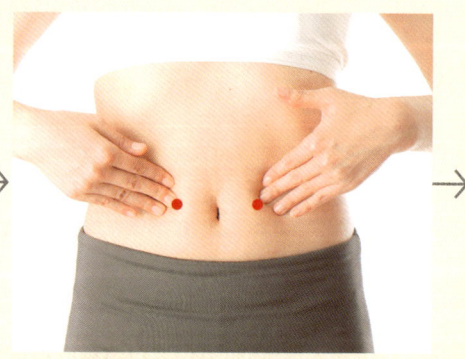

おへそから指3本分ほど外側にあるツボ「天枢」を中指で押します。ゆっくり押して、ゆっくり離しましょう。
天枢＝消化器系のトラブルに役立つツボ。

おなかの下にはたくさんの神経が通っています。マッサージしながらそれらの神経を
リラックスさせることは、メンタル面の緊張緩和にもつながります。おなかは痩身を期待して
つい力が入りがちですが、優しく心地良い程度に行うよう心掛けましょう。

3 下から上へ擦る

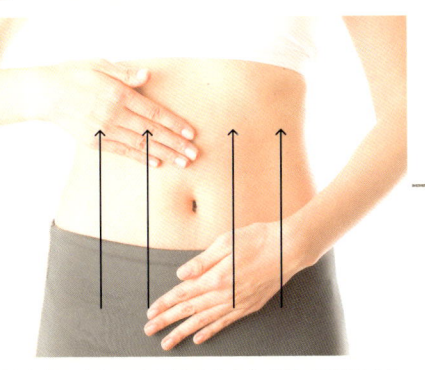

下から上へ向かって、手のひら全体を使って擦ります。
右手と左手を交互に使いながら擦りましょう。

4 脇腹から中心に向かって揉む

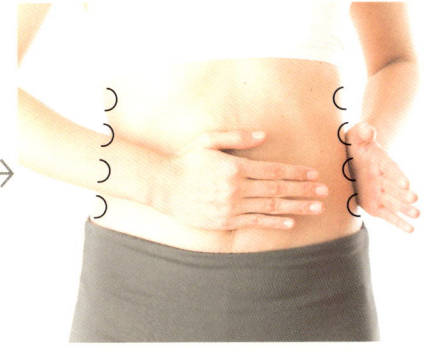

脇腹から中心に向かって、手の付け根部分を使って揉み
ます。贅肉をしっかり揉むようなイメージで行いましょう。

「おなかがはっている感じ」、その原因は？

なんとなくおなかがはってすっきりしない……その原因は主に下記の2つが考えられます。

1.便秘　　2.自律神経の乱れ

　①が原因の場合は食物繊維の多い食べ物をとる、運動する、マッサージで腸の働きを促すなど
の方法で改善できます。②が原因の場合は緊張、不安、怒りなど精神面に起因する場合が多いた
め、その原因を癒すことが改善につながります。ただ、どちらか片方が原因の場合より、2つの
原因がからみ合っていることが多いのが現実です。薬に頼る前に、おなかをゆっくりマッサージ
しながら自分の心身と向き合い、本当の原因を探っていきましょう。

背中 Back

1 背中の中心から外側に向かって擦る

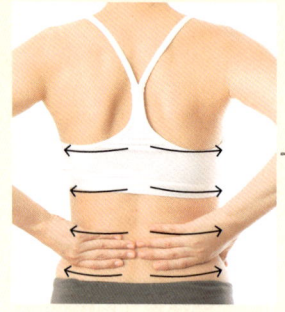

オイルを手にとり、背中の中心から外側に向かって、手のひら全体で擦ります。手の届く範囲を行いましょう。

＊実際は服を脱ぎ、直接肌に触れて行ってください。

2 背骨の外側を押す

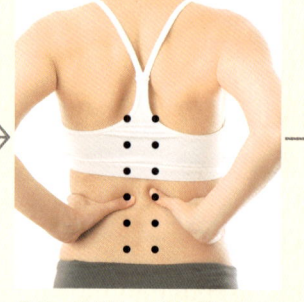

背骨の外側を、親指で押します。下から上に向かって少しずつ移動しながら押しましょう。

3 肩甲骨中央のツボ「天宗」を押す

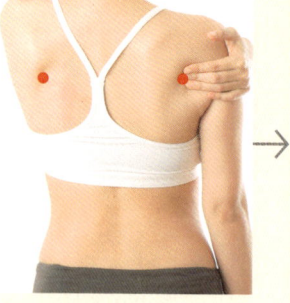

肩甲骨のほぼ中央にあるツボ「天宗」を中指で押します。ゆっくり押して離しましょう。

ヒップ Buttocks

1 ヒップのふくらみに沿ってV字に擦る

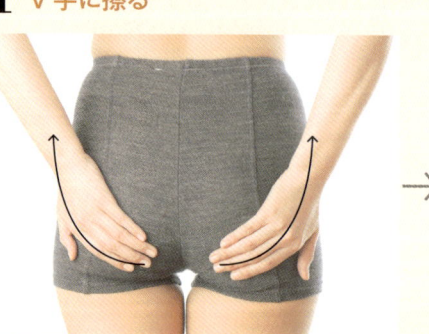

オイルを手にとり、ヒップのふくらみを持ち上げるように、手のひら全体を使ってV字に擦ります。

＊実際は服を脱ぎ、直接肌に触れて行ってください。

2 骨の上を強めに擦る

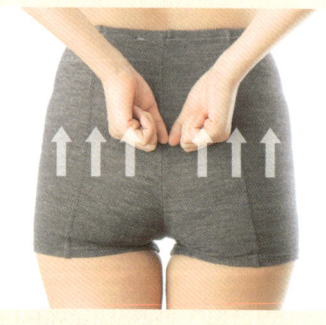

拳を握り、ヒップの骨を持ち上げるように強めに擦ります。中央から外側の順に行いましょう。

背中でまず気をつけたいのは姿勢。姿勢が悪いと血流が悪くなり、こりが悪化してしまいます。座りっぱなしや立ちっぱなしも背中に大きな負担がかかるため、定期的にケアをしましょう。

4 肩甲骨のまわりを押す

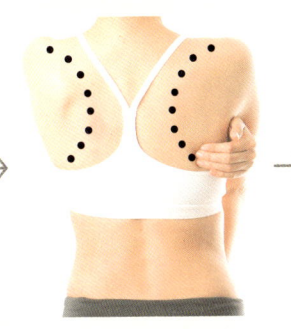

肩甲骨のまわりを、親指以外の四指で押します。脇の下に手を入れ、肩甲骨に沿って少しずつ移動しながら押しましょう。

5 肩甲骨上のツボ「肩貞」を押す

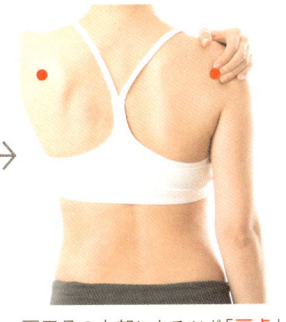

肩甲骨の上部にあるツボ「肩貞」を中指で押します。

天宗＝肩こりや母乳の出が悪いときに役立つツボ。

肩貞＝肩こりや五十肩、リウマチに役立つツボ。

ヒップの骨の内側には子宮や卵巣など女性に大切な臓器が集中しています。マッサージして循環を良くすることは、婦人科系の健康にも大切。月経痛がある方は積極的に行いましょう。

3 ヒップの中央を押す

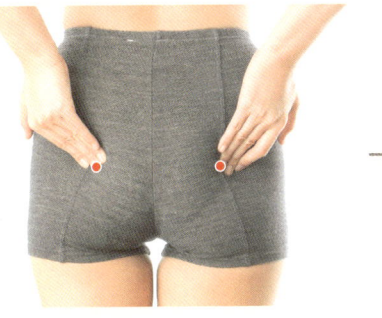

ヒップのふくらみの中央を、中指と薬指で押します。

4 ヒップ全体を拳で擦る

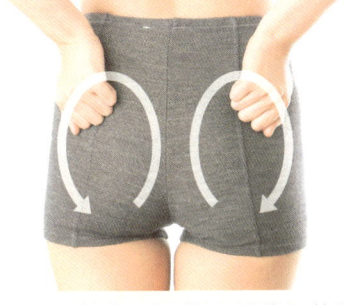

拳を握り、ヒップ全体を、円を描きながら強めに擦ります。

腕 Arms

1 手の内側を擦る

1a 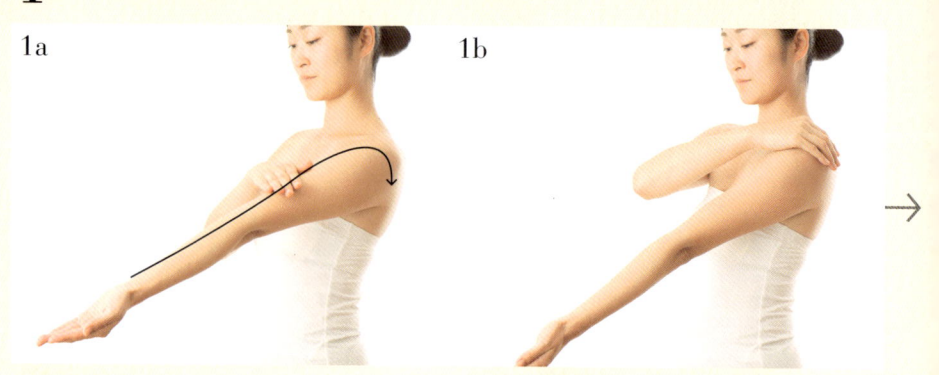 1b

オイルを手にとり、手のひらを上に向けます。手首から肩に向かって手のひら全体を使って擦り（**1a**）、肩を通って（**1b**）、**2**へと続けます。

4 腕の外側を強く擦る

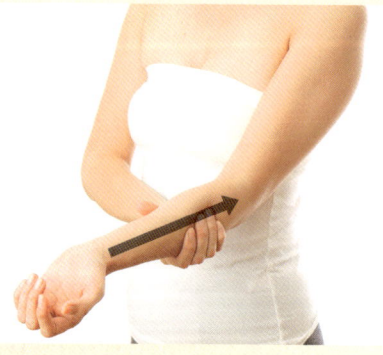

手のひら全体で腕を包むように握り、手首からひじに向かって、強めに擦ります。

5 二の腕の外側を揉む

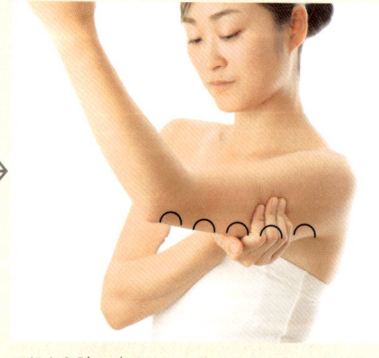

ひじから脇に向かって、手のひら全体で二の腕の外側を揉みます。握っては緩める動作を繰り返しながら揉みましょう。

加齢とともに女性が気になる二の腕のたるみ。マッサージは脂肪燃焼にもつながり、
たるみ防止になります。最近は、パソコン作業やスマートフォン操作を長時間行うことが多く、
腕も疲れやすくなっています。疲れが溜まる前に、筋肉をほぐしましょう。

2 手の外側を擦る

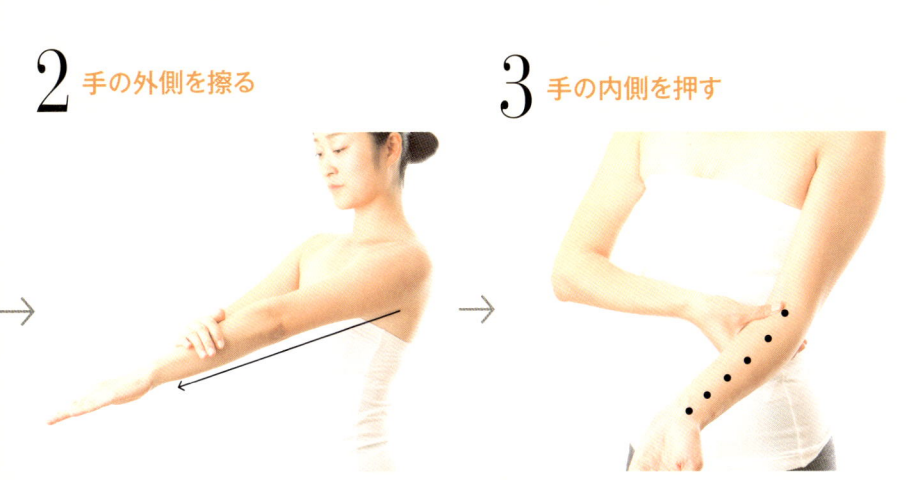

手のひらを下に向け、肩から指先に向かって手のひら
全体を使って擦ります。

3 手の内側を押す

手のひらを上に向け、手首からひじに向かって、6カ所
ほど親指の腹で押します。

6 二の腕の外側を強めに擦る

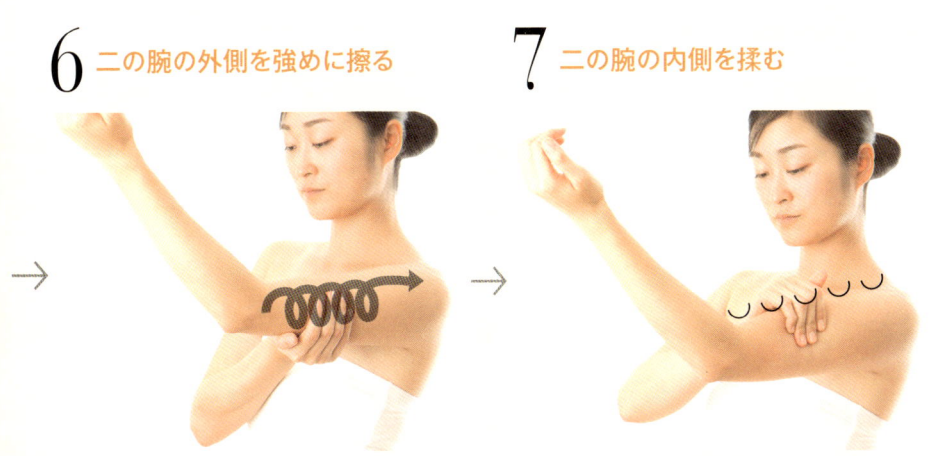

ひじから脇に向かって、手のひら全体で、らせんを描き
ながら強めに擦ります。

7 二の腕の内側を揉む

ひじから肩に向かって、手のひら全体で二の腕の内側
を揉みます。握っては緩める動作を繰り返しながら揉み
ましょう。

手 Hands

1 手全体を擦る

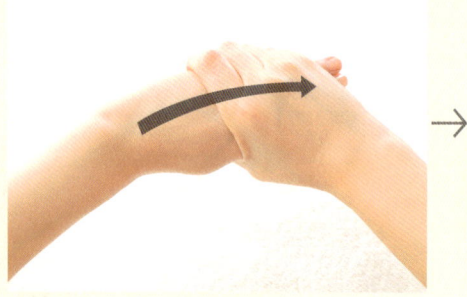

オイルを手にとり、手のひら全体でもう片方の手を包むように握ります。手首から指先に向かって、強めに擦ります。

2 指の骨と骨の間を擦る

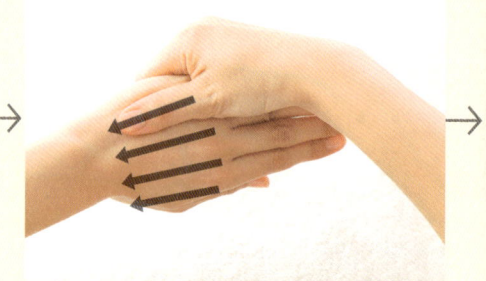

手のひら全体でもう片方の手の甲を包むように握り、指の骨と骨の間を、親指の腹で強めに擦ります。

5 手のひらを擦る

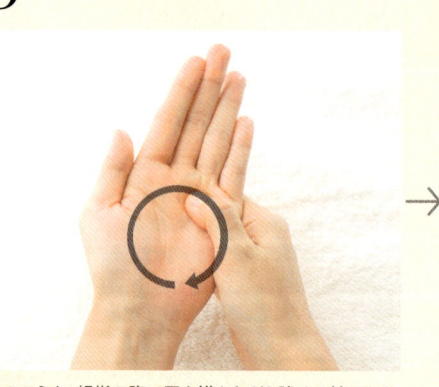

手のひらを、親指の腹で円を描きながら強めに擦ります。

6 小指側の側面を擦る

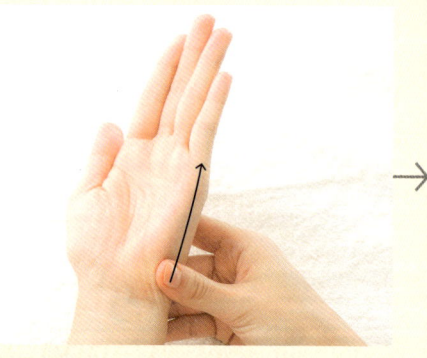

小指側の手の側面を、手首から指先に向かって親指の腹で擦ります。

全身の臓器と結びついているリフレクソロジーポイント（反射区）が集まっている手は、
全身の健康状態を映す鏡のようなもの。そのため、丁寧にほぐすことは全身のケアにつながります。
ただし、極端にむくむようであれば、医師の診断を受けましょう。

3 指を擦る

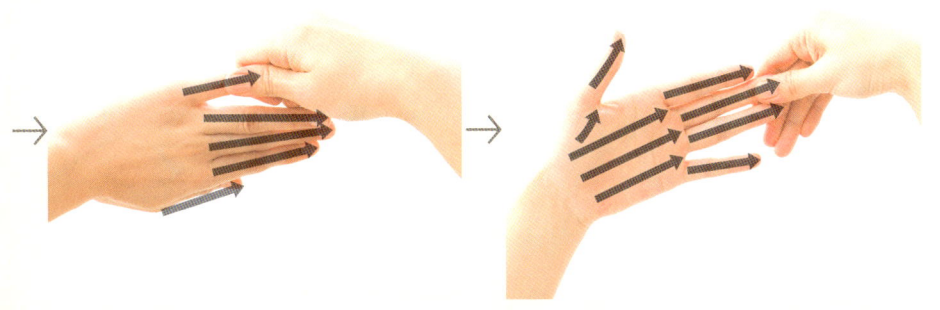

指の付け根から指先に向かって、親指の腹で強めに擦ります。**2**と**3**をすべての指に行いましょう。

4 手のひら側の骨と骨の間、指を擦る

2と**3**と同様に、今度は手のひら側の骨と骨の間を擦り、次に指を擦ります。すべての指に行いましょう。

7 親指側の側面を擦る

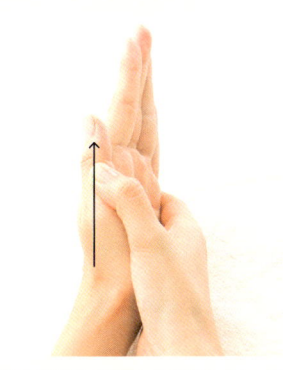

親指側の手の側面を、手首から指先に向かって親指の腹で擦ります。

8 小指と薬指の付け根を押す

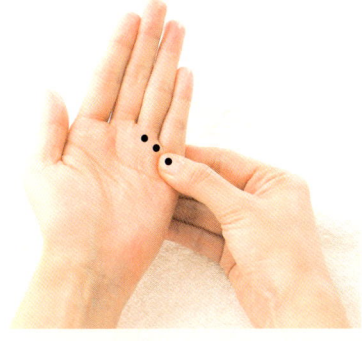

小指の付け根、小指と薬指の間の付け根、薬指の付け根の3カ所を親指の腹で押します。

脚 Legs

1 脚全体を擦る

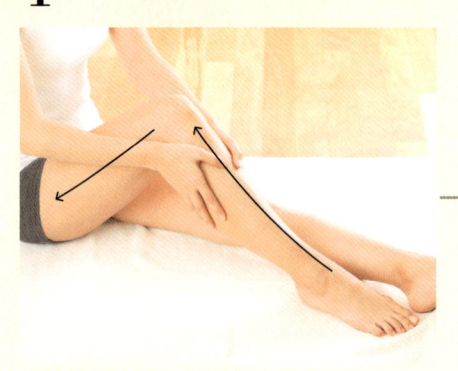

オイルを手にとり、足首からひざ、ひざから太ももに向かって擦り、オイルを脚全体に伸ばします。

2 ひざ下を押す

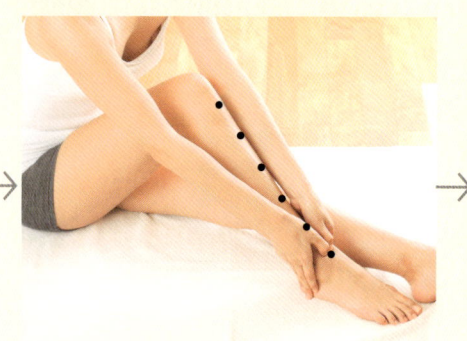

足首からひざに向かって、ひざ下を6カ所ほど親指の腹で押します。

5 太ももを強く擦る

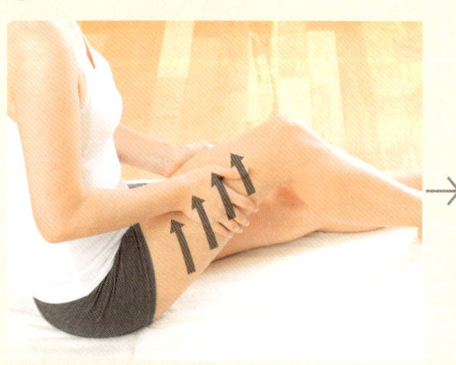

手のひら全体で太ももを包むように握り、太ももを上へ引き上げながら、強めに擦ります。ひざから脚の付け根に向かって擦りましょう。

6 ひざのまわりを擦る

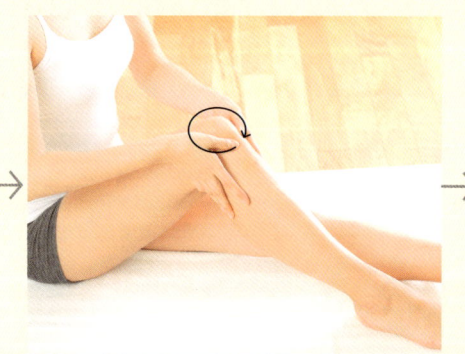

ひざのまわりを、円を描きながら親指で擦ります。

脚は血液を全身にめぐらせるための、ポンプのような役割を果たしています。
脚の血流が悪くなるとむくむだけでなく、全身の不調を招いてしまうことも。
とくにふくらはぎがポイントなので、意識してマッサージを行いましょう。

3 ふくらはぎと太ももの裏を強く擦る

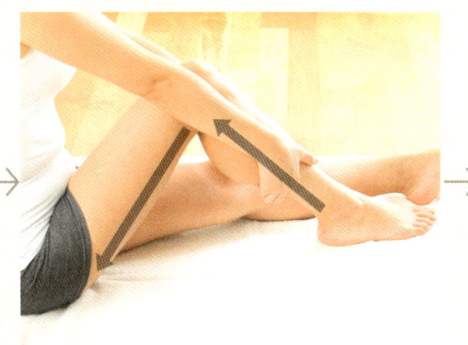

両手のひら全体でふくらはぎを包むように握り、足首からひざに向かって強めに擦ります。同様に、ひざから脚の付け根に向かって、太ももの裏を強めに擦ります。

4 脚の側面を押す

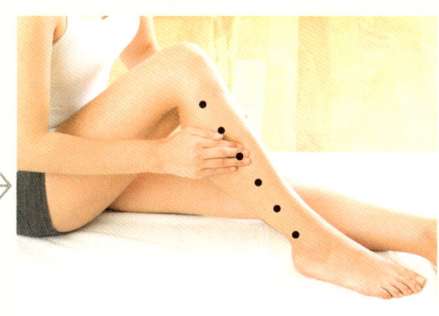

足首からひざに向かって、脚の側面を6カ所ほど人差し指、中指、薬指の腹で押します。

7 ひざのまわりを押す

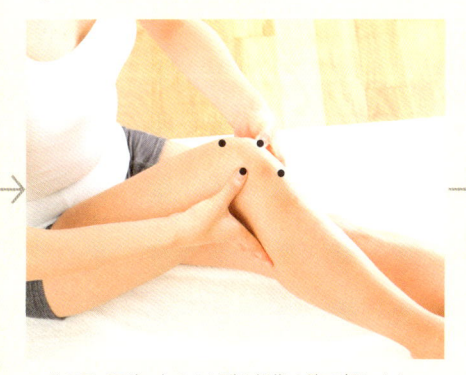

ひざの下、両脇、上の4カ所を親指の腹で押します。

8 ふくらはぎを揉む

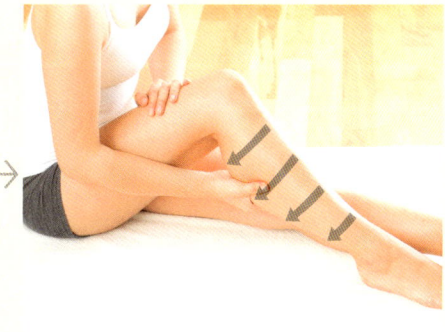

手のひら全体でふくらはぎを包むように握り、下に引っぱるようにして揉みます。足首からひざに向かって揉みましょう。

1 足の甲を擦る

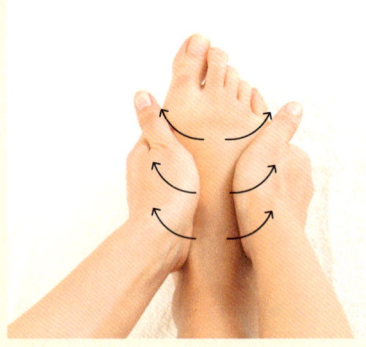

オイルを手にとり、両手のひら全体で足を包むように握ります。足の甲を足裏側に曲げながら、足先からかかとに向かって擦りましょう。

2 指の骨と骨の間を擦る

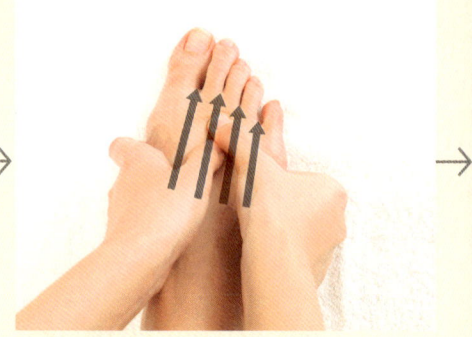

指の骨と骨の間を、親指の腹で擦ります。小指側から親指側に向かって移動しましょう。

5 足裏を押す

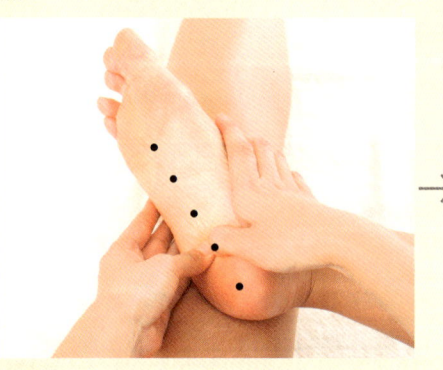

4からかかとに向かって、少しずつ移動しながら親指の腹で押します。

6 かかとからくるぶしを結ぶ線を押す

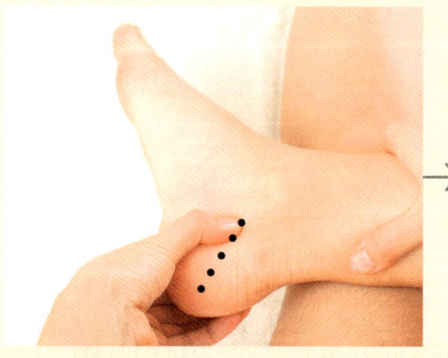

かかとからくるぶしを結ぶ線の上を、親指の腹で押します。かかとからくるぶしに向かって、少しずつ移動しながら押しましょう。

手と同様、足にも全身の内臓とつながるリフレクソロジーポイント（反射区）があり、
意識して触れることで体全体の調子を整えます。また、足の裏は「第2の心臓」と言われるほど
血流にも影響が大きい部分。常にほぐしておくことが肝心です。

3 足の内側を押す

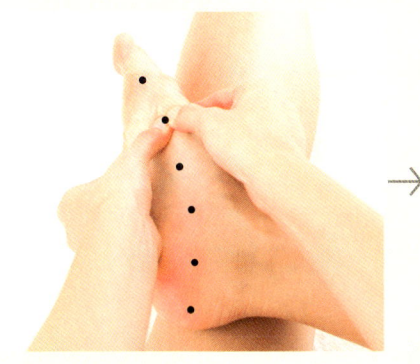

かかとから足先に向かって、足の側面を6カ所ほど親
指の腹で押します。

4 足裏のツボ「湧泉」を押す

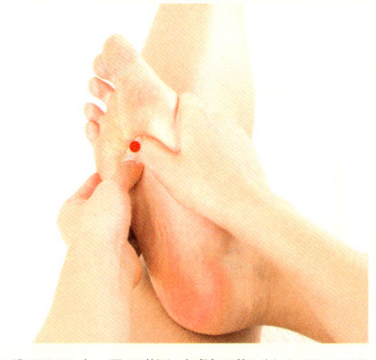

土踏まずのやや上、足の指を内側に曲げたときにでき
る、へこんだ部分を親指の腹で押します。
湧泉＝肉体・精神両方の疲労に役立つツボ。

7 足の指を曲げる

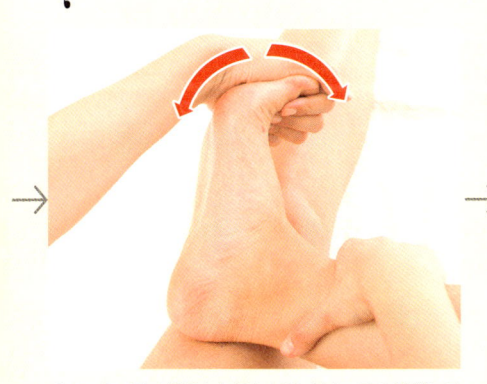

手のひらで足の指5本を包むように持ち、足の甲側にそ
らせます。次に足の裏側にそらせます。

8 足の指を広げる

8a　　　　　8b

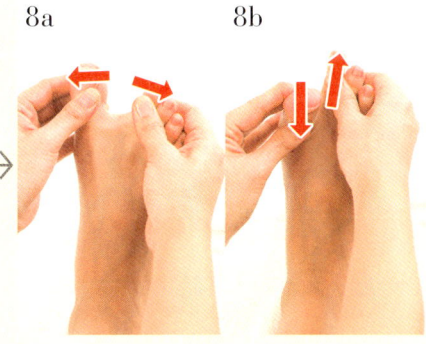

隣り合う指と指を横に大きく広げ（8a）、次に前後に広
げます（8b）。すべての指を同様に行いましょう。

Chapter8

症状別アロマセラピーセルフケア

この章では、日常生活の中で起きやすい症状をあげ、おすすめの精油と使い方を紹介しています。まずはおすすめの精油の中から、自分が心地良く感じる香りを選んで利用してみましょう。そして次はブレンドレシピにチャレンジ。精油の持つ働きが相乗効果となって心身に役立つのはもちろんのこと、きっとその香りの広がりがアロマセラピーの奥深さを教えてくれます。

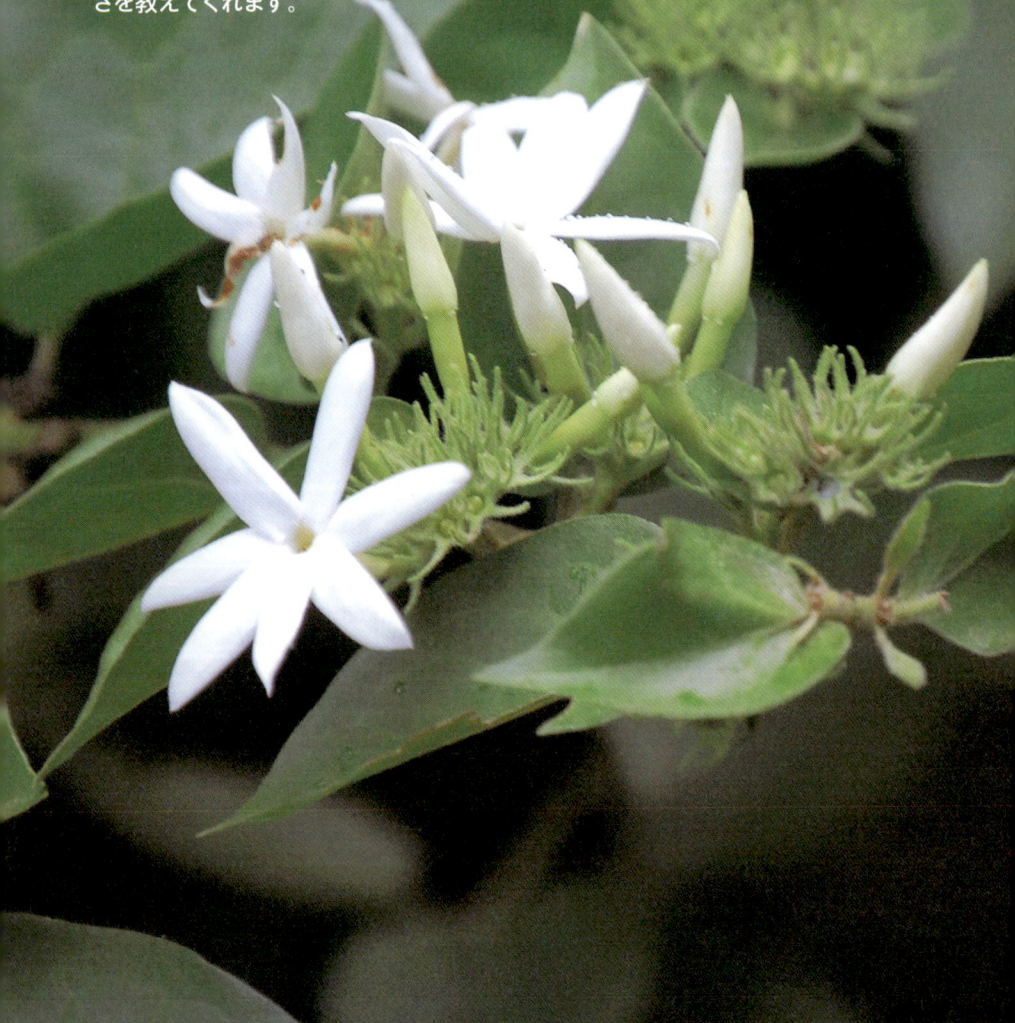

アロマセラピーで
セルフケアを行う前に……

アロマセラピーケアは「治療」ではなく「予防」と「改善」が目的です

体調の変化、環境の影響、加齢などにより、私たちは生活の中で様々な不調和や不具合を感じる場合があります。そのバランスが崩れた状態を整え、より良い状態に導くために利用するのがアロマセラピーケアです。しかし、症状の程度は個々で異なり、精油の持つ香りに対する感じ方にもアロマセラピーにおける反応にもそれぞれの差があります。そのため、アロマセラピーケアは「治療」ではなく、「予防」と「改善」が目的であることを、まずは理解していただきたいと思います。

具体的に、「予防」は私たちの免疫力や自然治癒力を活性して病気を未然に防ぐこと、「改善」はすでに感じている不調和を整えていくことを指します。そのため、実際に熱や痛みがあったり、症状が悪化していたりする場合など、特定の症状がある場合には、まず医師の診断を仰いで適切なケアを行うことを優先してください。自己判断で「医薬品」の代わりに、「アロマセラピーで治す」という考えを持って実践することは、時に悪化を招く場合があります。たとえそれが自分自身の心身であっても、知識を伴わない自己判断は危険であることを十分に理解したうえで、アロマセラピーを生活に取り入れてください。

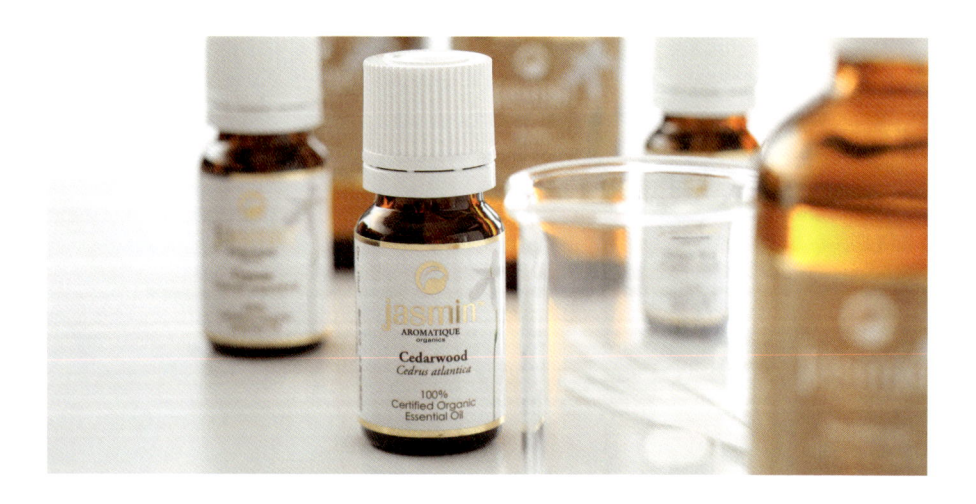

アロマセラピーセルフケアのポイント

1

アロマセラピーは「予防」「改善」に使用するものであり、「治療」の目的で使用しない。

2

発熱や痛みなど特定の症状がある場合は医師の診断を受ける。

3

文献による情報を優先させるのではなく、心地良いと感じる香りを優先して選ぶ。

精油の成分は複雑で神秘的 「好きな香り」を使用するのが前提

アロマセラピーで活用する精油の成分は、大変複雑で神秘的なもの。医薬品と違って効能を完全に特定することができませんが多くの可能性を秘めています。だからこそ、世界中で幅広い人々にアロマセラピーケアが浸透し続けているとも言えます。長年精油を学び続けた私自身も、常に精油が持つ多面性を興味深く感じ勉強を続けています。

精油の働きは「バランスを整える」ことを軸とし、その判断は「個々の感覚」に大きく委ねられています。たとえ、文献などで「この症状に良い」とされていても、机上の理論だけで効果は得られません。使用する本人がその精油の香りが苦手だったり、気分を悪くしてしまったりする場合には、その時点で精油の目的意義自体が失われているからです。逆に、文献では「この症状に良い」とされていない精油でも、その香

りを好んでいれば、気分や体調に良い変化が現れる場合もあります。

精油に対する感覚と理論 両方を合致させることを目指して

自分が「この香りを心地良く感じているか？」という感覚に加え、正しい精油の選択を導いたりサポートしたりするのが、本書のChapter4で紹介している精油にまつわる様々な知識です。その知識があることによって「より目的を持った活用」が実現できると言えます。

とくにアロマセラピーの専門家であれば、化学的な成分分析や理論上判断しやすい文字を指標として学んだり、活用したりすることも重要です。しかし、それだけでは芳香を使った療法であるアロマセラピーの意義をすべて活用できているとは言えません。つまり、感覚と理論が合致した選択がより良い結果を導くということなのです。

症状別アロマセラピーセルフケアの見方・使い方

この章では、日常生活の中で起こりやすい症状別に、アロマセラピーのセルフケアレシピを紹介しています。複数のブレンドレシピを記載していますので、手元にある精油の種類やご自身のライフスタイルに合った方法で活用してください。

❶症状
主に日常生活で多い心身の症状を紹介しています。

❷おすすめの精油
セルフケアに役立つ精油を具体的に紹介しています。また、精油の香りの特徴や、成分・作用も明記しています。

❸おすすめの使い方
Chapter2で紹介しているように、アロマセラピーには様々な利用方法があります。その中から効果的な使い方をピックアップし、アイコンをつけて紹介しています。それぞれの詳しい利用方法は、下記のページで説明しています。

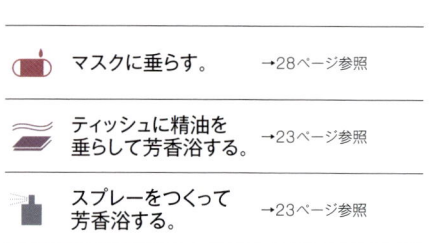
マスクに垂らす。　→28ページ参照

ティッシュに精油を垂らして芳香浴する。　→23ページ参照

スプレーをつくって芳香浴する。　→23ページ参照

アロマバスに入る。　→24〜25ページ参照

手浴・足浴を行う。　→26〜27ページ参照

マッサージする。　→Chapter7参照

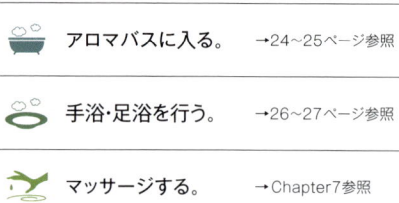
ボディスプレーをつくって塗布する。　→210ページのレシピ参照

植物油と混ぜて塗布する。　→精油と植物油の混ぜ方は177ページ参照

湿布をつくって当てる。　→29ページ参照

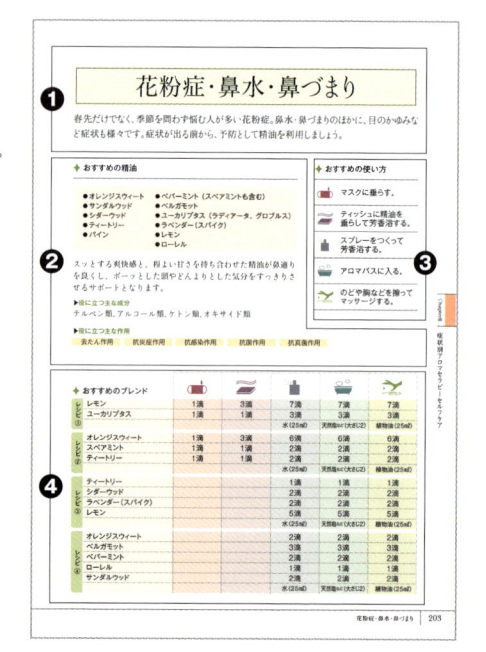

❹おすすめのブレンド
それぞれの症状に対し、3〜4つのブレンドレシピを表で紹介しています。精油の滴数は利用方法によって異なるため、よく確認しましょう。
もちろんおすすめの精油から1本だけ選んで使用してもかまいませんが、ブレンドする精油の数が増えるほど香りに奥行きが出て、長く楽しめます。持っている精油の数が増えたら、ぜひブレンドにチャレンジしてください。

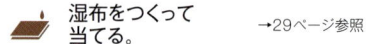
ここで紹介しているのは、予防や初期症状の緩和、改善を目的とした利用方法です。特定の症状がある場合は自己判断せず、かならず医師の診断を受けてください。

日常に役立つ
アロマセラピーケア

日常生活の中で感じる、ちょっとした不調に役立つセルフケアを紹介します。アロマセラピーを「予防」と「改善」に利用することで病気が悪化するのを防ぎ、生活全般の健康維持にも役立ちます。

風邪・インフルエンザ

風邪やインフルエンザは、まず予防と早めの対処が肝心です。流行する前に、おすすめの使い方の中から行いやすい方法で活用を。発熱したら、無理をせず医師の診断を受けましょう。

◆ おすすめの精油

- ●オレンジスウィート
- ●グレープフルーツ
- ●クローブ
- ●シダーウッド
- ●シナモンリーフ
- ●タイム（リナロール）
- ●ティートリー
- ●ペパーミント
- ●ユーカリプタス（ラディアータ）
- ●ラベンダー（真正、スパイク）
- ●レモン
- ●ローズマリー（シネオール1,8）

抗感染作用・抗菌作用・抗真菌作用を持つすっきりとシャープな印象の香りや、体を温める働きのある苦味、スパイシーさを感じる精油などが予防や初期症状に役立ちます。

▶役に立つ主な成分
テルペン類、アルコール類、フェノール類

▶役に立つ主な作用

| 抗ウイルス作用 | 抗炎症作用 | 抗感染作用 | 抗菌作用 |
| 抗真菌作用 | 免疫強壮作用 |

◆ おすすめの使い方

 マスクに垂らす。

ティッシュに精油を垂らして芳香浴する。

 スプレーをつくって芳香浴する。

アロマバスに入る。

◆ おすすめのブレンド

		🕯️	〰️	🔫	🛁
レシピ①	レモン	1滴	3滴	7滴	7滴
	ユーカリプタス（ラディアータ）	1滴	1滴	3滴	3滴
				水（25ml）	天然塩など（大さじ2）
レシピ②	オレンジスウィート	1滴	3滴	7滴	7滴
	ティートリー	1滴	1滴	3滴	3滴
				水（25ml）	天然塩など（大さじ2）
レシピ③	オレンジスウィート			5滴	5滴
	シナモンリーフ			1滴	1滴
	ラベンダー（真正、スパイク）			4滴	4滴
				水（25ml）	天然塩など（大さじ2）
レシピ④	グレープフルーツ			2滴	2滴
	レモン			3滴	3滴
	ペパーミント			1滴	1滴
	クローブ			1滴	1滴
	シダーウッド			2滴	2滴
				水（25ml）	天然塩など（大さじ2）

花粉症・鼻水・鼻づまり

春先だけでなく、季節を問わず悩む人が多い花粉症。鼻水・鼻づまりのほかに、目のかゆみなど症状も様々です。症状が出る前から、予防として精油を利用しましょう。

◆ おすすめの精油

- ●オレンジスウィート
- ●サンダルウッド
- ●シダーウッド
- ●ティートリー
- ●パイン
- ●ペパーミント（スペアミントも含む）
- ●ベルガモット
- ●ユーカリプタス（ラディアータ、グロブルス）
- ●ラベンダー（スパイク）
- ●レモン
- ●ローレル

スッとする爽快感と、程よい甘さを持ち合わせた精油が鼻通りを良くし、ボーッとした頭やどんよりとした気分をすっきりさせるサポートとなります。

▶ 役に立つ主な成分
テルペン類、アルコール類、ケトン類、オキサイド類

▶ 役に立つ主な作用

去たん作用	抗炎症作用	抗感染作用	抗菌作用	抗真菌作用

◆ おすすめの使い方

 マスクに垂らす。

 ティッシュに精油を垂らして芳香浴する。

 スプレーをつくって芳香浴する。

 アロマバスに入る。

 のどや胸などを擦ってマッサージする。

◆ おすすめのブレンド

		🕯	〰	🟦	♨	🌿
レシピ①	レモン	1滴	3滴	7滴	7滴	7滴
	ユーカリプタス	1滴	1滴	3滴	3滴	3滴
				水(25mℓ)	天然塩など(大さじ2)	植物油(25mℓ)
レシピ②	オレンジスウィート	1滴	3滴	6滴	6滴	6滴
	スペアミント	1滴	1滴	2滴	2滴	2滴
	ティートリー	1滴	1滴	2滴	2滴	2滴
				水(25mℓ)	天然塩など(大さじ2)	植物油(25mℓ)
レシピ③	ティートリー			1滴	1滴	1滴
	シダーウッド			2滴	2滴	2滴
	ラベンダー（スパイク）			2滴	2滴	2滴
	レモン			5滴	5滴	5滴
				水(25mℓ)	天然塩など(大さじ2)	植物油(25mℓ)
レシピ④	オレンジスウィート			2滴	2滴	2滴
	ベルガモット			3滴	3滴	3滴
	ペパーミント			2滴	2滴	2滴
	ローレル			1滴	1滴	1滴
	サンダルウッド			2滴	2滴	2滴
				水(25mℓ)	天然塩など(大さじ2)	植物油(25mℓ)

のどの痛み・せき・たん

気管支系にまつわる症状には、まずマスクに精油を垂らす方法が手軽でおすすめ。のどや胸のあたりをマッサージするときは、深呼吸しながら精油の香りを吸い込むようにしましょう。

◆ おすすめの精油

- ●オレンジスウィート
- ●グレープフルーツ
- ●シダーウッド
- ●ジンジャー
- ●ティートリー
- ●フランキンセンス
- ●ペパーミント（スペアミントも含む）
- ●ユーカリプタス（ラディアータ）
- ●ラベンダー（スパイク）
- ●レモン
- ●ローズマリー（シネオール1,8）

菌の繁殖を防いだり、炎症を鎮めたりする働きを持つ、すっきりと爽やかさのある精油や、痛み・せきによる疲れを癒す優しい甘さを感じる精油がおすすめです。

▶役に立つ主な成分
テルペン類、アルコール類、ケトン類、オキサイド類

▶役に立つ主な作用

| 去たん作用 | 抗炎症作用 | 抗感染作用 | 抗菌作用 | 抗真菌作用 |

◆ おすすめの使い方

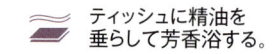 マスクに垂らす。

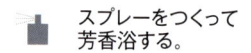 ティッシュに精油を垂らして芳香浴する。

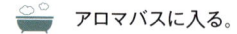 スプレーをつくって芳香浴する。

アロマバスに入る。

のどや胸を擦ってマッサージする。

◆ おすすめのブレンド

		マスク	ティッシュ	スプレー	アロマバス	マッサージ
レシピ①	グレープフルーツ	1滴	3滴	7滴	7滴	7滴
	ローズマリー（シネオール1,8）	1滴	1滴	3滴	3滴	3滴
				水(25㎖)	天然塩など(大さじ2)	植物油(25㎖)
レシピ②	オレンジスウィート	1滴	3滴	7滴	7滴	7滴
	ユーカリプタス（ラディアータ）	1滴	1滴	3滴	3滴	3滴
				水(25㎖)	天然塩など(大さじ2)	植物油(25㎖)
レシピ③	オレンジスウィート			5滴	5滴	5滴
	ユーカリプタス（ラディアータ）			3滴	3滴	3滴
	シダーウッド			2滴	2滴	2滴
				水(25㎖)	天然塩など(大さじ2)	植物油(25㎖)
レシピ④	グレープフルーツ			2滴	2滴	2滴
	レモン			3滴	3滴	3滴
	ペパーミント			2滴	2滴	2滴
	ジンジャー			1滴	1滴	1滴
	フランキンセンス			2滴	2滴	2滴
				水(25㎖)	天然塩など(大さじ2)	植物油(25㎖)

便秘・下痢・消化不良・膨満感

アロマセラピーは「調子を整える」ことが目的のため、便秘と下痢といった相反する症状でも、同じ精油で対処します。消化器系はストレスの影響を受けやすいため、メンタルケアも大切に。

✦ おすすめの精油

- ●オレンジスウィート
- ●カルダモン
- ●グレープフルーツ
- ●カモミールローマン
- ●ゼラニウム
- ●パチュリ
- ●フェンネル
- ●ベティバー
- ●ペパーミント
- ●マンダリン

スパイシーさを感じる甘み、爽快さを感じる甘みなど、全体的に優しさと柔らかさを感じる香りの精油が向いています。それらが消化器系の緊張を和らげ、働きを活性化します。

▶ 役に立つ主な成分
テルペン類、アルコール類、ケトン類、フェノール類の一部、エステル類

▶ 役に立つ主な作用
| 抗ウイルス作用 | 抗炎症作用 | 抗感染作用 | 抗菌作用 | 抗真菌作用 |
| 鎮静作用 | 鎮痛作用 |

✦ おすすめの使い方

 マスクに垂らす。

 ティッシュに精油を垂らして芳香浴する。

 スプレーをつくって芳香浴する。

 アロマバスに入る。

 おなかを擦ってマッサージする。

✦ おすすめのブレンド

レシピ						
レシピ①	オレンジスウィート	1滴	3滴	7滴	7滴	7滴
	ペパーミント	1滴	1滴	3滴	3滴	3滴
				水(25mℓ)	天然塩など(大さじ2)	植物油(25mℓ)
レシピ②	マンダリン	1滴	3滴	7滴	7滴	7滴
	フェンネル	1滴	1滴	3滴	3滴	3滴
				水(25mℓ)	天然塩など(大さじ2)	植物油(25mℓ)
レシピ③	オレンジスウィート			6滴	6滴	6滴
	カルダモン			2滴	2滴	2滴
	ペパーミント			2滴	2滴	2滴
				水(25mℓ)	天然塩など(大さじ2)	植物油(25mℓ)
レシピ④	オレンジスウィート			3滴	3滴	3滴
	マンダリン			2滴	2滴	2滴
	ペパーミント			2滴	2滴	2滴
	ゼラニウム			2滴	2滴	2滴
	ベティバー			1滴	1滴	1滴
				水(25mℓ)	天然塩など(大さじ2)	植物油(25mℓ)

二日酔い・乗り物酔い・吐き気

ムカムカしてなにもしたくない場合は、まず精油をマスクなどに2〜4滴垂らし、深呼吸しながら吸入を。少し気分が落ち着いたら、芳香浴でまわりに香りを漂わせて改善しましょう。

◆ おすすめの精油

- ●オレンジスウィート
- ●ジンジャー
- ●バジル
- ●ペパーミント
- ●レモン
- ●レモングラス

スパイシーな甘味や爽快感のある苦味など、優しい印象の中にもやや刺激を感じる印象の精油がおすすめ。不快感を和らげるとともに、消化器系の働きを活発にします。

▶役に立つ主な成分
テルペン類、アルコール類、アルデヒド類

▶役に立つ主な作用
抗アレルギー作用　抗ウイルス作用　抗炎症作用　抗菌作用　抗真菌作用
食欲増進作用　免疫強壮作用

◆ おすすめの使い方

マスクに垂らす。

ティッシュに精油を垂らして芳香浴する。

スプレーをつくって芳香浴する。

◆ おすすめのブレンド

レシピ①	レモン	1滴	3滴	7滴
	レモングラス	1滴	1滴	3滴
				水(25mℓ)
レシピ②	オレンジスウィート	2滴	3滴	6滴
	バジル	1滴	1滴	2滴
	ペパーミント	1滴	1滴	2滴
				水(25mℓ)
レシピ③	レモン	1滴	1滴	5滴
	ジンジャー	2滴	2滴	1滴
	ペパーミント	1滴	1滴	2滴
				水(25mℓ)

手足のむくみ

むくみの原因は体内に溜まった余分な水分です。入浴後、または手浴や足浴で体を温めたあと、マッサージするのが最も効果的。血液やリンパの流れを良くし、水分排出を促します。

◆ おすすめの精油

- ●イランイラン
- ●オレンジスウィート
- ●グレープフルーツ
- ●サイプレス
- ●シダーウッド
- ●ゼラニウム
- ●パチュリ
- ●ペティグレン
- ●ベルガモット
- ●マージョラム
- ●ユーカリプタス（ラディアータ）
- ●ラベンダー（真正）
- ●レモン

酸味、苦味、深い甘さ、スパイシーさなどが強めで、特徴的な香りの精油が体内循環機能を高めるようにサポート。血液やリンパの流れを活発にし、むくみを和らげます。

▶役に立つ主な成分
テルペン類、アルコール類、ケトン類、アルデヒド類、エステル類

▶役に立つ主な作用

| うっ滞除去作用 | 抗ウイルス作用 | 抗炎症作用 | 抗菌作用 | 抗真菌作用 |
| 神経バランス調整作用 | 鎮けい作用 | 鎮静作用 | 免疫強壮作用 |

◆ おすすめの使い方

 マスクに垂らす。

 ティッシュに精油を垂らして芳香浴する。

 手浴・足浴を行う。

 手足を中心にマッサージする。

◆ おすすめのブレンド

		マスク	ティッシュ	手浴・足浴	マッサージ
レシピ①	レモン	1滴	3滴	3滴	7滴
	ユーカリプタス（ラディアータ）	1滴	1滴	1滴	3滴
				天然塩など（大さじ1）	植物油（25mℓ）
レシピ②	ベルガモット			2滴	5滴
	ラベンダー（真正）			1滴	3滴
	ペティグレン			1滴	2滴
				天然塩など（大さじ1）	植物油（25mℓ）
レシピ③	オレンジスウィート			2滴	6滴
	サイプレス			1滴	3滴
	イランイラン			1滴	1滴
				天然塩など（大さじ1）	植物油（25mℓ）
レシピ④	グレープフルーツ				2滴
	レモン				3滴
	サイプレス				2滴
	ゼラニウム				1滴
	シダーウッド				2滴
					植物油（25mℓ）

冷え・こむらがえり・肩こり

これらの症状に共通する要因は、血液循環の悪さ。血行が良くなれば体も温まり、筋肉のこわばりも緩和されます。まず風呂はシャワーですませず、湯船に浸かることから始めましょう。

◆ おすすめの精油

- ● オレンジスウィート
- ● カルダモン
- ● グレープフルーツ
- ● シダーウッド
- ● ゼラニウム
- ● ジンジャー
- ● パチュリ
- ● ブラックペッパー
- ● マージョラム
- ● ラベンダー（スパイク）
- ● レモン
- ● ローズマリー（シネオール1,8）

優しい甘さや温かさ、爽快感をベースにしながらも、全体的に深いグリーンでウッディな印象の香りを持つ精油が中心。体を温め、筋肉の動きをスムーズにします。

▶ 役に立つ主な成分
テルペン類、アルコール類、ケトン類、エステル類、オキサイド類

▶ 役に立つ主な作用
| 去たん作用 | 抗ウイルス作用 | 抗炎症作用 | 抗菌作用 | 抗真菌作用 |
| 循環促進作用 | 神経バランス調整作用 | 鎮けい作用 | 免疫強壮作用 |

◆ おすすめの使い方

- マスクに垂らす。
- ティッシュに精油を垂らして芳香浴する。
- スプレーをつくって芳香浴する。
- アロマバスに入る。
- 手足・肩を中心にマッサージする。

◆ おすすめのブレンド

		マスク	ティッシュ	スプレー	アロマバス	マッサージ
レシピ①	レモン	1滴	3滴	7滴	7滴	7滴
	ラベンダー（スパイク）	1滴	1滴	3滴	3滴	3滴
				水（25mℓ）	天然塩など（大さじ2）	植物油（25mℓ）
レシピ②	オレンジスウィート	1滴	3滴	6滴	6滴	6滴
	カルダモン	1滴	1滴	2滴	2滴	2滴
	ブラックペッパー	1滴	1滴	2滴	2滴	2滴
				水（25mℓ）	天然塩など（大さじ2）	植物油（25mℓ）
レシピ③	オレンジスウィート			5滴	5滴	5滴
	ジンジャー			1滴	1滴	1滴
	マージョラム			2滴	2滴	2滴
	シダーウッド			2滴	2滴	2滴
				水（25mℓ）	天然塩など（大さじ2）	植物油（25mℓ）
レシピ④	グレープフルーツ			3滴	3滴	3滴
	ローズマリー（シネオール1,8）			3滴	3滴	3滴
	ブラックペッパー			1滴	1滴	1滴
	ゼラニウム			1滴	1滴	1滴
	パチュリ			2滴	2滴	2滴
				水（25mℓ）	天然塩など（大さじ2）	植物油（25mℓ）

眼精疲労・頭痛

パソコンやスマートフォンを扱うことの多い現代人は眼精疲労になりやすく、それが悪化すると頭痛になることも。心地良い香りで、筋肉や神経の緊張を解きほぐしましょう。

◆ おすすめの精油

- ●オレンジスウィート
- ●クラリセージ
- ●ゼラニウム
- ●ネロリ
- ●フランキンセンス

- ●ペティグレン
- ●ペパーミント
  （スペアミントも含む）
- ●ベルガモット
- ●マージョラム

- ●ラベンダー（真正）
- ●レモン
- ●ローズ
- ●ローズマリー
  （シネオール1,8）

重たい目や頭を軽くしてくれるような、クリアな爽快感や程よい苦味を感じる精油、グリーンな甘さを感じる精油が役立ちます。

▶役に立つ主な成分
テルペン類、アルコール類、エステル類、オキサイド類

▶役に立つ主な作用

| うっ滞除去作用 | 血圧降下作用 | 抗ウイルス作用 | 抗炎症作用 | 抗菌作用 |
| 抗真菌作用 | 神経バランス調整作用 | | 鎮けい作用 | 免疫強壮作用 |

◆ おすすめの使い方

 マスクに垂らす。

 ティッシュに精油を垂らして芳香浴する。

 スプレーをつくって芳香浴する。

 アロマバスに入る。

 首や肩をマッサージする。

◆ おすすめのブレンド

レシピ①	ベルガモット	1滴	3滴	7滴	7滴	7滴
	ラベンダー（真正）	1滴	1滴	3滴	3滴	3滴
				水（25mℓ）	天然塩など（大さじ2）	植物油（25mℓ）
レシピ②	オレンジスウィート	1滴	3滴	6滴	6滴	6滴
	スペアミント	1滴	1滴	2滴	2滴	2滴
	クラリセージ	1滴	1滴	2滴	2滴	2滴
				水（25mℓ）	天然塩など（大さじ2）	植物油（25mℓ）
レシピ③	レモン			2滴	2滴	2滴
	ローズマリー（シネオール1,8）			4滴	4滴	4滴
	ペパーミント			1滴	1滴	1滴
	フランキンセンス			3滴	3滴	3滴
				水（25mℓ）	天然塩など（大さじ2）	植物油（25mℓ）
レシピ④	オレンジスウィート			3滴	3滴	3滴
	ベルガモット			2滴	2滴	2滴
	スペアミント			1滴	1滴	1滴
	ネロリ			2滴	2滴	2滴
	フランキンセンス			2滴	2滴	2滴
				水（25mℓ）	天然塩など（大さじ2）	植物油（25mℓ）

虫刺され

病気の媒介にもなる蚊などによる虫刺され。まずは、刺されないように芳香浴やボディスプレーで予防を。刺されたあとは、精油を植物油に混ぜて患部に塗布して手当てしましょう。

◆ おすすめの精油

- ●サンダルウッド
- ●ティートリー
- ●ラベンダー（真正）
- ●シトロネラ
- ●パチュリ
- ●レモン
- ●ゼラニウム
- ●ベティバー
- ●レモングラス

最も役立つのが、レモン調の香りを持つ精油。優しく甘いグリーンな香り、深く重さのあるウッディな香りの精油などもおすすめです。

▶役に立つ主な成分
テルペン類、アルコール類、ケトン類、アルデヒド類、エステル類

▶役に立つ主な作用

抗ウイルス作用	抗炎症作用	抗菌作用	抗真菌作用
神経強壮作用	鎮けい作用	鎮静作用	鎮痛作用
免疫強壮作用			

◆ おすすめの使い方

 ティッシュに精油を垂らして芳香浴する。

 ボディスプレーをつくって塗布する。

 植物油と混ぜて塗布する。

＊シトロネラ Citronella

◆DATA
学 名	Cymbopogon nardus	
科 名	イネ科	
抽出部位	葉	
精油製造法	水蒸気蒸留法	
ノート	トップ	

虫除けには抜群の働きを持つ精油。蚊や害虫対策、衣類の虫除けなどに使われます。

◆ おすすめのブレンド

レシピ	精油			
レシピ①	シトロネラ*	1滴	3滴	3滴
	ラベンダー（真正）	2滴	7滴	7滴
			水（25mℓ）	植物油（25mℓ）
レシピ②	レモン	1滴	2滴	2滴
	レモングラス	2滴	4滴	4滴
	ラベンダー（真正）	2滴	4滴	4滴
			水（25mℓ）	植物油（25mℓ）
レシピ③	レモン	2滴	4滴	4滴
	シトロネラ*	1滴	2滴	2滴
	ゼラニウム	1滴	2滴	2滴
	パチュリ	1滴	2滴	2滴
			水（25mℓ）	植物油（25mℓ）
レシピ④	ティートリー		3滴	3滴
	シトロネラ*		1滴	1滴
	レモングラス		2滴	2滴
	ラベンダー（真正）		2滴	2滴
	サンダルウッド		2滴	2滴
			水（25mℓ）	植物油（25mℓ）

軽いやけど

日常生活の中でうっかり負った軽いやけどなら、精油を利用してすぐに対処することで悪化を防げます。ただし、皮膚がただれるなど重症の場合は、かならず医師の治療を受けてください。

◆ おすすめの精油

- ●ゼラニウム
- ●ラベンダー（真正）

軽いやけどに役立つのは、優しい香りが漂う上記の2種です。炎症や痛みを和らげると同時に、やけどを負ったときの動揺を鎮めます。

▶役に立つ主な成分
アルコール類、エステル類

▶役に立つ主な作用

| 抗炎症作用 | 抗菌作用 | 抗真菌作用 | 鎮静作用 |

| 鎮痛作用 | はんこん形成作用 |

◆ おすすめの使い方

冷湿布する。

植物油と混ぜて塗布する。

◆ おすすめのブレンド

レシピ			
レシピ①	ゼラニウム	2滴	8滴
			植物油（25mℓ）
レシピ②	ラベンダー（真正）	2滴	8滴
			植物油（25mℓ）
レシピ③	ゼラニウム	1滴	4滴
	ラベンダー（真正）	1滴	4滴
			植物油（25mℓ）

応急処置に役立つ精油の作用

　軽いやけどであれば、上記のレシピを参考にすぐに精油で手当てをすることでヒリヒリしたり赤くなったりした皮膚を鎮めることができます。また、症状がおさまったあとも、しばらくラベンダーを植物油に混ぜて塗布するのがおすすめです。ラベンダーにははんこん形成作用という傷の治りを促す働きがあり、やけどの跡が残るのを防ぎます。

疲労感・精神疲労・不眠・不安感

ストレスによる心の不調は、身体的な不調につながる場合が多々あります。リラックスできるお気に入りの香りを傍に置いておくのは、対処の第一歩。香りが心の健康をサポートします。

◆ おすすめの精油

- ●イランイラン
- ●オレンジスウィート
- ●クラリセージ
- ●スペアミント
- ●ゼラニウム
- ●タイム（リナロール）
- ●ネロリ
- ●パチュリ
- ●フランキンセンス
- ●ベティバー
- ●ベルガモット
- ●ラベンダー（真正）
- ●ローズ
- ●ローレル

優しく穏やかな甘さのある香りや、深く重さのあるウッディな香りが、心身に心地良くおすすめです。疲れや緊張、不安感を温かく包み込み、癒してくれます。

▶役に立つ主な成分
テルペン類、アルコール類、ケトン類、エステル類

▶役に立つ主な作用
| 血圧降下作用 | 抗ウイルス作用 | 抗炎症作用 | 抗菌作用 | 鎮けい作用 |
| 鎮静作用 | 鎮痛作用 | 免疫強壮作用 |

◆ おすすめの使い方

- ティッシュに精油を垂らして芳香浴する。
- スプレーをつくって芳香浴する。
- アロマバスに入る。
- 好きな部位をマッサージする。

◆ おすすめのブレンド

		ティッシュ	スプレー	アロマバス	マッサージ
レシピ①	ベルガモット	3滴	7滴	7滴	7滴
	ネロリ	1滴	3滴	3滴	3滴
			水（25mℓ）	天然塩など（大さじ2）	植物油（25mℓ）
レシピ②	オレンジスウィート	3滴	6滴	6滴	6滴
	スペアミント	1滴	2滴	2滴	2滴
	ローレル	1滴	2滴	2滴	2滴
			水（25mℓ）	天然塩など（大さじ2）	植物油（25mℓ）
レシピ③	オレンジスウィート		5滴	5滴	5滴
	クラリセージ		1滴	1滴	1滴
	ゼラニウム		2滴	2滴	2滴
	パチュリ		2滴	2滴	2滴
			水（25mℓ）	天然塩など（大さじ2）	植物油（25mℓ）
レシピ④	ベルガモット		4滴	4滴	4滴
	スペアミント		2滴	2滴	2滴
	ネロリ		2滴	2滴	2滴
	イランイラン		1滴	1滴	1滴
	ベティバー		1滴	1滴	1滴
			水（25mℓ）	天然塩など（大さじ2）	植物油（25mℓ）

集中力アップ・やる気アップ

集中力ややる気をアップしたいときは、まず爽やかな香りの芳香浴を。可能であれば、仕事のミーティングなどでの利用もおすすめです。皆の意識が高まり、スムーズな進行が期待できます。

◆ おすすめの精油

- ● ペパーミント
- ● レモン
- ● レモングラス
- ● ローズマリー（シネオール1,8）

すっきりとシャープさを感じる香り、レモン調のクリアな香りが、集中力アップ、やる気アップにはぴったりです。上記の精油は比較的、男女を問わず好まれる香りです。

▶ **役に立つ主な成分**
テルペン類、アルコール類、ケトン類、オキサイド類

▶ **役に立つ主な作用**

去たん作用	血圧上昇作用	抗ウイルス作用	抗炎症作用
抗菌作用	循環促進作用	鎮痛作用	免疫強壮作用

◆ おすすめの使い方

 ティッシュに精油を垂らして芳香浴する。

 スプレーをつくって芳香浴する。

 アロマバスに入る。

 好きな部位をマッサージする。

◆ おすすめのブレンド

レシピ①		〜	💨	🛁	🌿
	レモン	3滴	7滴	7滴	7滴
	ローズマリー（シネオール1,8）	1滴	3滴	3滴	3滴
			水（25㎖）	天然塩など（大さじ2）	植物油（25㎖）
レシピ②	レモン	3滴	5滴	5滴	5滴
	ペパーミント	2滴	3滴	3滴	3滴
	レモングラス	1滴	2滴	2滴	2滴
			水（25㎖）	天然塩など（大さじ2）	植物油（25㎖）
レシピ③	レモン		5滴	5滴	5滴
	ペパーミント		1滴	1滴	1滴
	ローズマリー（シネオール1,8）		2滴	2滴	2滴
	レモングラス		2滴	2滴	2滴
			水（25㎖）	天然塩など（大さじ2）	植物油（25㎖）

精油の働きの軸は「バランスを整える」こと

　通常、便秘と下痢で同じ医薬品を使うことはありませんが、アロマセラピーでは、このような正反対の症状に同じ精油を使うことは少なくありません（205ページ参照）。なぜなら、精油の働きの軸は「バランスを整える」ことにあるからです。便秘も下痢も消化器系の機能が乱れた結果であるため、その機能バランスを整えることを目的に、精油を用います。

　これはメンタル面でも同様です。私が以前、大学で行った実験を紹介しましょう。気分的に落ち込みを感じているグループと、高揚を感じているグループに分け、両方のグループにまったく同じオレンジスウィートの精油を活用しました。私自身は、この精油の特性として、落ち込みを感じているグループのみがバランスを整えて高揚を感じるようになると予測していたのですが、結果は、高揚を感じているグループも落ち着きを取り戻し、平常心になるという結果が出たのです。つまり、両方のグループにバランス作用が発揮され、落ち込みを感じるグループと高揚を感じているグループというまったく違う症状であっても、それぞれ正常なバランスを取り戻すという結果となりました。私はこの実験を通して、精油を使って生じる結果は決してひとつではないことを実感しました。

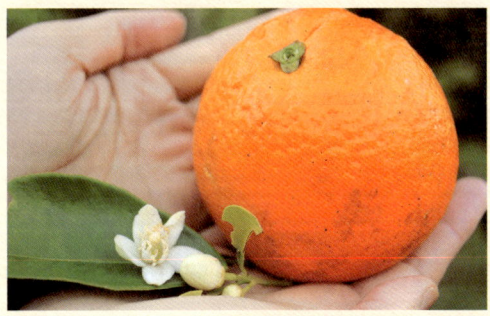

オレンジ
スウィート

女性のための
アロマセラピーケア

月経にまつわる様々な症状や美容に役立つ利用方法を紹介します。女性の健康や美容に深く結びついているのがホルモンバランスです。その仕組みを知ることで自らの体のバイオリズムも理解でき、体調管理もしやすくなります。

女性ホルモンの基礎知識

女性の体はホルモンの影響を受け、約28日周期で変化します。
まずは、女性ホルモンとはなにか、どのような働きがあるのか、その基礎を学びましょう。

エストロゲンとプロゲステロン 2種類の女性ホルモン

　女性の体と心は、ホルモンとそのバランスの影響を大変受けやすくなっています。皆さんの中にも「なんとなく調子が悪いな」と感じ、その原因が「ホルモンバランスの変化なのでは？」と思ったことのある方も少なくないでしょう。女性ホルモンは大きく分けて、エストロゲン（卵胞ホルモン）とプロゲステロン（黄体ホルモン）の2種類があります。エストロゲンは肌、髪、胸などを美しく保つなど女性らしさを発揮するために重要な役割を担い、プロゲステロンは体温の上昇や月経周期を安定させるなどの働きがあります。いずれも、女性が妊娠するためには必要不可欠なものです。

排卵を境に ホルモンバランスが変化

　この2種類の女性ホルモンは、右ページのグラフのように、時期によって分泌量が変化します。女性の月経周期（バイオリズム）は一般的に28日間。月経が始まった初日を1日目として数え、そこから28日間で排卵と月経が繰り返されますが、排卵を境に前半はエストロゲンの分泌が優位になり、後半はプロゲステロンの分泌が優位になります。このホルモンバランスの変化が、体と心に変化をもたらす場合があり、自律神経の安定にも深く関わっているとされています。

　18〜19ページで述べたように、精油の香りを嗅ぐと、その芳香分子は電気的信号となって嗅覚から脳へと伝わります。つまり、香りと女性ホルモンの分泌に深く関わる脳は、密接な関係があるということです。そのため、産婦人科の分野ではアロマセラピーケアの導入に対し積極的で、歴史的にも活発に行われてきました。

女性ホルモンの主な働き

- 骨を丈夫にする。
- 血管を強くし、悪玉コレステロールを減らす。
- 自律神経を安定させる。
- 肌や髪の美しさを保つ。
- 脳に働き、記憶力を維持する。
- 気分を明るくする。
- 子宮や卵巣、膣の働きを活発にする。
- 乳房を膨らませ、女性らしい体をつくる。

女性ホルモンバランスの変化

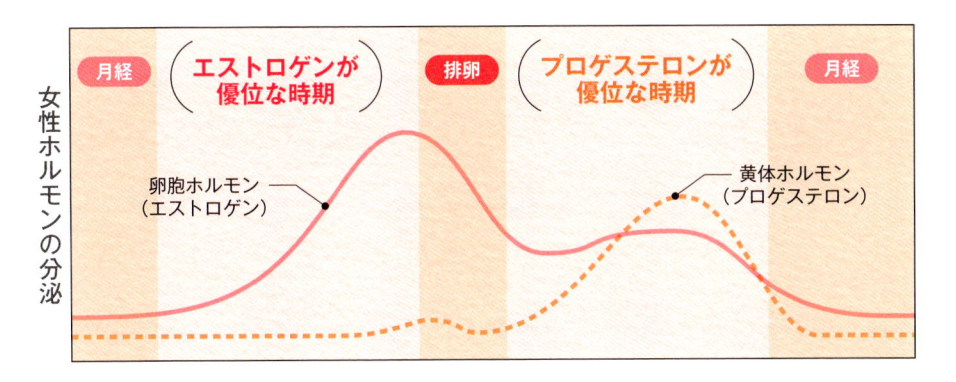

女性ホルモンの分泌

| 月経 | （エストロゲンが優位な時期） | 排卵 | （プロゲステロンが優位な時期） | 月経 |

卵胞ホルモン（エストロゲン）

黄体ホルモン（プロゲステロン）

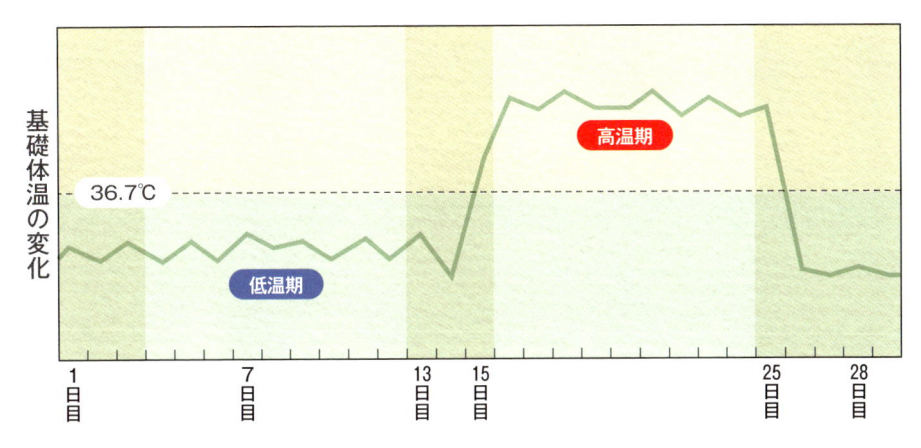

基礎体温の変化

36.7℃

高温期

低温期

| 1日目 | 7日目 | 13日目 | 15日目 | 25日目 | 28日目 |

月経後から排卵日まで

エストロゲンが優位な時期

体調は安定していて気分も良く、肌や髪にツヤがあります。28日の周期の中で、女性が美しく輝いているときとも言えます。代謝が良くなってデトックス効果が上がるため、ダイエットにも向いている時期です。
→218ページ参照

排卵後から月経が始まるまで

プロゲステロンが優位な時期

あまり体調が優れず、精神的にも不安定になりがち。この時期に心身に起きる不調がPMS（月経前症候群）です。代謝が落ちて循環が悪くなるため、むくみや肌荒れなども起こりやすくなる時期です。
→219ページ参照

月経後から排卵日までのケア

月経から排卵までの期間は、体が妊娠に備えてエストロゲンの分泌が優位になり、代謝も良くなって、心身ともに活動的な時期。体内循環を良くする精油で、デトックスをサポートしましょう。

◆ おすすめの精油

- ●グレープフルーツ
- ●サイプレス
- ●シダーウッド
- ●ジュニパーベリー
- ●ジンジャー
- ●ブラックペッパー
- ●ラベンダー（スパイク）
- ●レモン
- ●ローズマリー（シネオール1,8）

アクティブな刺激や循環をサポートする、さっぱりとした香りの精油を積極的に活用しましょう。体内に溜まった余分なものを排出し、心身ともにリフレッシュできます。

▶ 役に立つ主な成分
テルペン類、アルコール類、エステル類

▶ 役に立つ主な作用

| 抗炎症作用 | 抗菌作用 | 抗真菌作用 | 収れん作用 | 鎮けい作用 |
| 鎮静作用 | ホルモンバランス調整作用 |

◆ おすすめの使い方

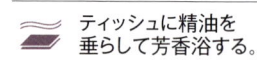 ティッシュに精油を垂らして芳香浴する。

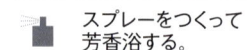 スプレーをつくって芳香浴する。

アロマバスに入る。

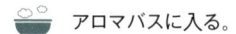 好きな部位をマッサージする。

◆ おすすめのブレンド

		≋	🝆	♨	🌿
レシピ①	グレープフルーツ	3滴	7滴	7滴	7滴
	ローズマリー（シネロール1,8）	1滴	3滴	3滴	3滴
			水（25ml）	天然塩など（大さじ2）	植物油（25ml）
レシピ②	レモン	3滴	5滴	5滴	5滴
	ジュニパーベリー	1滴	2滴	2滴	2滴
	ラベンダー（スパイク）	2滴	3滴	3滴	3滴
			水（25ml）	天然塩など（大さじ2）	植物油（25ml）
レシピ③	グレープフルーツ		4滴	4滴	4滴
	ラベンダー（スパイク）		1滴	1滴	1滴
	サイプレス		2滴	2滴	2滴
	シダーウッド		3滴	3滴	3滴
			水（25ml）	天然塩など（大さじ2）	植物油（25ml）
レシピ④	レモン		4滴	4滴	4滴
	ラベンダー（スパイク）		1滴	1滴	1滴
	ジンジャー		1滴	1滴	1滴
	ブラックペッパー		2滴	2滴	2滴
	シダーウッド		2滴	2滴	2滴
			水（25ml）	天然塩など（大さじ2）	植物油（25ml）

排卵後から月経が始まるまでのケア

排卵後から月経までは、プロゲステロンの分泌が優位で、不調を感じやすい時期。無理をしたり、ストレスを抱えると不調が悪化しやすいため、香りの力を借りてリラックスを心掛けましょう。

◆ おすすめの精油

- ●イランイラン
- ●オレンジスウィート
- ●カモミールローマン
- ●サンダルウッド
- ●スペアミント
- ●ゼラニウム
- ●ティートリー
- ●ネロリ
- ●フランキンセンス
- ●ペティグレン
- ●ベルガモット
- ●マージョラム
- ●マンダリン

◆ おすすめの使い方

 ティッシュに精油を垂らして芳香浴する。

 スプレーをつくって芳香浴する。

 アロマバスに入る。

 好きな部位をマッサージする。

ゆったりと落ち着いて過ごせるように、リラックス効果のある精油がおすすめです。まったりとした甘い花の香りや柑橘系、深みを感じる香りが心身への負担を軽減します。

▶ 役に立つ主な成分
テルペン類、アルコール類、エステル類

▶ 役に立つ主な作用
抗炎症作用　抗菌作用　抗真菌作用　収れん作用　鎮けい作用
鎮静作用　ホルモンバランス調整作用

◆ おすすめのブレンド

レシピ①	オレンジスウィート	3滴	7滴	7滴	7滴
	ティートリー	1滴	3滴	3滴	3滴
			水(25mℓ)	天然塩など(大さじ2)	植物油(25mℓ)
レシピ②	ベルガモット	3滴	5滴	5滴	5滴
	ネロリ	1滴	2滴	2滴	2滴
	サンダルウッド	2滴	3滴	3滴	3滴
			水(25mℓ)	天然塩など(大さじ2)	植物油(25mℓ)
レシピ③	オレンジスウィート		5滴	5滴	5滴
	スペアミント		2滴	2滴	2滴
	ゼラニウム		2滴	2滴	2滴
	イランイラン		1滴	1滴	1滴
			水(25mℓ)	天然塩など(大さじ2)	植物油(25mℓ)
レシピ④	オレンジスウィート		3滴	3滴	3滴
	ベルガモット		2滴	2滴	2滴
	カモミールローマン		1滴	1滴	1滴
	マージョラム		2滴	2滴	2滴
	フランキンセンス		2滴	2滴	2滴
			水(25mℓ)	天然塩など(大さじ2)	植物油(25mℓ)

PMS（月経前症候群）と月経痛

月経の2〜10日前くらいから心身に現れる不調がPMS

217ページの表で、排卵後から月経までのプロゲステロンの分泌が優位になる時期に起こるのが、PMS（Premenstrual Syndromeの略、月経前症候群）です。PMSは、月経が始まる2〜10日前くらいから心身の不調を引き起こし、月経が始まると、それまでの症状が解消されるのが特徴です。症状やその程度は人によって様々で、本人は気がつかないというケースもあります。実際、PMSの自覚がないと、体調不良と思って内科で診察を受けても「異常なし」と診断され、原因不明のまま悩まされる場合もあります。PMSの原因はホルモンバランスのほかに偏った食生活、ストレスなど色々な説がありますが、個人差もあるため、現段階ではすべてが解明されているわけではありません。

プロスタグランジンが分泌され腹痛や頭痛などを発症

月経痛は軽いものなら誰もが経験があると思いますが、中には仕事や学校などを休むほど辛かったり、休んでいてもひどい痛みのために苦しんだり、鎮痛剤を飲んでも効かないほど重い場合も。運動療法（定期的な運動を行うこと）が症状を軽くするとも考えられ、タバコやお酒の過度な摂取や生活習慣も悪化の原因になるとされています。

月経時は、子宮内膜からプロスタグランジンというホルモンが分泌されます。これが子宮を収縮させたり、子宮の血行を悪くしたり、下痢や吐き気、骨盤の痛みなどの"月経痛を起こすホルモン"です。痛みがひどい方は、このプロスタグランジンの分泌量が、正常の人より多いとされています。

ぜひ、アロマセラピーを症状の緩和や体調を整えるサポートに役立ててください。

PMSの主な症状

- イライラ
- 憂うつ
- 落ち込み
- 集中力の欠如
- 肌荒れ
- むくみ
- 体重増加　など

月経痛の主な症状

- 腹痛
- 便秘
- 下痢
- 吐き気
- 頭痛
- 筋肉のけいれん　など

✦ おすすめの精油

- ●イランイラン
- ●オレンジスウィート
- ●カモミールローマン
- ●カルダモン
- ●クラリセージ

- ●ゼラニウム
- ●ネロリ
- ●フランキンセンス
- ●ベティバー
- ●ベルガモット

- ●マージョラム
- ●ユーカリプタス（ラディアータ）
- ●ローズ

フローラルを中心に、優しくて甘い香りが心身のつらさを助けます。普段は甘い香りが苦手でも、月経前になると好きになるという方も。それが精油がもたらす香りの効能を表しています。

▶役に立つ主な成分
テルペン類、アルコール類、エステル類

▶役に立つ主な作用

| 抗炎症作用 | 抗菌作用 | 抗真菌作用 | 収れん作用 | 鎮けい作用 |
| 鎮静作用 | ホルモンバランス調整作用 |

✦ おすすめの使い方

 ティッシュに精油を垂らして芳香浴する。

 スプレーをつくって芳香浴する。

アロマバスに入る。

好きな部位をマッサージする。

✦ おすすめのブレンド

		ティッシュ	スプレー	アロマバス	マッサージ
レシピ①	ベルガモット	3滴	7滴	7滴	7滴
	ネロリ	1滴	3滴	3滴	3滴
			水（25mℓ）	天然塩など（大さじ2）	植物油（25mℓ）
レシピ②	オレンジスウィート	3滴	5滴	5滴	5滴
	クラリセージ	1滴	2滴	2滴	2滴
	ゼラニウム	2滴	3滴	3滴	3滴
			水（25mℓ）	天然塩など（大さじ2）	植物油（25mℓ）
レシピ③	オレンジスウィート		5滴	5滴	5滴
	カルダモン		2滴	2滴	2滴
	ローズ		1滴	1滴	1滴
	ベティバー		2滴	2滴	2滴
			水（25mℓ）	天然塩など（大さじ2）	植物油（25mℓ）
レシピ④	ベルガモット		3滴	3滴	3滴
	ユーカリプタス（ラディアータ）		2滴	2滴	2滴
	ネロリ		2滴	2滴	2滴
	イランイラン		1滴	1滴	1滴
	フランキンセンス		2滴	2滴	2滴
			水（25mℓ）	天然塩など（大さじ2）	植物油（25mℓ）

日常生活に支障があるようなら婦人科の受診を

　PMSや月経痛など、婦人科系のセルフケアにアロマセラピーを役立てたいと思う方は多く、もちろん様々な効果が期待できます。ただ、寝込むほど頭痛がする、食欲が増して極端に体重が増える、鏡で視てすぐわかるほどむくむなど、顕著に症状が出たり日常生活に支障があったりするようであれば、我慢せずに婦人科の診察を受けましょう。症状に合わせた治療法が施され、きっと心身ともに楽になります。

更年期のトラブル

エストロゲン減少で生じる様々なトラブルや不調和

　下記の表のように、女性は年齢を重ねると、45歳前後を境に卵巣機能が衰え、女性ホルモン（エストロゲン）の分泌量が減少していきます。そして、閉経を迎えるわけですが、その前後10年間が更年期と呼ばれます。ホルモンバランスが乱れることによって、イライラや憂鬱感が高まるほか、自律神経（体温・呼吸・血圧・情動・睡眠などを管理）をコントロールしている脳や骨などにも影響して、様々なトラブルや不調和が心身に生じます。これらの症状やそ

の程度には、個人差があります。もちろん男性にも更年期はありますが、急激にホルモンバランスが減少する女性に対し、男性は徐々に減少していくため変化がわかりにくく、これまで注目されることも少なかったようです。

　PMSや月経痛同様、アロマセラピーは更年期のトラブルにも大変有効です。ただし、更年期になると血圧が高くなる方も多いため、精油を利用する際は、個々の状況を把握し、注意事項を確認しましょう。もし日常生活に支障があるようなら、婦人科の受診を。ホルモン補充療法（HRT）などのケアが施され、症状軽減に役立ちます。

年 齢 に よ る ホ ル モ ン 分 泌 量 の 変 化

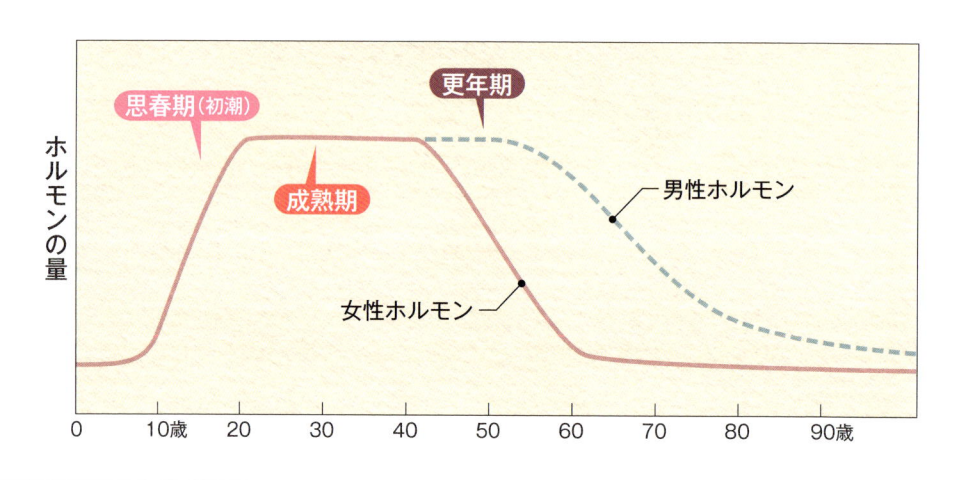

更年期に起こる主な症状

- ● ほてり、のぼせ、多汗
- ● めまい、耳鳴り
- ● 手足のしびれ
- ● 便秘、下痢
- ● 冷え
- ● 肩こり、腰痛
- ● 食欲不振
- ● 息切れ、動悸
- ● 頭痛
- ● のどの渇き

✦ おすすめの精油

- ● イランイラン
- ● ジャスミン
- ● フランキンセンス
- ● オレンジスウィート
- ● ジュニパー
- ● ベティバー
- ● カルダモン
- ● スペアミント
- ● ベルガモット
- ● クラリセージ
- ● ゼラニウム
- ● ローズ
- ● グレープフルーツ
- ● ネロリ
- ● サンダルウッド
- ● パチュリ

女性らしさを感じる、まったりと甘い花の香りや、深呼吸を促すようなどっしりとした深みのある香りが、様々な不調を抱えて疲れてしまった心身を優しく包みます。

✦ おすすめの使い方

≈ ティッシュに精油を垂らして芳香浴する。

スプレーをつくって芳香浴する。

アロマバスに入る。

好きな部位をマッサージする。

▶役に立つ主な成分
テルペン類、アルコール類、エステル類

▶役に立つ主な作用

| 抗炎症作用 | 抗菌作用 | 抗真菌作用 | 収れん作用 | 鎮けい作用 |

| 鎮静作用 | ホルモンバランス調整作用 |

✦ おすすめのブレンド

				🛁	🌿
レシピ①	オレンジスウィート	3滴	7滴	7滴	7滴
	ローズ	1滴	3滴	3滴	3滴
			水(25mℓ)	天然塩など(大さじ2)	植物油(25mℓ)
レシピ②	ベルガモット	3滴	5滴	5滴	5滴
	カルダモン	1滴	2滴	2滴	2滴
	ネロリ	2滴	3滴	3滴	3滴
			水(25mℓ)	天然塩など(大さじ2)	植物油(25mℓ)
レシピ③	グレープフルーツ		4滴	4滴	4滴
	ジュニパー		2滴	2滴	2滴
	ローズ		1滴	1滴	1滴
	パチュリ		3滴	3滴	3滴
			水(25mℓ)	天然塩など(大さじ2)	植物油(25mℓ)
レシピ④	オレンジスウィート		4滴	4滴	4滴
	スペアミント		2滴	2滴	2滴
	ネロリ		1滴	1滴	1滴
	イランイラン		1滴	1滴	1滴
	サンダルウッド		2滴	2滴	2滴
			水(25mℓ)	天然塩など(大さじ2)	植物油(25mℓ)

肌の基礎知識

肌は女性ホルモンのサイクルと同様、約28日周期で細胞が入れ替わります。
生活習慣を整え、この周期を正常に繰り返すことが美肌づくりの基本と言えます。

肌が生まれ変わる周期は28日
この周期の乱れが肌荒れの原因

皮膚は、下図のように表皮・真皮・皮下組織と呼ばれる3つの層から構成されています。私たちが手で触れているのが表皮で、表皮細胞が新しく入れ替わることを「ターンオーバー」と呼びます。通常、ターンオーバーのサイクルは28日周期が目安。健康な状態であれば、このサイクルで肌は生まれ変わります。しかし、心身の不調和など、なんらかの原因でこの機能がうまく働かないと、肌荒れやトラブルの原因となります。また、年齢を重ねることでこのサイクルはどんどん長くなり、60代では100日周期になるとも言われています。

食事や生活習慣の結果が
肌に映し出される

皮膚は決して表面だけで成り立っている器官ではなく、体の中の最も広く大切な臓器のひとつとも捉えられます。つまり、私たちが普段摂取する食事、そして生活習慣の結果のすべてが、鏡として肌に映し出されると言っても過言ではないでしょう。

精油は肌に良い働きをたくさん持ち合わせ、多くの化粧品に利用されています。ただし、肌質によっては刺激となる場合があるので、使用量には注意が必要です。また、肌に直接精油の原液を塗布することはできません。かならず植物油で希釈して使用し、体は2.5%以下、顔は1%以下の希釈濃度で使用してください（176ページ参照）。とくに敏感肌やアトピー性皮膚炎などのアレルギーを持っている方は、十分に注意して利用してください。

皮 膚 の 構 造

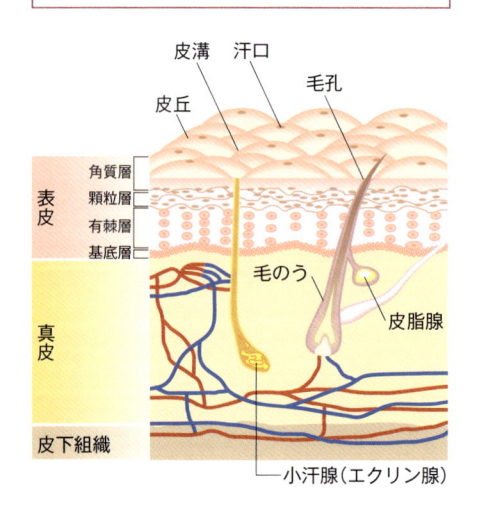

皮溝　汗口
皮丘　毛孔
角質層
顆粒層
有棘層
基底層
表皮
毛のう
皮脂腺
真皮
皮下組織
小汗腺（エクリン腺）

ニキビ・皮脂のバランスの崩れ

男性ホルモンの刺激で起こる過剰な皮脂分泌は、毛穴を詰まらせニキビの原因に。皮脂バランスの乱れは、過剰なストレスによって慢性化するため、肌だけでなく心のケアも重要です。

◆ おすすめの精油

- ●ティートリー
- ●ネロリ
- ●ラベンダー（真正）
- ●レモン
- ●レモングラス

抗菌・抗真菌作用があるさっぱりとした香りの精油を中心に活用を。顔に使用するため、アルコール類とエステル類をベースとする刺激が少ない精油を選びましょう。

▶役に立つ主な成分
アルコール類、エステル類

▶役に立つ主な作用

| 抗炎症作用 | 抗真菌作用 | 抗菌作用 | 収れん作用 |
| 皮脂分泌調整作用 | | ホルモンバランス調整作用 | |

◆ おすすめの使い方

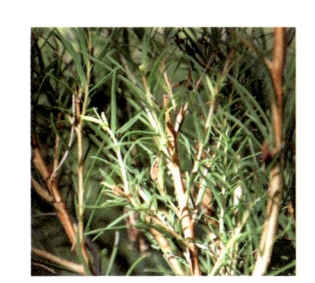

顔をマッサージする。

◆ おすすめのブレンド

		🕊
レシピ①	ティートリー	2滴
	ラベンダー（真正）	1滴
	植物油（15mℓ）	
レシピ②	レモン	1滴
	ティートリー	2滴
	植物油（15mℓ）	
レシピ③	レモン	1滴
	ティートリー	1滴
	ラベンダー（真正）	1滴
	植物油（15mℓ）	
レシピ④	ティートリー	1滴
	レモングラス	1滴
	ネロリ	1滴
	植物油（15mℓ）	

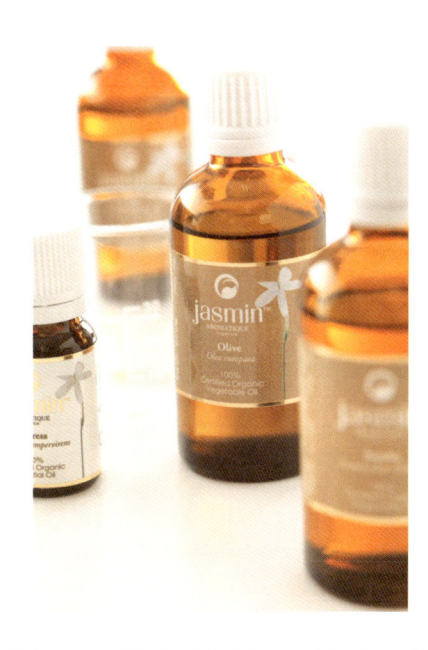

日焼け・美白・シミ・しわ・乾燥

長時間、多量の紫外線に肌をさらされたり、乾燥した状態が続いたりすると、様々な肌トラブルを生じます。精油で劇的に改善することは難しいため、日々の予防と日常のケアが大切です。

◆ おすすめの精油

- ●イランイラン
- ●カモミールローマン
- ●ゼラニウム
- ●ティートリー
- ●ネロリ
- ●フランキンセンス
- ●ラベンダー（真正）
- ●ローズ

花から抽出した優しい香りの精油が中心となります。肌そのもののシステムに深く関わっているホルモンバランスや自律神経の働きを、香りでサポートしましょう。

▶役に立つ主な成分
アルコール類、エステル類

▶役に立つ主な作用

| 抗炎症作用 | 抗真菌作用 | 抗菌作用 | 収れん作用 |
| 皮脂分泌抑制作用 | | ホルモンバランス調整作用 | |

◆ おすすめの使い方

 マッサージする。

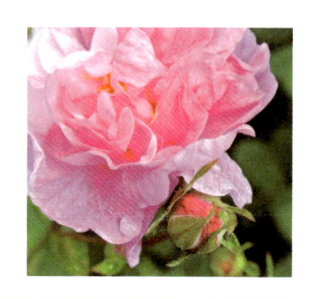

◆ おすすめのブレンド

レシピ①		
	ゼラニウム	2滴
	ラベンダー（真正）	1滴
	植物油（15mℓ）	
レシピ②	ラベンダー（真正）	2滴
	イランイラン	1滴
	植物油（15mℓ）	
レシピ③	ティートリー	1滴
	カモミールローマン	1滴
	ネロリ	1滴
	植物油（15mℓ）	
レシピ④	ラベンダー（真正）	1滴
	ローズ	1滴
	フランキンセンス	1滴
	植物油（15mℓ）	

多量の紫外線吸収はターンオーバーで改善できずシミに

私たちが紫外線を浴びると、表皮の基底層に点在するメラノサイトでつくられるメラニン色素が吸収と拡散の働きを担います。それが肌の黒ずみの原因となりますが、通常はターンオーバーを繰り返すことで改善されます。しかし、多量の紫外線を長時間・長期間吸収すると、その色素沈着が真皮層で蓄積されてしまうことに。これにより、表皮のターンオーバーでは改善しにくくなり、その結果シミとなってしまいます。また、このような状況は、肌の水分量や保湿力なども同時に低下させて乾燥を招き、しわの原因にもなります。そうならないために、紫外線の強い夏場やリゾート地だけでなく、日頃から日焼け対策を心掛けましょう。

育毛・頭皮ケア

頭皮の血流循環が育毛にも影響を与えますが、頭皮は皮膚の一部であり、コンディションは生活習慣やホルモンバランスと密接に関わっています。頭皮の健康と併せてケアを心掛けましょう。

◆ おすすめの精油

- ●オレンジスウィート
- ●シダーウッド
- ●ティートリー
- ●フランキンセンス
- ●ローズマリー（シネロール1,8）
- ●ラベンダー（真正）
- ●レモン

清潔感と爽快感のあるグリーンな香りの精油が、毛穴の詰まりを改善するとともに、気分もすっきり。頭皮マッサージは育毛にも、頭皮ケアにも大変有効なので、習慣にしましょう。

▶役に立つ主な成分
アルコール類、エステル類、オキサイド類

▶役に立つ主な作用

| 抗炎症作用 | 抗菌作用 | 抗真菌作用 | 循環促進作用 | 免疫強壮作用 |

◆ おすすめの使い方

 頭皮をマッサージする。

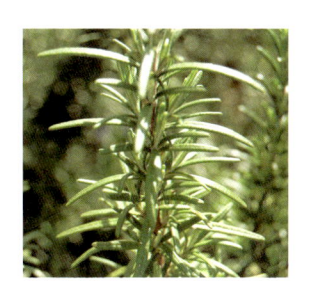

◆ おすすめのブレンド

レシピ①	レモン	3滴
	ローズマリー（シネオール1,8）	2滴
	植物油（15mℓ）	
レシピ②	オレンジスウィート	2滴
	ローズマリー（シネオール1,8）	2滴
	シダーウッド	2滴
	植物油（15mℓ）	
レシピ③	レモン	2滴
	ローズマリー（シネオール1,8）	1滴
	ティートリー	1滴
	フランキンセンス	1滴
	植物油（15mℓ）	
レシピ④	オレンジスウィート	2滴
	ティートリー	1滴
	ラベンダー（真正）	1滴
	シダーウッド	1滴
	植物油（15mℓ）	

頭皮マッサージは
お風呂に入る前にしっかりと

左記に紹介しているブレンドレシピでマッサージオイルをつくったら、180〜181ページを参考に頭皮をしっかりマッサージしましょう。頭皮の血液循環が良くなり、育毛にもつながります。マッサージを行うタイミングは、塗布したあとオイルがベタつくため、風呂に入る前がベスト。頭皮マッサージをすると、シャンプー後の髪のツヤもアップします。

Column

心と肌の密接な関係

　私は小さな頃からアトピー性皮膚炎で、肌が赤くなったり湿疹になったりする症状に悩まされてきました。大学4年生の12月のときのことです。体はかゆく、顔は湿疹でパンパンに膨らみ、目や唇は腫れ、外出もままならない状態に。病院に行っても「原因はストレスなのでは」と言われただけで、強い医薬品を飲んで症状を鎮めるしかありませんでした。その後も、疲れると同じような症状を繰り返し発症していました。

　数年が過ぎ、英国でアロマセラピースクールに通っていたときにも同じ症状が出ました。精油について勉強し始めていた私は、ラベンダーとゼラニウムを植物油に混ぜて、塗布してみたのです。すると、湿疹と腫れがスーッとひき、気持ちがすごく楽になる感覚を初めて体験しました。そして、似た症状に悩む友人が試したところ、同じような改善が見られたのです。

　もちろん、精油は医薬品ではなく、アロマセラピーは治療ではありません。また、私に見られた改善がすべての人に見られるとは限りません。ただ、精神的なストレスが要因で身体的な症状が出る場合、しかもそれが慢性的であるほど、アロマセラピーが役立つことを自ら実感する体験でした。精油はたくさんの素晴らしい可能性を秘めています。正しく使って、あなたのセルフケアにもアロマセラピーをぜひ役立ててください。

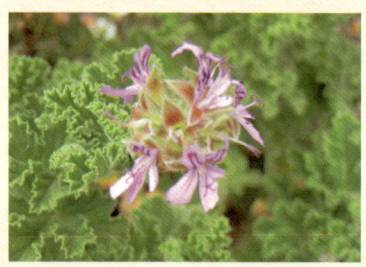
ゼラニウム

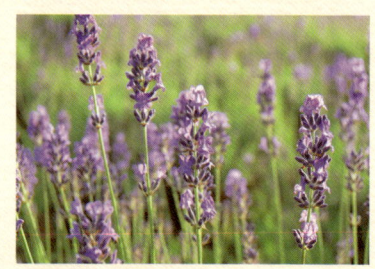
ラベンダー

運動時の
アロマセラピーケア

疲労回復や筋肉痛など、運動したあとのフィジカル面のケアはもちろんのこと、集中力アップや緊張の緩和といったメンタル面のケアにも大いに役立つのがアロマセラピーです。パフォーマンスのアップに、ぜひ役立てください。

パフォーマンスを上げるための
アロマセラピー

スポーツで良い結果を出すにはメンタル（精神面）とフィジカル（肉体面）の両方が充実していることが大切。そのために、アロマセラピーが良きサポートとなります。

スポーツでの活用が
アロマセラピーとの出合い

　私自身がアロマセラピーと出合うきっかけとなったのは、運動時のメンタルケアへの活用でした。高校生のときはインターハイに、大学では国体や全日本大会に出場するなど、テニス競技に集中すべき生活を送っていました。その間に、メンタルトレーニングやスポーツ心理学に深く興味を抱くようになり、パラリンピックの競技をサポートするボランティアなどにも参加するなど、選手以外にもスポーツに関する様々な体験

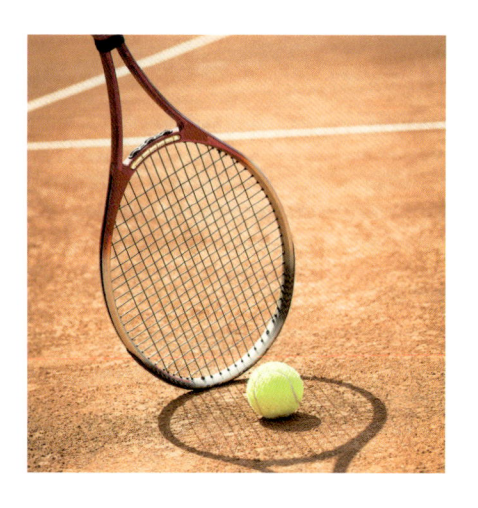

をしました。

　また、大学の先輩が研究として、アスリートに対するアロマセラピーの活用を試みていることを知り、「香り」が競技者にどのように影響を与えるかを、初めて考えるようになりました。そして、試合時に自分自身に活用したのが、私のアロマセラピーケアの始まりと言えます。

互いに強く関係し、影響し合う
メンタルとフィジカル

　これは、スポーツを健康維持や趣味のために楽しんでいる多くの方と、競技としてハードに取り組んでいらっしゃる方の両方に共通して言えることなのですが、メンタルとフィジカルは常に深く関係し、影響し合っています。個人差はありますが、「メンタル面がどのように保たれるか」ということが、「いかに競技を楽しめるか」ということにダイレクトに影響しています。

　私自身も選手時代は、メンタル面の弱さで練習時に嫌な感情を抱いたことがありますし、試合においてもちょっとした心の隙間が原因で負ける経験を何度もしました。

今振り返ると、このような経験ができて本当に良かったと思っています。なぜなら「メンタル面とフィジカル面はつながっている」ことを、身を持って実感できたからです。その両方のバランスがとれ、最終的には状況をいかに「楽しめるか」が、「挑戦したい、向上したい」と思うモチベーションと行動につながります。そしてメンタル面とフィジカル面の両方に働きかけてバランスをとり、相乗効果を与えてくれるのがアロマセラピーの可能性です。

練習時・試合時など **ON** のときにおすすめの精油
- カルダモン
- ブラックペッパー
- ペパーミント
- レモン
- ローズマリー（1,8 シネオール）

- カモミールローマン
- ゼラニウム
- ベルガモット
- ラベンダー

練習後・リラックス時など **OFF** のときにおすすめの精油

心の切り替えをスムーズにするアロマセラピー

236 ページでも述べていますが、私は以前、北京五輪ヨットチームやある高校のバドミントンチームのサポートと研究にあたりました。その中でわかったのは、香りが選手たちの気持ちを切り替えるスイッチになるということ。具体的には集中するときに嗅ぐ香りと、リラックスするときに嗅ぐ香りを決めて生活の中に定着させます。すると、この香りがするときは緊張する時間、この香りがするときはリラックスする時間と体が覚え、香りがオンとオフを切り替える動機づけになったのです。

選手たちは大きな大会になればなるほど緊張が高まるわけですが、その状態が長く続くと肝心の試合のときに息切れしてしまいます。選手たちに必要な休みをとらせるために、この2つのチームはアロマセラピーが良きサポートとなりました。

香りがトレーニングの充実やパフォーマンスの向上をサポート

次ページでは、「呼吸を整える」をテーマにレシピを紹介していますが、これもスポーツにアロマセラピーを生かす代表的な例と言えます。呼吸を意識することは、運動するうえで重要なポイントです。その呼吸をより意識するために、自分の好きな「香り」を用いれば、より深く息を吸い込むことができるようになります。その結果、いつもより良いパフォーマンスや充実したトレーニングにつながるのです。香りは緊張を和らげたり、気持ちを奮い立たせたりする働きもあるため、それを意識すれば、さらなる効果が期待できます。

現在、スポーツの分野でもアロマセラピーを活用しようという動きが活発になっています。278〜281 ページでは、その分野のエキスパートである神﨑貴子さんの活動も紹介していますので、ぜひ参考にしてみてください。

呼吸を整える

呼吸は私たちの心身そして体の仕組みにおいても大変重要な役割を担っています。呼吸を意識し整えることは、運動時のパフォーマンス向上はもちろん、心身の健康にもつながります。

◆ おすすめの精油

- ●オレンジスウィート
- ●グレープフルーツ
- ●サンダルウッド
- ●シダーウッド
- ●ゼラニウム
- ●ティートリー
- ●パチュリ
- ●フランキンセンス
- ●ペパーミント（スペアミントを含む）
- ●ベルガモット
- ●ユーカリプタス（ラディアータ）
- ●ラベンダー（真正）
- ●レモン
- ●レモングラス
- ●ローズマリー（シネオール1,8）

爽快感がある香り、優しく甘い香りなどがおすすめですが、なにより大切なのは、自身に心地良い香りであることです。香りを意識することで、呼吸に対する意識も高まります。

◆ おすすめの使い方

ティッシュに精油を垂らして芳香浴する。

スプレーをつくって芳香浴する。

アロマバスに入る。

胸のあたりをマッサージする。

▶役に立つ主な成分
テルペン類、アルコール類、ケトン類、アルデヒド類、フェノール類、エステル類、オキサイド類

▶役に立つ主な作用

去たん作用　抗ウイルス作用　抗炎症作用　抗菌作用　抗真菌作用
循環促進作用　鎮静作用　鎮痛作用　免疫強壮作用

◆ おすすめのブレンド

		ティッシュ	スプレー	アロマバス	マッサージ
レシピ①	オレンジスウィート	3滴	7滴	7滴	7滴
	スペアミント	1滴	3滴	3滴	3滴
			水(25mℓ)	天然塩など(大さじ2)	植物油(25mℓ)
レシピ②	レモン	2滴	6滴	6滴	6滴
	ローズマリー(シネオール1,8)	1滴	2滴	2滴	2滴
	フランキンセンス	1滴	2滴	2滴	2滴
			水(25mℓ)	天然塩など(大さじ2)	植物油(25mℓ)
レシピ③	オレンジスウィート		5滴	5滴	5滴
	ゼラニウム		2滴	2滴	2滴
	パチュリ		3滴	3滴	3滴
			水(25mℓ)	天然塩など(大さじ2)	植物油(25mℓ)
レシピ④	ベルガモット		3滴	3滴	3滴
	ペパーミント		2滴	2滴	2滴
	ラベンダー(真正)		2滴	2滴	2滴
	サンダルウッド		3滴	3滴	3滴
			水(25mℓ)	天然塩など(大さじ2)	植物油(25mℓ)

緊張の緩和・集中力アップ

例えば大事な試合のとき、緊張し過ぎたり、集中できなかったりしては、良い結果を得ることができません。平常心でプレイできるように香りでサポートし、練習の成果を発揮しましょう。

◆ おすすめの精油

- ● オレンジスウィート
- ● グレープフルーツ
- ● サンダルウッド
- ● シダーウッド
- ● ゼラニウム
- ● ティートリー

- ● フランキンセンス
- ● ペパーミント
  （スペアミントを含む）
- ● ベルガモット
- ● ユーカリプタス
  （ラディアータ）

- ● ラベンダー（真正）
- ● レモン
- ● レモングラス
- ● ローズマリー
  （シネオール1,8）

◆ おすすめの使い方

 ティッシュに精油を垂らして芳香浴する。

 スプレーをつくって芳香浴する。

 アロマバスに入る。

 好きな部位をマッサージする。

すっきりとシャープな香りや、優しく甘い香りが落ち着きを取り戻すために効果的。試合直前はティッシュなどに垂らしてすぐ傍らで香らせ、気分を切り替えると良いでしょう。

▶ 役に立つ主な成分
テルペン類、アルコール類、ケトン類、アルデヒド類、エステル類、オキサイド類

▶ 役に立つ主な作用

| 去たん作用 | 抗ウイルス作用 | 抗炎症作用 | 抗菌作用 | 抗真菌作用 |
| 循環促進作用 | 鎮静作用 | 鎮痛作用 | 免疫強壮作用 | |

◆ おすすめのブレンド

レシピ		ティッシュ芳香浴	スプレー	アロマバス	マッサージ
レシピ①	オレンジスウィート	3滴	7滴	7滴	7滴
	スペアミント	1滴	3滴	3滴	3滴
			水（25mℓ）	天然塩など（大さじ2）	植物油（25mℓ）
レシピ②	レモン	2滴	6滴	6滴	6滴
	ローズマリー（シネオール1,8）	1滴	2滴	2滴	2滴
	シダーウッド	1滴	2滴	2滴	2滴
			水（25mℓ）	天然塩など（大さじ2）	植物油（25mℓ）
レシピ③	ベルガモット		4滴	4滴	4滴
	ペパーミント		1滴	1滴	1滴
	ラベンダー（真正）		2滴	2滴	2滴
	サンダルウッド		3滴	3滴	3滴
			水（25mℓ）	天然塩など（大さじ2）	植物油（25mℓ）
レシピ④	オレンジスウィート		4滴	4滴	4滴
	ペパーミント		1滴	1滴	1滴
	ティートリー		1滴	1滴	1滴
	ゼラニウム		2滴	2滴	2滴
	シダーウッド		2滴	2滴	2滴
			水（25mℓ）	天然塩など（大さじ2）	植物油（25mℓ）

運動後の疲労回復と筋肉痛

フィジカルとメンタルの両方に疲労感を伴う場合は、精油を活用しながら深呼吸し、入浴後にたっぷりの睡眠を。十分に体を休め、運動時に失われたエネルギーを補充しましょう。

◆ おすすめの精油

- ●イランイラン
- ●オレンジスウィート
- ●カモミールローマン
- ●サンダルウッド
- ●ティートリー
- ●ネロリ
- ●パチュリ
- ●ブラックペッパー
- ●フランキンセンス
- ●プティグレン
- ●ペパーミント（スペアミントも含む）
- ●ベルガモット
- ●マージョラム
- ●ユーカリプタス（グロブルス、ラディアータ）
- ●ラベンダー（スパイク）
- ●レモン
- ●レモングラス
- ●ローズマリー（シネオール1,8、カンファー）

気分をリフレッシュさせるシャープさや苦味のある香り、リラックスさせる優しく甘い香りなどが心身の疲れを癒します。アロマバスやマッサージのときも深呼吸しながら香りを感じましょう。

▶役に立つ主な成分
テルペン類、アルコール類、ケトン類、エステル類、オキサイド類

▶役に立つ主な作用
抗ウイルス作用　抗炎症作用　抗菌作用　抗真菌作用　循環促進作用　鎮静作用　鎮痛作用　免疫強壮作用

◆ おすすめの使い方

- ティッシュに精油を垂らして芳香浴する。
- スプレーをつくって芳香浴する。
- アロマバスに入る。
- 好きな部位をマッサージする。

◆ おすすめのブレンド

レシピ		芳香浴	スプレー	アロマバス	マッサージ
①	オレンジスウィート	3滴	7滴	7滴	7滴
	ネロリ	1滴	3滴	3滴	3滴
			水（25mℓ）	天然塩など（大さじ2）	植物油（25mℓ）
②	レモン	2滴	6滴	6滴	6滴
	ラベンダー（スパイク）	1滴	2滴	2滴	2滴
	サンダルウッド	1滴	2滴	2滴	2滴
			水（25mℓ）	天然塩など（大さじ2）	植物油（25mℓ）
③	オレンジスウィート		4滴	4滴	4滴
	ブラックペッパー		2滴	2滴	2滴
	カモミールローマン		1滴	1滴	1滴
	パチュリ		3滴	3滴	3滴
			水（25mℓ）	天然塩など（大さじ2）	植物油（25mℓ）
④	ベルガモット		4滴	4滴	4滴
	スペアミント		2滴	2滴	2滴
	マージョラム		1滴	1滴	1滴
	イランイラン		1滴	1滴	1滴
	サンダルウッド		2滴	2滴	2滴
			水（25mℓ）	天然塩など（大さじ2）	植物油（25mℓ）

関節痛・打撲

下記のレシピは症状が良くなったあと、再発予防や改善継続のために利用しましょう。痛みがある場合は医師の診断や治療を受けることが最優先です。

◆ おすすめの精油

- ●イランイラン
- ●オレンジスウィート
- ●カモミールジャーマン
- ●カモミールローマン
- ●サンダルウッド
- ●ジンジャー
- ●ティートリー
- ●ネロリ
- ●パチュリ
- ●ブラックペッパー
- ●ベルガモット
- ●マージョラム
- ●ラベンダー（スパイク）
- ●レモン

◆ おすすめの使い方

 手浴・足浴を行う。

 軽くマッサージする。

 症状に応じて温湿布または冷湿布をつくって当てる。

温かく優しい香りが痛みを和らげ、痛みに伴う疲労感を癒します。手浴・足浴、軽いマッサージ、湿布が直接的には有効ですが、芳香浴で香りを漂わせるのも、気分転換になります。

▶ 役に立つ主な成分
テルペン類、アルコール類、ケトン類、エステル類

▶ 役に立つ主な作用

| 抗ウイルス作用 | 抗炎症作用 | 抗菌作用 | 抗真菌作用 | 循環促進作用 |
| 鎮静作用 | 鎮痛作用 |

◆ おすすめのブレンド

レシピ①	レモン	3滴	7滴	3滴
	ジンジャー	1滴	3滴	1滴
		天然塩など（大さじ1）	植物油（25mℓ）	
レシピ②	オレンジスウィート	2滴	6滴	2滴
	ラベンダー（スパイク）	1滴	2滴	1滴
	ネロリ	1滴	2滴	1滴
		天然塩など（大さじ1）	植物油（25mℓ）	
レシピ③	ベルガモット		4滴	
	ティートリー		2滴	
	カモミールジャーマン		1滴	
	サンダルウッド		3滴	
			植物油（25mℓ）	
レシピ④	オレンジスウィート		3滴	
	ブラックペッパー		2滴	
	マージョラム		1滴	
	カモミールローマン		1滴	
	パチュリ		3滴	
			植物油（25mℓ）	

状態によって処置方法が異なるため、正しい判断を

　一般的に、関節痛のケアには、血行を良くしたり温めたりする方法が良いとされていますが、関節炎になり炎症がある場合などは、温めずに冷やす方法を選択する必要があります。それを自身で見極めるのは大変難しく、自己判断は危険です。もちろん打撲も同様。早く完治するためにも、まずは医師の診断を受けましょう。

高校生たちに「休むこと」を教えた精油の力

2006年頃、私はインターハイ出場を目指すある高校のバドミントン部のサポートをしました。強豪校でしたし、まわりからの期待も大きく、選手たちはかなりのプレッシャーを感じていました。そのプレッシャーに打ち勝つために極限まで練習するわけですが、追い込み過ぎると肝心の試合で結果が出せなくなってしまいます。練習が終わっても宿舎に戻っても、常に緊張が続いている様子を見て、チームの監督から「選手たちを休ませてほしい」という依頼を受けました。

私は選手たちと面談し、まずリラックスを目的とした香りをブレンドしました。そして、練習が終わったあとのクールダウンのとき、お風呂のとき、宿舎に帰ったあと、その香りを空気中に拡散したり、試香紙に垂らしたりして嗅いでもらうようにしました。つまり、「練習が終わると、この香りが漂う」という習慣をつけたのです。しばらくすると、だんだん練習時の緊張と、練習後のリラックスを切り替えられるようになり、練習が終わると表情も柔らかくなっていきました。「この香りがすると、休んでいい時間」ということを、「条件付け」として無意識のうちに覚えていったのです。

良いバランスで休むことを覚えた選手たちは、練習時の集中力が高まり、試合のパフォーマンスも一段と上がりました。そして、見事インターハイ出場の切符を手に入れました。ひたすら打ち込むことはできても、自らをコントロールする力はまだ備わっていない高校生だからこそ、香りによるサポートが果たす役割が大きいと理解する経験でした。

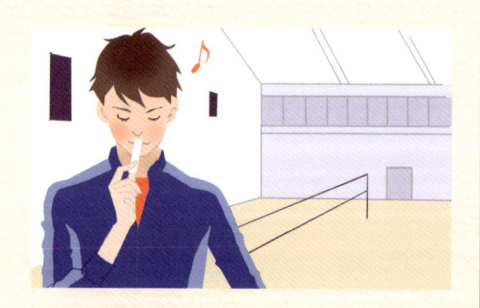

高齢者のための
アロマセラピーケア

最近は介護施設などでもアロマセラピーを取り入れる機会が増えました。アロマセラピーは高齢者の体のケアに役立ちますが、ケアする側とされる側双方のコミュニケーションツールとしても大きな役割を果たします。

高齢者ケアでの
アロマセラピーの役割

アロマセラピーの認知度が高まったことで、最近では介護施設などにも導入する動きが出ています。香りは介護される側とする側、双方に良い効果が期待できます。

国内外で注目されている
高齢者へのアロマセラピーケア

　高齢者ケアの分野では、不眠や不穏状態、睡眠障害[1]、せん妄[2]、意欲低下、原因不明の痛み、情緒のムラなどにアロマセラピーが有効活用できると考えられます。そして、これらの症状はQOL（Quality Of Life・生活の質）に大変大きな影響を与えるものでもあります。実際の現場では、様々な対応がされているわけですが、睡眠剤や鎮静剤の投与は腎臓や肝臓の機能低下などへの影響が懸念されており、どのようにQOLの保持と共存させていくのかは大きな課題です。その中で、国内外を問わず注目されて

いるのが、アロマセラピーなのです。

*1　時間に関わらず寝起きを繰り返す状態。
*2　錯覚や幻覚が多く、軽度の意識障害を伴う状態。

認知症のケアとして
精油の有用性が注目される

　最近では、ある大学の研究で認知症ケアとしてアロマセラピーを導入し、その効果が立証され、大きな話題となりました。治療が難しい認知症において、医薬品と同等の効果を得られるというもので、これを機に日常のケアとしてアロマセラピーが幅広く認識されるようになったと言えます。また、実際に認知症を発症する前から利用することで予防の効果も十分に期待され、そ

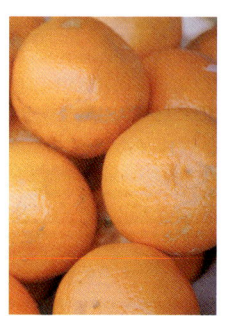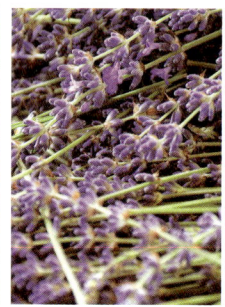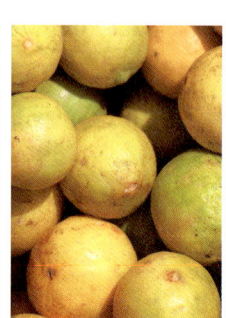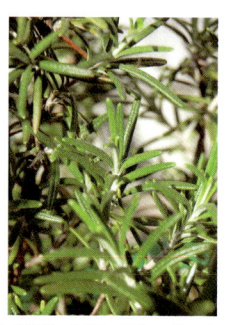

オレンジスウィート、ラベンダー、レモン、ローズマリー（カンファー）は、認知症への効果が期待される精油。ただし、正しい使い方をすることがなにより大切です。

の有用性が高まっています。

その仕組みは、香りを嗅ぐこと（感じること）によって、嗅神経を効果的に刺激し、嗅覚と連動して働く脳内の海馬（記憶を司る部分）に作用。その結果、認知症ケアにつながるというものです。大学の研究では、オレンジスウィート、ラベンダー、レモン、ローズマリー（カンファー）の４種の活用が取り上げられていますが、認知症の予防という観点では、個人の好みで選ばれたそれぞれの香りにおいても、十分に効果が期待されていくのではないかと思います。

ケアされる側、する側双方の心身を癒すアロマセラピー

もうひとつ、高齢者ケアで挙げられるのが、コミュニケーションツールとしてのアロマセラピーです。高齢者ケアは、ケアをされる側とケアする側、その両者にとって、継続的な疲労感や意欲低下、不眠、そして不安や心配などを伴います。それは、常にネガティブな面とポジティブな面の両面を持ち合わせており、結果的にストレスとなって様々な不定愁訴につながることが少なくありません。

補完療法としてのアロマセラピーの有用性は、多くの高齢者への影響が認知されているのは事実であり、ケアする側のメンタル面にも効果が期待できます。空間に好きな香りを漂わせるのはもちろんのこと、手浴や足浴にも利用できますし、ハンドマッサージやフットマッサージに利用すること

もできます。肌に触れ合うスキンタッチは互いの心を癒しますし、香りにまつわる思い出などの語らいは、心を通わせるきっかけになるかもしれません。このように香りは、有効なコミュニケーションツールになり得るのです。

高齢者への使用量は健康な成人の半分の量から

高齢者ケアにおけるアロマセラピーで気をつける必要があるのは、精油の使用量です。Chapter2では様々なアロマセラピーの利用方法と使用する精油の滴数を紹介していますが、これは健康な成人の使用を前提としています。高齢者のケアで手浴・足浴、湿布など肌に精油を使用する場合は、少なめの滴数で行いましょう。次ページから紹介するおすすめのブレンドは、ほかのページのブレンドに比べて、滴数を減らしていますので参考にしてください。さらにお湯の温度にも、細心の注意が必要です。アロマバスに使用する基材は天然塩より肌に優しい植物油、牛乳、ハチミツなどを使用したほうが良いでしょう。

マッサージオイルをつくる場合も（176〜177ページ参照）同様です。1%以下の希釈濃度で行い、植物油は保湿性が高くて栄養価も高いホホバ油などを使用することをおすすめします。肌の状態が良くない場合（湿疹、発疹、かぶれなど）は精油が皮膚刺激になることもあるため、植物油のみで行いましょう。

免疫力アップ

免疫力とは病気に抵抗する力のことで、QOLの向上や日常の健康を支えるために不可欠です。高齢者になると免疫力は落ちますが、その予防にアロマセラピーが大変有用とされています。

◆ おすすめの精油

- ●オレンジスウィート
- ●サンダルウッド
- ●スペアミント
- ●ゼラニウム
- ●ネロリ
- ●ティートリー
- ●パチュリ
- ●フランキンセンス
- ●ベルガモット
- ●ユーカリプタス（ラディアータ）
- ●マンダリン
- ●ラベンダー（真正）
- ●レモン

高齢者にもなじみがあり、抵抗感なく使える柑橘系の香りや、優しい花の香りがおすすめです。少量でも強く香る精油は避け、ほんのりと漂わせる程度にしましょう。

▶役に立つ主な成分
テルペン類、アルコール類、エステル類、オキサイド類

▶役に立つ主な作用
抗ウイルス作用　　抗炎症作用　　抗菌作用　　抗真菌作用　　循環促進作用
鎮静作用　　鎮痛作用　　免疫強壮作用

◆ おすすめの使い方

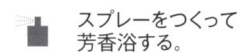
ティッシュに精油を垂らして芳香浴する。

スプレーをつくって芳香浴する。

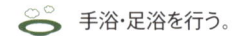
手浴・足浴を行う。

好きな部位をマッサージする。

◆ おすすめのブレンド

		〰	スプレー	手浴・足浴	マッサージ
レシピ①	オレンジスウィート	2滴	3滴	2滴	3滴
	ティートリー	1滴	2滴	1滴	2滴
			水（25mℓ）	植物油など（大さじ1）	植物油（25mℓ）
レシピ②	ベルガモット	1滴	2滴	1滴	2滴
	ネロリ	1滴	2滴	1滴	2滴
	サンダルウッド	1滴	1滴	1滴	1滴
			水（25mℓ）	植物油など（大さじ1）	植物油（25mℓ）
レシピ③	オレンジスウィート		2滴		2滴
	ティートリー		1滴		1滴
	ラベンダー（真正）		1滴		1滴
	パチュリ		1滴		1滴
			水（25mℓ）		植物油（25mℓ）
レシピ④	レモン		2滴		2滴
	ユーカリプタス（ラディアータ）		1滴		1滴
	ゼラニウム		1滴		1滴
	サンダルウッド		1滴		1滴
			水（25mℓ）		植物油（25mℓ）

ひざ・腰・関節の痛み

高齢者になると多くなる体の節々の不調。痛みや炎症を伴う場合は、かならず医師の診断を受けてください。予防のホームケアには、軽いマッサージや手浴・足浴などを行うと良いでしょう。

◆ おすすめの精油

- ●オレンジスウィート
- ●カモミールローマン
- ●カモミールジャーマン
- ●サンダルウッド
- ●ジンジャー
- ●ティートリー
- ●ネロリ
- ●パチュリ
- ●ブラックペッパー
- ●フランキンセンス
- ●ベルガモット
- ●マージョラム
- ●ラベンダー
  （真正、スパイク）
- ●レモン

体を温めるスパイシーな香りの精油、炎症を鎮めるハーブ調の苦味を持つ精油、疲れを癒す甘さを感じる精油などが役立ちます。使用する滴数は少なめにしましょう。

▶役に立つ主な成分
テルペン類、アルコール類、エステル類、ケトン類

▶役に立つ主な作用
抗ウイルス作用　抗炎症作用　抗菌作用　抗真菌作用　循環促進作用　鎮静作用　鎮痛作用

◆ おすすめの使い方

 ティッシュに精油を垂らして芳香浴する。

 スプレーをつくって芳香浴する。

 手浴・足浴を行う。

 痛みがある部分を軽くマッサージする。

 温湿布をつくって当てる。

◆ おすすめのブレンド

		芳香浴（ティッシュ）	芳香浴（スプレー）	手浴・足浴	マッサージ	温湿布
レシピ①	オレンジスウィート	2滴	3滴	2滴	3滴	1滴
	ブラックペッパー	1滴	2滴	1滴	2滴	1滴
			水(25ml)	植物油など(大さじ1)	植物油(25ml)	
レシピ②	レモン	2滴	3滴	1滴	3滴	1滴
	ジンジャー	1滴	1滴	1滴	1滴	1滴
	フランキンセンス	1滴	1滴	1滴	1滴	1滴
			水(25ml)	植物油など(大さじ1)	植物油(25ml)	
レシピ③	オレンジスウィート		2滴			
	ティートリー		1滴			
	カモミールジャーマン		1滴			
	サンダルウッド		1滴			
			水(25ml)			
レシピ④	ベルガモット		2滴			
	マージョラム		1滴			
	カモミールローマン		1滴			
	パチュリ		1滴			
			水(25ml)			

高齢者とのコミュニケーション

高齢者とのコミュニケーションにおすすめなのがハンドマッサージ。手浴や足浴は血行を良くしてリラックスさせます。さらに芳香浴などで香りを活用することで互いの感情を和らげ、癒します。

◆ おすすめの精油

- ●オレンジスウィート
- ●サンダルウッド
- ●スペアミント
- ●ティートリー
- ●ネロリ
- ●パチュリ
- ●フランキンセンス
- ●ベルガモット
- ●マンダリン
- ●ラベンダー（真正）
- ●レモン

ケアされる側、ケアする側、両方の心を温めてくれるような優しい甘さと芳醇さを感じる精油がおすすめです。深呼吸を促すような、深みのある香りも良いでしょう。

▶役に立つ主な成分
テルペン類、アルコール類、エステル類

▶役に立つ主な作用
抗ウイルス作用　　抗炎症作用　　抗菌作用　　抗真菌作用
鎮静作用　　鎮痛作用

◆ おすすめの使い方

 ティッシュに精油を垂らして芳香浴する。

 スプレーをつくって芳香浴する。

手浴・足浴を行う。

手や足を軽くマッサージする。

◆ おすすめのブレンド

		≈	🔲	◌	⌇
レシピ①	マンダリン	2滴	3滴	2滴	3滴
	スペアミント	1滴	2滴	1滴	2滴
			水（25ml）	植物油など（大さじ1）	植物油（25ml）
レシピ②	オレンジスウィート	1滴	2滴	1滴	2滴
	ネロリ	1滴	2滴	1滴	2滴
	フランキンセンス	1滴	1滴	1滴	1滴
			水（25ml）	植物油など（大さじ1）	植物油（25ml）
レシピ③	ベルガモット		2滴		2滴
	ティートリー		1滴		1滴
	ラベンダー（真正）		1滴		1滴
	サンダルウッド		1滴		1滴
			水（25ml）		植物油（25ml）
レシピ④	オレンジスウィート		2滴		2滴
	スペアミント		1滴		1滴
	ネロリ		1滴		1滴
	パチュリ		1滴		1滴
			水（25ml）		植物油（25ml）

高齢者が身近に感じる香り
日本の精油でアロマセラピーケアを

　最近は、日本各地で精油を製造する動きが活発になり、様々なブランドが誕生しています。主に樹木や柑橘から抽出されたものが多いのですが、これら日本の精油は、私たち日本人にはどこか懐かしく、安らぎを与えてくれます。その傾向は高齢者になるほど強く、慣れ親しんだ香りによるケアは、アロマセラピーという言葉を知らなくても抵抗なく受け入れられます。そんな日本生まれの精油の中でも、リラックス効果が高く、高齢者におすすめの精油を4本紹介します。

クロモジ Kuromoji

甘く高貴な印象で、温かみのある奥深い香り。樹皮の模様が文字に見えることから、この名がついたとか。希少価値が高いため、高価な精油ではありますが、そのリラックス効果は優れたものがあります。

◆DATA

学　　　名	Lindera umbellata
科　　　名	クスノキ科
抽 出 部 位	枝葉
精 油 製 造 法	水蒸気蒸留法
ノ ー ト	ベース

◆主な作用

抗菌作用	抗真菌作用	鎮静作用

◆注意事項　なし。

ヒノキ Hinoki

日本人には"ヒノキ風呂"のイメージがあるからか、老若男女に好まれる香りです。この精油のアロマバスに入ると、まるで森林浴をしているようです。防虫効果があるため、木は神社仏閣の材料に使われてきました。

◆DATA

学　　　名	Chamaecyparis obtuse
科　　　名	ヒノキ科
抽 出 部 位	心材
精 油 製 造 法	水蒸気蒸留法
ノ ー ト	ベース

◆主な作用

抗菌作用	抗真菌作用	鎮静作用

◆注意事項　なし。

ヒバ Hiba

森の中で深呼吸しているような、フレッシュな香りです。蚊などの虫除けにもなる便利な精油なので、ディフューザーなどを使った芳香浴がおすすめです。木はヒノキ同様、建材として利用されてきました。

◆DATA

学　　　名	Thujopsis dolabrate
科　　　名	ヒノキ科
抽 出 部 位	心材
精 油 製 造 法	水蒸気蒸留法
ノ ー ト	ベース

◆主な作用

抗菌作用	抗真菌作用	鎮静作用

◆注意事項　なし。

柚子 Yuzu

料理にも使うことの多い柚子。爽やかで心を温めてくれるような優しさを感じる香りです。血行を良くし、体を温める働きがあることを昔の人も知っていたのか、日本では古くから冬至に柚子湯に入る習慣があります。

◆DATA

学　　　名	Citrus junos		
科　　　名	ミカン科	精 油 製 造 法	圧搾法
抽 出 部 位	果皮	ノ ー ト	トップ

◆主な作用

強壮作用	抗感染作用	殺菌作用
刺激作用	鎮痛作用	利尿作用

◆注意事項　●肌に塗布したあと2時間は、肌を直射日光に当てないでください。●アロマバス、手浴、足浴への使用は控えてください。

補完医療としてのアロマセラピーの実践

　私が以前、医療施設でアロマセラピーのケアを行っていたときのことです。ある高齢の患者さんが「どうしても便が出ない、おなかに不快感がある」とおっしゃっているということで、医師に呼ばれました。その患者さんは大変痩せておられ、医師が診察しても問題はなく、便秘でもない。施す術がなく、私に連絡がきたというわけです。

　私は枕もとにオレンジスウィートの精油を数滴垂らしたティッシュを置き、おなかを大腸に沿ってゆっくりとそっと触れる感覚でマッサージケアしました。すると、数時間後に医師から直接「不快感がとれた」との連絡が入りました。医師、理学療法士、看護士は大変驚いていましたが、それを機に「補完医療としてのアロマセラピー」の連携と有用性を認めてくれ、私自身も医療の現場でのアロマセラピーの意義を感じました。

　私は医療とアロマセラピーは連携できる接点が多くあり、かつその導入方法が大変重要であると感じていますし、補完医療としてアロマセラピーの役割は大きいと思います。Chapter9 では、看護師であり臨床アロマセラピストである相原由花さん（274 ～ 277 ページ参照）、産婦人科と連携して妊産婦ケアを行う藤原亜季さん（268 ～ 269 ページ参照）や小杉美貴子さん（270 ～ 271 ページ参照）、医療施設内のアロマセラピールームをプロデュースする佐佐木景子さん（266 ～ 267 ページ参照）など、医療の現場で活躍するアロマセラピストを紹介しています。彼女たちのようなアロマセラピストがもっともっと増えるように、私も活動していきたいと思います。

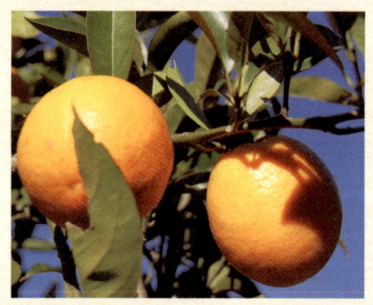

オレンジスウィート

妊産婦のための
アロマセラピーケア

妊産婦のアロマセラピーケアはセルフで行うのは難しいですが、正しい知識を持つアロマセラピストが行えば、とても有用性が高いものです。ここでは、妊産婦がどのようにアロマセラピーと向き合えばいいのか、理解を深めましょう。

妊産婦ケアとアロマセラピーの基礎知識

妊娠中の精油の活用は、妊産婦ケアを専門に学んだアロマセラピストに相談することが大切。正しい知識のもとに活用してこそ、その効果が得られます。

アロマセラピーを妊産婦ケアに用いるのは、大変有用性が高いのですが、知識や経験がない中で活用することはおすすめできません。自分のためにアロマセラピーを活用したいと考えている方や、友人にすすめたいと思う方を含め、自己判断によるケアは危険を伴います。妊娠中の体調は変化しやすく、「絶対安全」は存在しないため、基本的な確認事項と注意事項を把握したうえで、精油を選択することが求められます。

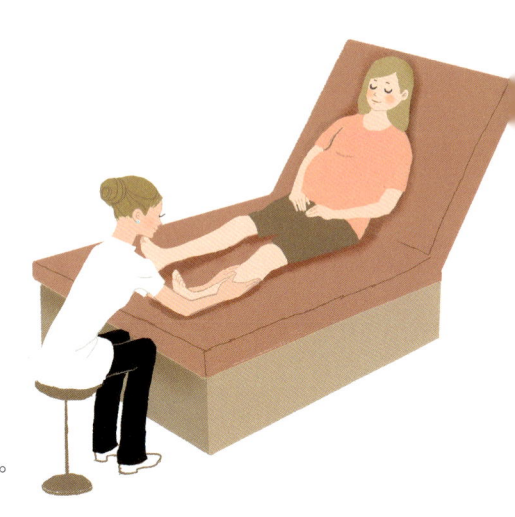

妊娠期に気をつけなければいけない精油の成分

妊娠期から分娩、産後まで妊産婦ケア、ベビーケアを通して、下記のようなある一定の成分を多く保持する精油や、類似する成分の精油同士のブレンドは、肌への刺激や不調和をもたらす原因となる可能性が高いため、十分に注意しなければいけません。

フェノール類
クローブ、シナモンリーフ、タイム（チモール）、フェンネル

一部のケトン類
ジャスミン、フェンネル、ローズマリー（カンファー）

アルデヒド類
レモングラス

高濃度での類似成分が含まれる精油およびブレンドオイル
クラリセージ、ローズ

妊産婦が抱える不安とその背景

妊産婦ケアで問題が生じる背景には、①使用方法が間違っている、②使用している人が勉強をしていない、③使用している精油の質に問題がある、④大量に精油を経口している、などの要因があります。

> **Q** 妊産婦はアロマセラピーを活用しても良いのですか？危険性はありますか？
>
> **A** 私が国内外で見てきた限り、妊産婦さんが正しくアロマセラピーを活用して大事に至ったという実際の症例はありません。しかし妊産婦さんは個々にまったく違った環境にいたり、体調の違いがあったりします。それぞれの経過に適した精油を選ぶだけでなく、まず「好きな香り」を直感で選んでみましょう。

> **Q** 「危険な精油を選んだらどうしよう」という不安が消えません。
>
> **A** 実際に、妊産婦さんが率先して危険性が懸念される精油の香りを欲するということは、逆に難しいと考えられます。「香り」の感覚は、食べ物と同じように、その状況において心身が欲する感覚に合っていて、妊産婦さんは本能的にその危険性を冒すような香りを好むことはありません。しかし、念のために専門家に相談しましょう。

◆ おすすめの使用方法

妊産婦ケアでは、主に下記のような利用方法でアロマセラピーを行うことができます。ただし、使用する際は医師からの許可を得ていること、アロマセラピーマッサージにおいては、正しい知識を持ったアロマセラピストにまかせてください。

それぞれの利用方法はChapter2で紹介していますが、精油の量は半分の滴数にしましょう。

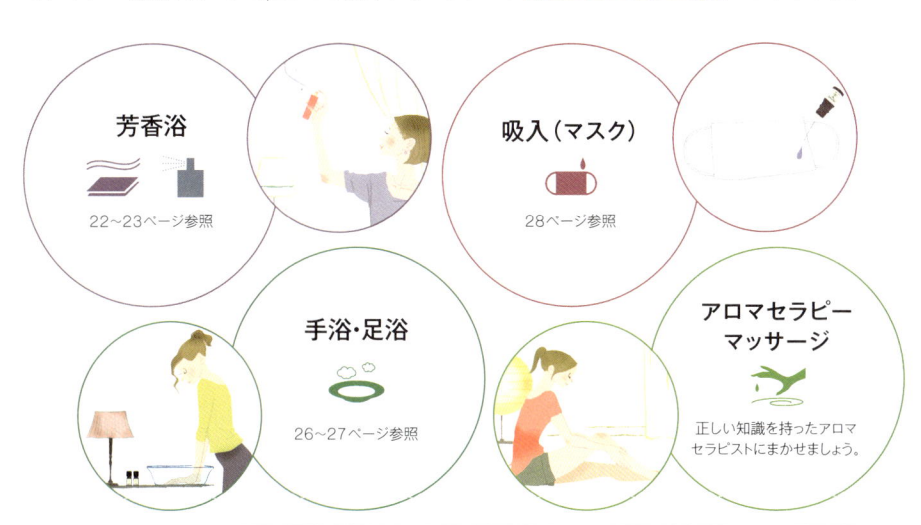

芳香浴
22〜23ページ参照

吸入（マスク）
28ページ参照

手浴・足浴
26〜27ページ参照

アロマセラピーマッサージ
正しい知識を持ったアロマセラピストにまかせましょう。

妊活ケア

　妊娠を強く望めば望むほどに、頭ではわかっていてもその準備期間はなかなか心身をリラックスさせることが難しいものです。下記のような基本的なことを心掛けながら、心（自律神経）を落ち着かせるために、自分の中に空間をつくり出す「深呼吸する時間」を持つことが大切。呼吸を意識的に感じながら、自分自身を整えることも大変重要なセルフケアになります。

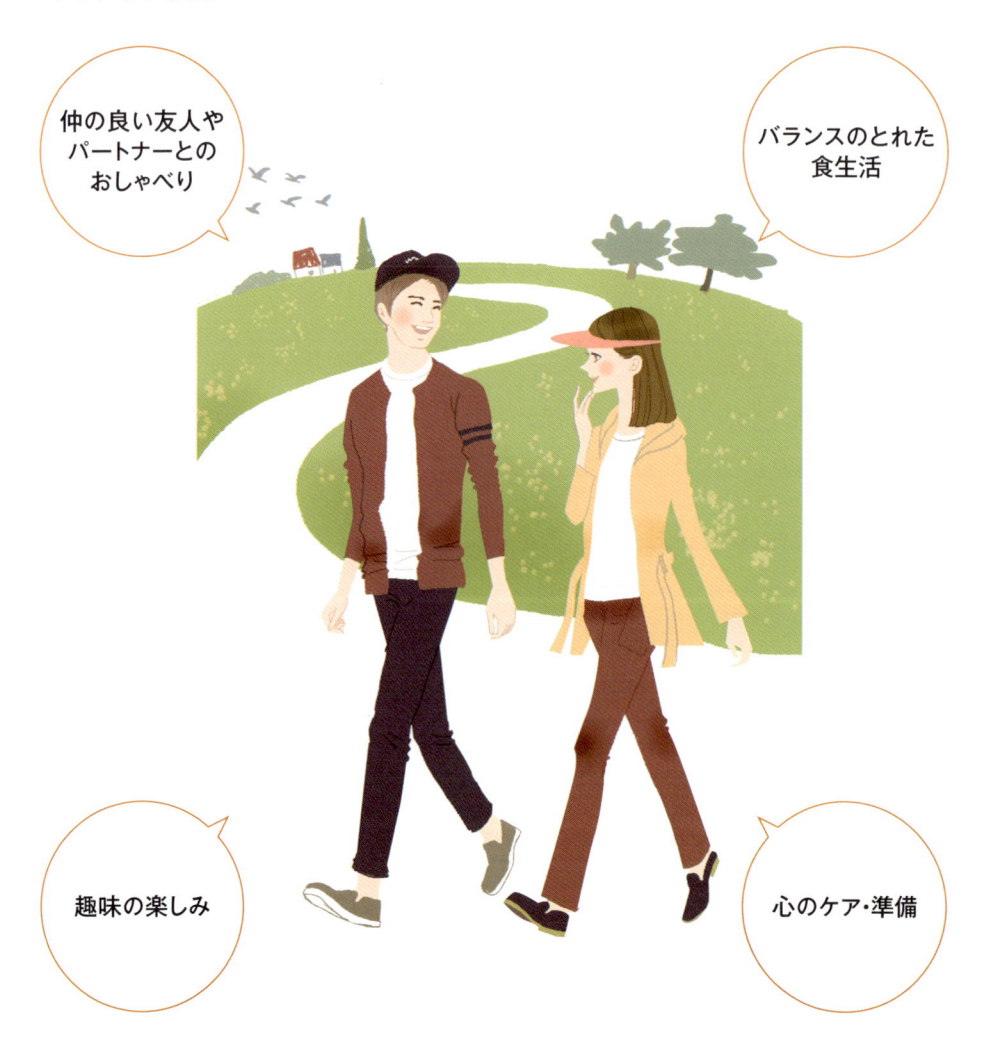

仲の良い友人や
パートナーとの
おしゃべり

バランスのとれた
食生活

趣味の楽しみ

心のケア・準備

妊娠初期ケア 妊娠から15週まで

　妊娠初期では個人差はありますが、ひどい方になると強い胸焼けや嘔吐感を日中夜、常に感じているような状態になります。つわりを軽減させるために精油を活用することは、実はかならずしも有効的であるとは言えず、その精油が適しているかを判断する必要性があります。まず柑橘系の精油からスッと感じるものをいくつか試し、香りにどういった印象を抱くか、そして心地良く感じることができるかを見極めましょう。

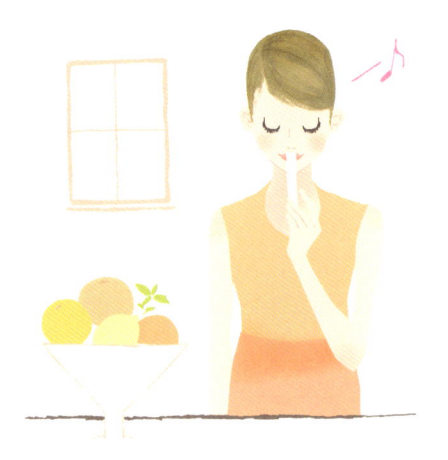

◆ 活用できるおすすめの精油

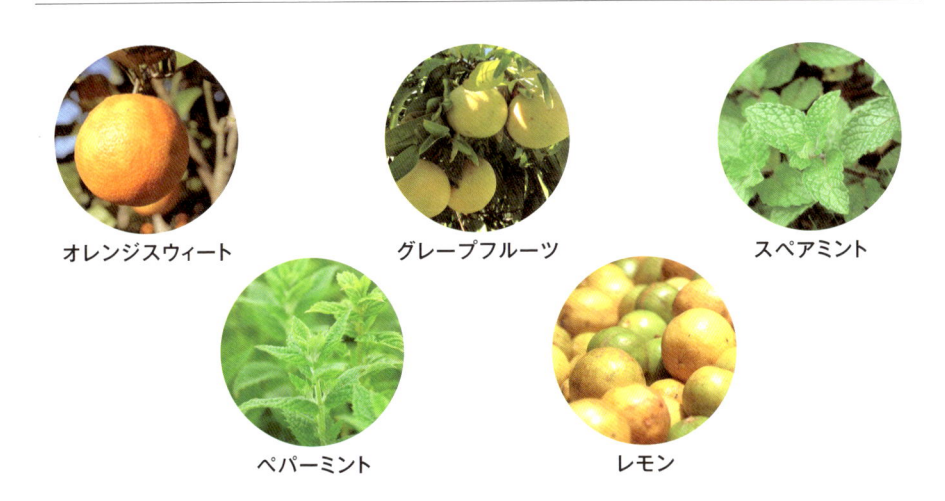

オレンジスウィート　　グレープフルーツ　　スペアミント

ペパーミント　　レモン

注意

　マッサージなどボディに触れるアロマセラピーケアは、妊娠16週以前はおすすめできませんので注意してください。また、16週以降でも専門の技術を学んだアロマセラピストが施術し、ケアに対しては医師の了承を受けたうえで行うことが大切です。

妊娠中期ケア 16〜27週まで

　安定期に入り、妊産婦さん自身も少し落ち着きを感じてくる時期に入ります。

　心身ともに落ち着きを得ることによって行動範囲や食事の幅も広がるようになり、ここから少しずつ妊娠期を楽しめるようになる妊産婦さんもいます。しかし、おなかもだんだん大きくなるため、赤ちゃんが大きくなる感覚を実感するとともに、分娩に対する不安感や恐怖心も心の中で生じるようになる人もいます。

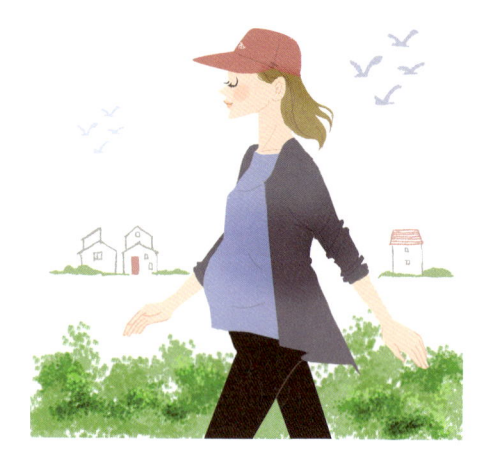

◆ 活用できるおすすめの精油

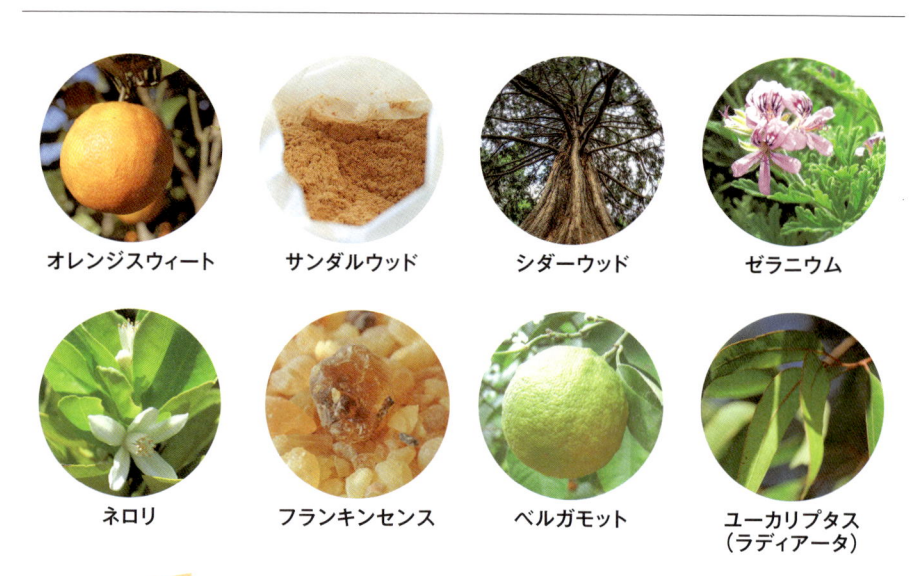

オレンジスウィート　　サンダルウッド　　シダーウッド　　ゼラニウム

ネロリ　　フランキンセンス　　ベルガモット　　ユーカリプタス（ラディアータ）

Aromatherapy care

　経過や体調、血圧などに注意しながら、好きな香りを楽しんでみましょう。経過が順調で医師の了承があれば、安心してボディケアやフェイシャルケアを受けていただくこともできます。

妊娠後期ケア　28週以降

　おなかや乳房もだいぶ大きくなって体重も増え、肩や腰、脚などにも負担が随分かかり始める時期です。妊産婦さんによっては便秘やこむらがえりなどが頻繁におき、呼吸が苦しく感じる場合もあります。また体重の増減で悩む妊産婦さんも少なくありません。ただ、食事を程よく調整しながら楽しむのは気分転換にもなりますし、毎日できる限り体を動かしたり歩いたりするのがおすすめ。そして、楽な体勢で休むことが大切です。

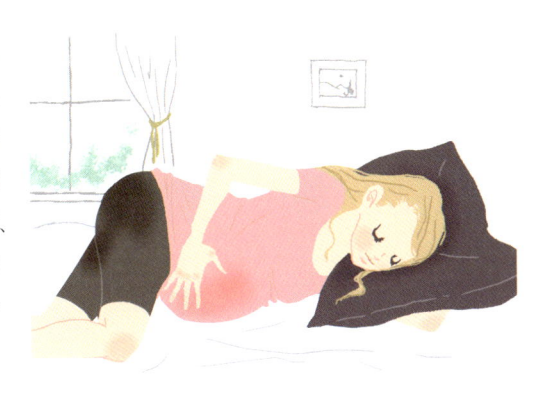

✦ 活用できるおすすめの精油

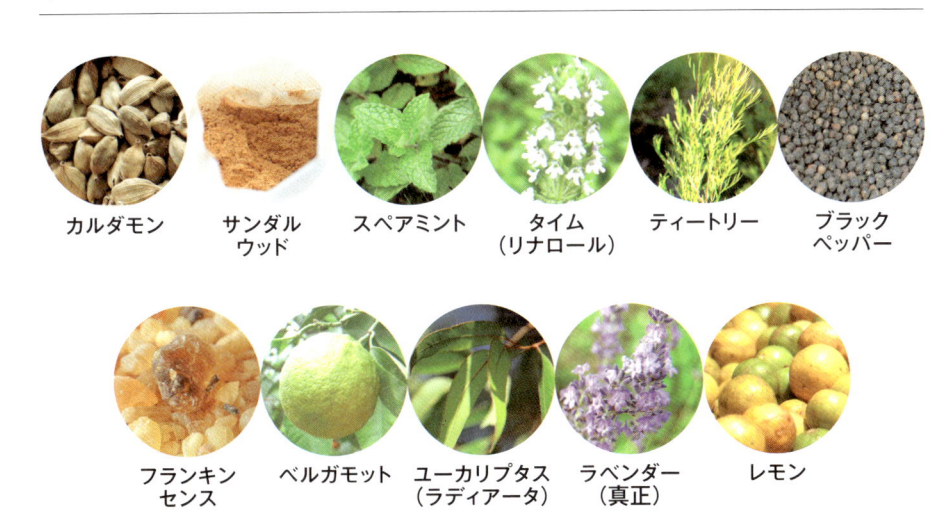

| カルダモン | サンダルウッド | スペアミント | タイム（リナロール） | ティートリー | ブラックペッパー |

| フランキンセンス | ベルガモット | ユーカリプタス（ラディアータ） | ラベンダー（真正） | レモン |

Aromatherapy care

　過度にネガティブにならないよう、常に深呼吸を意識することが大切です。医師の了承があれば、ボディケアやフェイシャルケアなどを受けることができますが、この時期はとくに子宮も大きくなるため体勢は左側臥位（左向き）で行います。施術は妊産婦ケア専門のアロマセラピストにまかせましょう。

分娩ケア

　最近では、希望があれば分娩室に精油などの持ち込みをさせてくれる病院が多くなってきたため、分娩前の不安感の軽減やセルフケアのために香りを活用することもおすすめです。ただし、分娩室は様々な医療者の方が出入りする場所でもあるため、不快感を与えるような強い芳香での活用は避けましょう。ただ、通常強いと感じるローズオットーなどの香りが、分娩時には妊産婦にとって爽快感のような心地良さを感じることも多いため、量の加減が大切です。

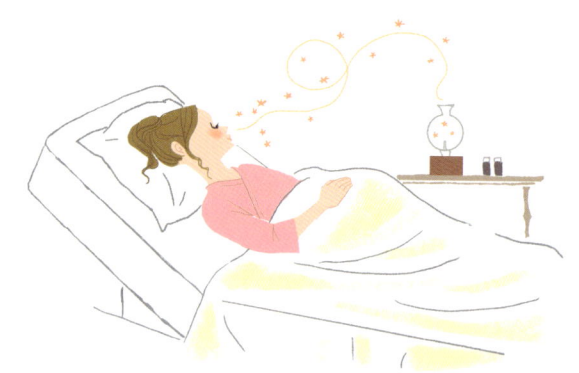

◆ **活用できるおすすめの精油**

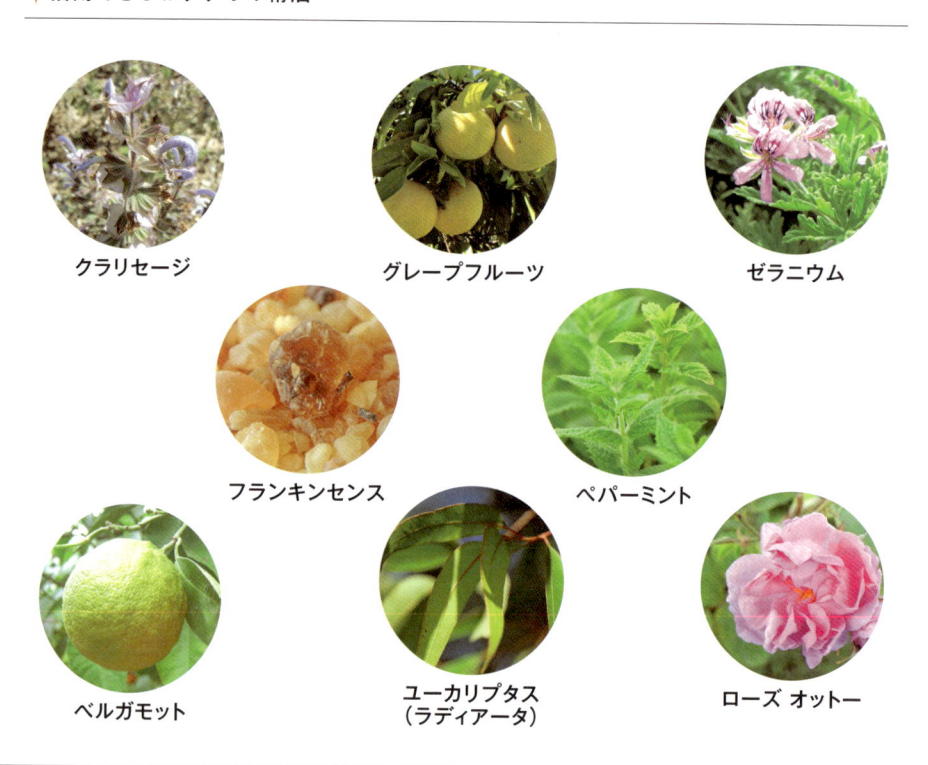

クラリセージ　　グレープフルーツ　　ゼラニウム

フランキンセンス　　ペパーミント

ベルガモット　　ユーカリプタス（ラディアータ）　　ローズ オットー

産後ケア

産後も妊娠期に引き続き、心身の変化をもたらします。産後の疲労感とともに赤ちゃんへの授乳などの準備でお母さん自身が十分に休まらないままに、次々と仕事が増えていくからです。この時期には、精神的な疲労を感じ始めるお母さんも多くいるため、可能であればまわりからのサポートが万全に受けられる環境をつくりましょう。また、母乳を出すことによってどんどん子宮が従来のサイズに戻ろうとするため、おなかの痛みなどを感じる場合もあります。

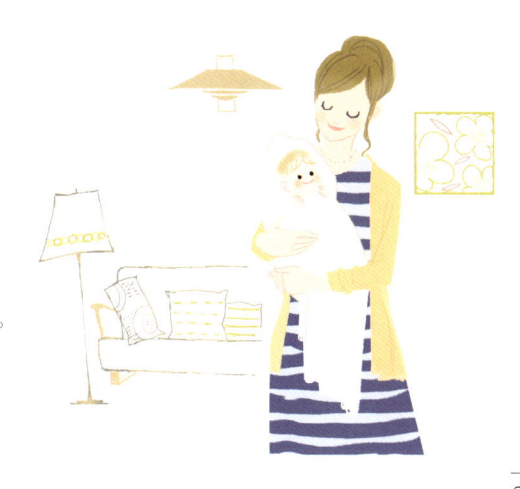

◆ 活用できるおすすめの精油

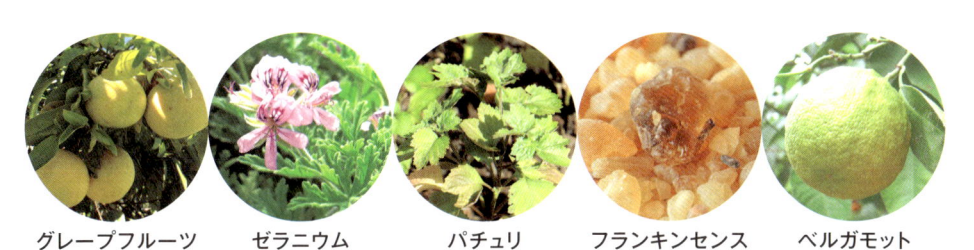

| グレープフルーツ | ゼラニウム | パチュリ | フランキンセンス | ベルガモット |

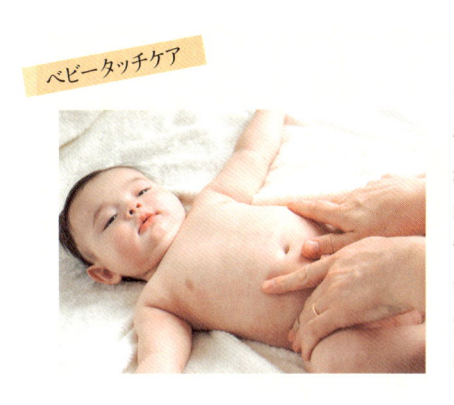

ベビータッチケア

産後のベビータッチケアは、親と赤ちゃんのコミュニケーションにとどまらず、赤ちゃんの成長や心の形成としても大変重要な役割を果たすとされています。とくに、赤ちゃんの感情面や攻撃性などの行動に影響を及ぼし、相手を感じ取るうえで大切な感覚を養うとされているために、単に赤ちゃんに触れるというだけではなく、「タッチケア」を行うその有効性を理解しながら、触れ合いを発展させていくことが大切です。

これからは本格的な予防医療の時代。
自然療法の役割はさらに増します

漢方を中心とする自然療法と現代医療を融合させた統合医療を実践する
イシハラクリニック副院長の石原新菜先生。アネルズあづさとの対談を通し、
自然療法の在り方、アロマセラピーの可能性、今後の医療について語っていただきました。

アロマセラピーや漢方を含む、自然療法の定義とは？

アネルズあづさ（以下、アネルズ）：石原先生は医師でありながら、漢方など自然療法を積極的に治療に取り入れておられますが、あらためて「自然療法」の定義を聞かせていただけますか。

石原新菜先生（以下、石原）：自然療法とは、「元々自らの体に備わっている"自然治癒力"を高める療法」のことです。バランスの良い食生活を送り、生活のリズムを整えることが、免疫力を上げ、健康な体を保つための基本です。私のクリニックでは、体調を崩したら漢方などで整え、どうしても治癒が難しい場合のみ、医薬品を投与します。熱や食欲がなくなるといった症状は、体が自らを治そうと病原菌と闘っている証なので、それを医薬品で無理に抑え込むのではなく、闘って勝てるように応援するのが自然療法と言えるでしょう。

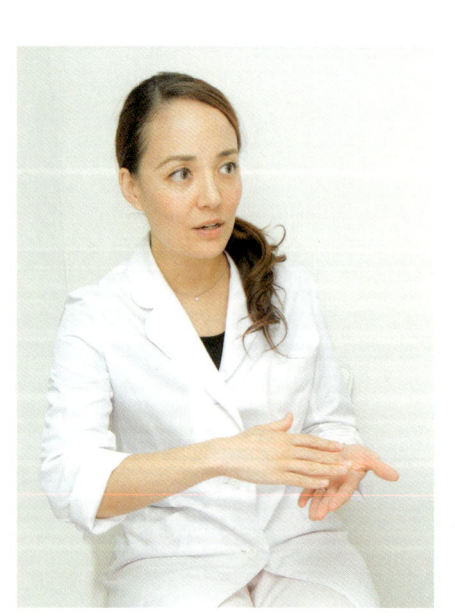

生活習慣が整い、体の土台ができていれば病気を予防できますし、もし体調を崩しても自然療法で回復できます。

石原新菜先生

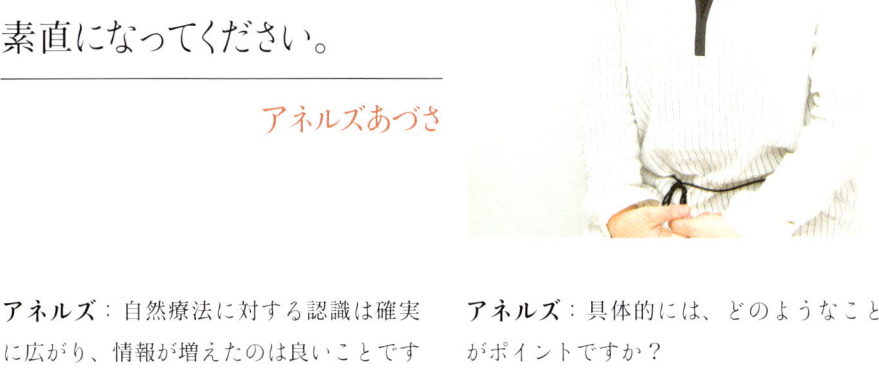

自然療法は限られた情報を
鵜呑みにするのではなく、
自分の本能に
素直になってください。

アネルズあづさ

アネルズ：自然療法に対する認識は確実に広がり、情報が増えたのは良いことですが、間違った方法や勝手な自己解釈で取り入れている人もいます。正しい在り方を伝えていくのも私たちアロマセラピストの役割だと実感しています。

健康な心身を保つため、生活の中で気をつけるべきこととは？

石原：体の土台ができていれば病気を予防できますし、もし体調を崩しても自然療法で回復できます。反対に、生活のリズムや食生活が乱れていると、いざ病気をしたときになかなか回復できず、医薬品に頼らざるを得ません。日頃の生活習慣に気をつけ、病気になりにくい体をつくることがなにより大切ですね。

アネルズ：具体的には、どのようなことがポイントですか？

石原：現代医療では重要視されていませんが、私は低体温が大きな問題だと考えています。低体温だと内臓の働きも落ち、免疫力も下がります。毎日入るお風呂はシャワーだけでなく、湯船に浸かって体を温めることが必須です。

アネルズ：筋肉量が少ない女性は、どうしても体が冷えてしまいがちですよね。

石原：はい、女性はとくに気をつけてほしいですね。冷えはホルモンバランスの乱れにつながりますし、様々な不調を招く原因にもなりますから。年齢に関係なく冷やさない心掛けをしてほしいと思います。

健康な体をつくるために家庭が果たす役割とは？

アネルズ：健康な体をつくるためには、生活のリズムを整えることが大切ですが、それは子供の頃の生活習慣が大きく関わってきます。ですから、お母さんが正しい知識を持って、実行する必要があると私は考えています。

石原：そうですね。例えば、小さな頃から毎日湯船に浸かっている子供は、大人になってからもその習慣を続けます。食生活も同じことです。日本には「身土不二」という言葉があります。「自分が住む土地で収穫された旬のものが、最も体に良い」という考えなのですが、これが基本だと思います。小さな頃から自然のものを食べていれば、大人になってもその食習慣が続くものです。

アネルズ：「このハーブティーがいい」とテレビで聞いて毎日飲んでも、食生活が乱れていたら意味がありません。それで「自然療法は効果が出ない」と判断する前に、今一度生活習慣を見直してほしいですね。

自然療法を取り入れるうえで大切なことは？

アネルズ：私は普段から、精油も自分の体調やライフスタイル全体を考えて取り入れてほしいと考えています。誰かが使っているから、あの本に良いと書いてあったから、というだけで選択しては、本当に心身に良い効果を得られるとは思えません。

石原：以前、アネルズ先生から「香り（精油）は本能で選ぶもの」という話を聞いて、とても驚きました。漢方も同じなんです。よく"良薬口に苦し"と言いますが、漢方は"良薬口に美味し"です。同じ漢方薬でも、それを必要としている人にとっては飲みやすく、必要としていない人には苦く感じてしまうもの。また、同じ人が同じ漢方薬を飲んでも、必要がなくなったら味の感じ方が変わります。

アネルズ：香りの好みも人によって異なりますし、同じ人でも体調によって香りの感じ方は変わります。限られた情報を鵜呑みにするのではなく、もっと自分の本能に素直になってほしいですね。

石原医師が提案する病気になりにくい体づくりのポイント

1　「冷やさない」を心掛ける

低体温だと内臓の働きも落ち、免疫力も下がります。お風呂はシャワーですませず、年間を通して湯船に浸かるようにしましょう。筋肉量の少ない女性はとくに注意が必要です。

2　「身土不二」を実践する

日本には古くから「自分が住む土地で収穫された旬のものが、最も体に良い」という考えがあります。それが「身土不二」です。バランスのとれた食生活は健康の基本です。

3　子供の頃から生活習慣に気を配る

子供のときの食習慣、生活習慣は無意識のうちに大人になっても続きます。子供の頃から生活のリズムが整うように、親御さんがともに実行してあげましょう。

1 限られた情報を 鵜呑みにしない

「テレビで○○がいいと言っていたから」「○○さんがやっているから」というだけで偏った健康法を実行するのは危険です。まずは生活習慣、食習慣を見直しましょう。

2 反応には 個人差がある

医薬品のように、すべての人が同じ反応にならないのが、アロマセラピーや漢方などの自然療法です。それを理解したうえで活用しましょう。

3 必要なものは 変化する

同じ香り、同じ漢方薬でも、利用する人の体調によって感じ方が変わります。他人と比べることなく、自分の本能（感じ方）を大切にしましょう。

石原：自然療法は1＋1＝2というように、わかりやすく結果が出ないのが難しい部分。1＋1＝2とならない場合もあれば、1＋1が3にも4にもなる可能性もあります。私のクリニックでは、生活習慣病で来院される方が多いのですが、ひとりの患者さんに30分から1時間ほどかけて診察し、ひとりひとりに合わせた食事と生活習慣の改善を促します。もちろん、漢方を処方する際も、オーダーメイドです。そうすると、1カ月後には約7割の方が症状改善されます。

医師が増えています。医師とアロマセラピストとの連携が、さらに進むことを私も願っています。

石原：今後、現代医療と自然療法が共存する統合医療がさらに進んでいくでしょうし、そうならなければいけないと私自身は思っています。

アネルズ：アロマセラピーが果たす役割もますます大きくなりますね。多くの人に正しい知識と安全な利用方法を伝え、さらに活用していただきたいと思います。

これからの自然療法と 現代医療の在り方とは？

石原：高齢化社会となった日本の国民医療費は莫大になり、社会問題となっています。これからは、いかに病気を予防していくかが大切となり、セルフメディケーションの時代になるでしょう。そうなると、漢方やアロマセラピーなどの自然療法の重要度がいっそう増してくると思います。

アネルズ：最近は、石原先生のように、自然療法を治療にも取り入れる柔軟な考えの

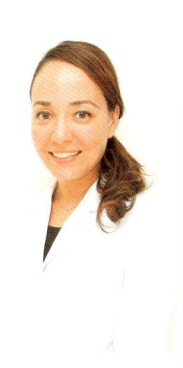

石原新菜

内科医
イシハラクリニック
副院長

PROFILE

帝京大学病院で2年間の研修医を経て、現在は父である石原結實のクリニックで主に漢方医学、自然療法、食事療法により、種々の病気の治療にあたっている。クリニックでの診察のほか、わかりやすい医学解説と、親しみやすい人柄で、講演、テレビ、ラジオ、執筆活動と幅広く活躍中。

石原新菜オフィシャルサイト
http://www.ninaishihara.com/

Chapter9

様々な分野で活躍する
アロマセラピスト

アロマセラピストといえば、サロンでトリートメントする姿をイメージする方が多いかと思います。しかし、サロンとひと言で言っても、リラクゼーションを目的とするサロン、医療施設内のサロン、ホテル内スパと幅広く、仕事内容も多岐に渡ります。この章では、様々な分野で活躍する10人のアロマセラピストのインタビューを通し、アロマセラピストの仕事の奥深さと素晴らしさをお伝えします。

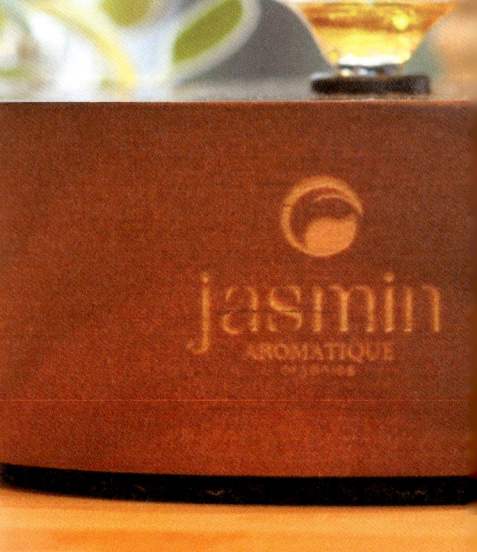

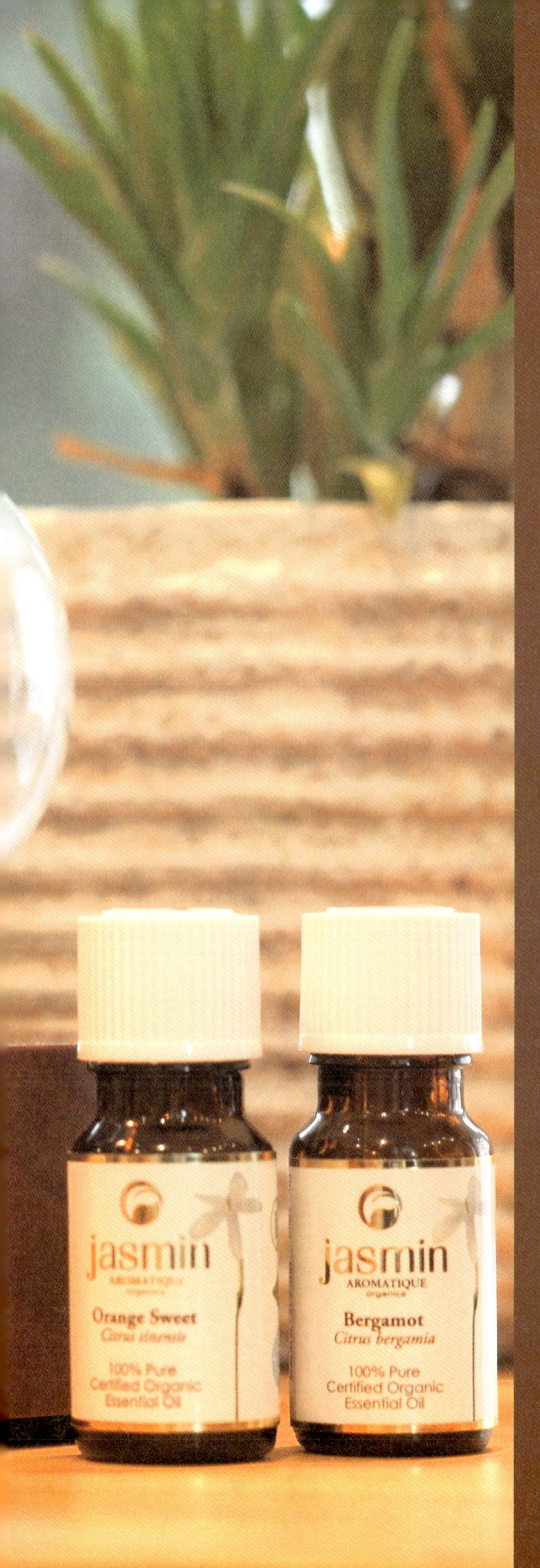

アロマセラピスト
アネルズあづさの仕事

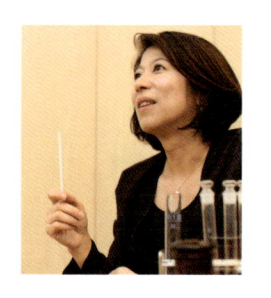

　アロマセラピストの仕事といえば、サロンでトリートメントを施すことと考える方が多いかもしれません。もちろん私の仕事もサロンワークがベースではありますが、仕事内容は多岐に渡ります。さらに、活動の場は国内に限らず、海外にまで広がっています。なぜなら、私はアロマセラピストを目指すと決意したときから、グローバルに活動することを目標とし、そのための実務と選択を行ってきたからです。ここでは、私の仕事の内容を大きく4つに分け、それぞれに必要なスキルと合わせてご紹介します。

サロンワーク

　指名をいただいたお客様のみ、現在もサロンでトリートメントを行っています。様々な仕事を同時進行で行っているので多忙な日々ではありますが、アロマセラピストにとって、お客様と向き合いトリートメントを施すことは、すべての仕事の基本だと考えています。サロンワークを行う度に気づきがあり、ブラッシュアップにつながります。

必要なスキル
- 精油や植物油に関する知識
- 解剖生理学の知識
- トリートメントの技術
- カウンセリングの技術
- アロマセラピストの資格　など

スクールやセミナー

　私が経営するスクール（286ページ参照）や外部のアロマセラピースクールで指導するほか、医療従事者に向けてアロマセラピーについての講義や、企業でオーガニックに関する講義などを国内外で行います。最新の情報を得るための勉強を欠かさず、机上の知識だけではなく"現場"を知っていることが重要。さらには、自分の得意分野を持つことも必要です。

必要なスキル
- アロマセラピストやインストラクターとしての資格
- アロマセラピストとしての経験や実績
- 依頼する側のリクエストに応えられる知識
- 現場や業界内の最新情報の収集力
- アロマセラピストとして得意とする専門分野　など

Biography

1989 1996	年	テニス選手としてインターハイや国体に出場。 東海大学体育学部卒業後、スポーツ関連企業に就職。
1997	年	渡英し、Institute of Traditional Herbal Medicine and Aromatherapy に入学。
1998 2000	年	英国IFPA認定アロマセラピストのディプロマ取得。 各アドバンスコース、妊産婦のためのアロマセラピー、リフレクソロジーなどを学び 妊産婦に対する専門的な知識と技術を深める。
2000	年	帰国。有限会社アロマティークを設立し、産婦人科、内科、 リハビリテーション科などを中心に日本での活動開始。
2009	年	オーストラリアジャスミンスキンケア社と有限会社アロマティークが統合して ジャスミンアロマティークブランド誕生。
2013	年	ジャスミンアロマティークグループ全体のグローバルエグゼクティブプリンシパルに就任。 グローバル全体の教育全般や処方、および商品開発に従事する。
2016	年	株式会社Blue ink 設立。

商品開発・原料の買い付け

　自社ブランド（9ページ参照）のほか、企業の要望に合わせて化粧品の処方をつくったりアロマセラピー関連商品の開発をしたりしています。また、農場を回り、精油の買い付けをするのも重要な仕事です。アロマセラピー全般の知識が必要なのはもちろんのこと、様々な企業と協業していくうえでの商談力や社会人としてのマナーも不可欠です。

必要なスキル
- 精油や植物油、そのほか使用する材料全般の知識
- 「化粧品製造業許可」や「化粧品製造販売業許可」など、厚生労働大臣によって認可される免許の取得
- 依頼する企業側の要望を理解するコミュニケーション能力と、その要望を形にする技術
- 海外と取り引きを行う場合は語学力　など

コンサルティング

　これまでに培ったアロマセラピーやオーガニックの知識・能力を企業に提供するのがコンサルティングです。具体的には、スパやサロンの企画・運営、商業施設の開発、化粧品ブランドの開発、店舗開発など。アロマセラピストとして一般的な知識があるだけではコンサルティングを請けるのは難しく、ほかの人にはない高い専門性が求められます。

必要なスキル
- アロマセラピストとしての高い専門性
- 依頼する企業側が求める最新情報の収集力やネットワーク
- 構想を形にするプレゼンテーション力
- 海外取引先との交渉やリサーチのための語学力　など

アロマセラピストを目指す方からよくある質問

Q アロマセラピストになるための
スクール選びは
なにを重視するべきですか？

A 「この人に教わりたい！」と思う講
師のいるスクールを選びましょう。

私がアロマセラピーの道を進んだのは、恩師
であるガブリエル・モージェイ氏との出会い
がきっかけでした（右ページ参照）。彼から学
んだことは、今も私のベースです。「この人か
ら学びたい、この人のようになりたい」という
気持ちはなによりの原動力です。そういった
師と出会うためには、スクールに体験入学し
たり、講演を聞いたり、本を読んだり、自ら行
動を起こすことが必要です。学校案内パンフ
レットなどの情報だけ、○○○の資格が取得
できるというだけでスクールを選ぶことは、
おすすめしません。

Q 海外留学は必要ですか？

A 日本国内だけの活動なら
必要ありません。グローバルに
活動したいなら必須です。

日本国内で日本人だけを相手に活動するので
あれば、海外留学は必要ありません。日本はレ
ベルが高いアロマセラピースクールも多いの
で、それで十分でしょう。ただ、私はグローバ
ルに活躍するアロマセラピストを目指してい
たので、迷わず英国に留学しました。アロマセ
ラピーに関する考えは日本と海外では大きく
異なります。もし、海外の方とビジネスをする
のであれば、その考え方を学ぶことはコミュ
ニケーションのうえでも重要です。もちろん、
そのためには最低限の語学力は必要でしょう。

Q どのような資格をとれば、
アネルズさんのように
活躍できますか？

A 資格をとったから、その仕事が
できるという保証にはなりません。

私は英国でアロマセラピスト、精油ブレン
ディング、ヘッドマッサージ、妊産婦ケアなど
の資格を取得しましたが、それらの資格を取
得したからといって、すぐにその仕事ができ
るということではありません。もちろん資格
は能力を客観的に示すものですが、仕事とし
て必要なプレゼンテーション力や交渉力、な
により実行を苦とせず、トライアンドエラー
に挑戦しなければ仕事として成立しません。

Q 一人前のアロマセラピストに
なるために、どの程度の金額が
必要ですか？

A 要する金額は大きな個人差が
あります。自分がどうなりたいか
を見極めて準備しましょう。

アロマセラピースクールによって授業料が異
なるため、まずはリサーチしましょう。私が英
国留学したのは1997年ですが、当時はアロ
マセラピースクールの授業料が1年間で約
80万円。私は語学力が足りなかったので、月
4〜8万円の語学スクールにも同時に通いま
した。2年目からは、自分の得意分野を確立さ
せるため、妊産婦ケアや精油の化学など、さら
なる専門分野の授業を受け、スキルアップを
目指しました。資格取得にばかり固執せず、実
践を伴うことが実力になることを忘れないよ
うにしましょう。

アロマセラピストとして活躍するために必要なこと

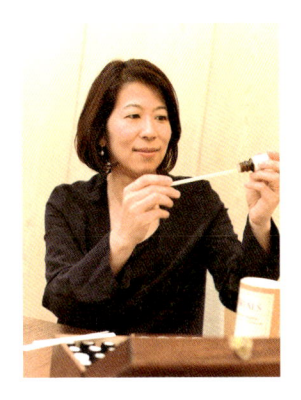

私が現場でアロマセラピストとして活躍するために必要だと思うこと、また、私自身が仕事をするうえで常に求められること、それは

<u>アロマセラピストとしての専門性</u> です。

つまり、ほかのアロマセラピストに比べ、なにに関してより多くの知識や経験を持っているかどうか。私の場合は

1.ブレンディング　　2.妊産婦ケア　　の2つです。

これらの専門性を持っていることが、私の仕事の幅を大きく広げてくれました。

1.ブレンディング

1996年秋、英国のアロマセラピーカンファレンスでガブリエル・モージェイ氏の講演を聞き、その情熱に感銘した私は、その2カ月後に会社を辞めて渡英し、彼のスクールに入学する準備をスタートさせました。

ブレンディングを極めるために、あらゆる精油について学ぶのはもちろん、農場まで足を運び、栽培・収穫される土地、精油が抽出される現場を知り、そこで働く人々と触れ合うことの大切さを教えてくれたのも彼です。それが精油を深く知り、ブレンディングを極めるうえでの大きな自信となりました。そして彼には、ブレンンディングに間違いはないこと、香りに関する感性を豊かにすること、自分で判断することの重要性を教わり、私は自分のスタイルを確立できたのです。

2.妊産婦ケア

妊産婦ケアを極めるきっかけとなったのは、その分野の世界的第一人者であり、当時グリニッジ大学で教鞭をとっていたデニス・ティラン女史との出会いがターニングポイントとなりました。私は彼女と会うために、帰国後、産婦人科で1000件の症例を行い、レポートにまとめました。彼女はその実績を評価してくれ、日本で一緒に妊産婦ケアの専門教育を行うことに賛同してくれたのです。彼女とともに妊産婦ケアに関わることは大きな学びであり、それを専門分野とする私のベースとなっています。

次ページからは、それぞれの専門分野を確立させたアロマセラピストが、どのようにキャリアを積んでいったのか、なにを大切にしているかを紹介します。これからアロマセラピストを目指す方のキャリアプランの参考になれば幸いです。

自らのサロンでトリートメントを施す
アロマセラピスト

迎え入れる準備を自ら整え
目の前のお客様に集中する
それがサロンワークの基本

1997年に自身のサロンをオープンして以来、20年に渡りサロンワークを続けているケイ武居さん。その症例数は1万件以上にのぼります。自らのサロンを軌道にのせるまでの経緯、日々のサロンワークで大切なこと、その心得などを伺いました。

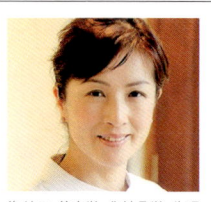

オフィス ケイズケア代表取締役
ケイ武居さん

PROFILE
英国IFPA認定アロマセラピスト
CIDESCO認定国際エステティシャン
産業カウンセラー
CIBTACボディセラピスト
FRECスイス国内認定エステティシャン
公益社団法人
日本アロマ環境協会　教育委員
NPO法人　日本スパ振興協会
理事　教育委員

海外で、美容学、化粧品学、生理解剖学、アロマテラピー専科・エステティック専科を履修。現在、サロンでの施術のほか、現場に活かせる「プロのための特別講座」として「知識」「経営」「技術」の講座開催を中心に、企業の社員教育や技術開発などを行う。

Q 現在の仕事内容は？

①「サロン・エフェクティブタッチ」での
　トリートメント
②サロンでのプロデュース
③後進のアロマセラピストの育成
④企業の社員教育や技術開発

　この4つを大きな柱に、美容およびアロマセラピーサロン、エステに関する講演や講義なども行っています。

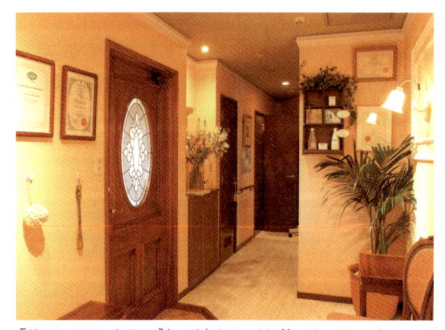

「サロン・エフェクティブタッチ」http://effective-touch.com/

Q キャリアのターニングポイントは？

オーストラリアでの半年の住み込み生活が、今の私のベースです。

　英国でアロマセラピストの資格を取得したあと帰国し、日本で講師を務めました。でも、それは「お客様にアロマセラピーを実践する」という、私が求めていたものとは違っていたんです。それを実現させるために、今度は英国で出会ったオーストラリア人のアロマセラピストを頼って渡豪し、半年間住み込みで彼女の手伝いをしました。彼女は看護師でもあり、自身のサロンはもちろん、病院や介護施設でも施術するほか、大学とも連携していました。このときの経験が私のターニングポイントです。そこで学んだことと実践は、今でも私のベースになっています。

Q サロンを軌道にのせるための工夫は？

①手紙を書いて雑誌社に送付しました。

今でこそ、「英国式アロマセラピーサロンの先駆け」などと言っていただけますが、オープン直後は、お客様がほとんどゼロだったんです。とにかくお客様に来ていただこうと、まずは"自分になにができるか"の宣伝活動をしました。Ａ４用紙２枚いっぱいに手紙を書いて、70くらいの雑誌編集部に送付したでしょうか。なかなかお返事はいただけませんでしたが、ようやく１誌で取り上げてもらえたんです。それがいいきっかけとなり、徐々にお客様が増えました。

②そのあとはリピーターにつながるよう努力するのみです。

今思えば、至らないところがたくさんあったかと思いますが、当時は目の前のお客様に満足していただくことに集中していましたね。

Q サロンワークを長年続けられた原動力は？

お客様の人生に役立つことが、なにより幸せです。

自分のまわりや近所の方々を癒したいと思って、自由が丘でずっとサロンワークをやってきました。身近な方々の人生に少しでも役に立っているなら、とても幸せです

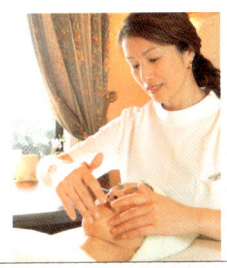

サロンでは、武居さんのテクニックが堪能できるスペシャルメニューが人気です。

し、それが仕事を続ける支えでもあります。オープン以来、20年近く通ってくださるお客様には、本当に感謝しています。

Q 後進のアロマセラピストにアドバイスを

トリートメント以外の準備も、アロマセラピストの大切な仕事ということを忘れずに。

アロマセラピストの仕事はトリートメントの施術だけではありません。サロンの掃除、タオルの洗濯や片付け、おしぼりの準備、ベッドメイキング、すべてがお客様に満足していただくための大切な仕事です。私はリピーターのお客様のために、お好みのハーブティーを選んで待つのも楽しい時間です。おもてなしの心が、人を癒すサロンづくりには欠かせませんから。

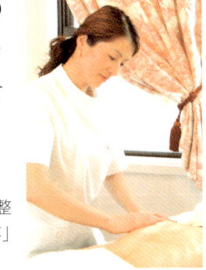

「迎えるお客様を思って準備を整えるのもアロマセラピストの仕事」と武居さん。

ケイ武居さんの Biography

1993 年	英国に渡り、フィトテラピーとアロマセラピーの養成校で学ぶ。
1995 年	英国で、IFPA認定アロマセラピストを取得。帰国し、講師活動を始める。
1996 年	オーストラリアに渡り、半年間ベテランアロマセラピストの助手を務める。
1997 年	帰国し、自由が丘に「ケイズケア（現サロン・エフェクティブタッチ）」をオープンする。
1997 年	心療内科、産婦人科、整形外科など、チーム医療に参画。
2003 年	スイスに渡り、CIDESCO認定国際エステティシャン、FRECスイス国内認定エステティシャンを取得。スイスのエステサロンにて現場研修を受ける。

サロンやスパをプロデュースする
アロマセラピスト

セラピストの成長に必要なのは
千人、二千人に触れ
日々、反省と勉強を重ねること

約20年前から活動を始め、日本のアロマセラピー黎明期を支えてきた佐佐木景子さん。自らもアロマセラピストとして、そしてサロンやスパのプロデューサーとして、幅広い分野で活躍されているその仕事内容や、アロマの仕事を続けていくために大切なことを伺いました。

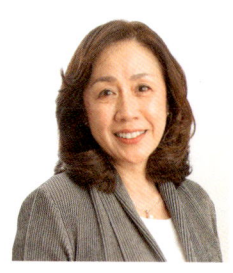

株式会社フォアナイン
代表取締役
佐佐木景子さん

PROFILE
日本フィットセラピー協会監事
日本ハンドケア協会理事
AEAJ認定アロマセラピスト、
アロマテラピーインストラクター
英国リフレクソロジー協会
正会員

自らもアロマセラピストとして施術を行う一方、病院でのセラピー導入事業、講師、サロンやスパ、スクールなどの立ち上げ業務や運営を行う。

Q 現在の仕事内容は？

①医療施設や介護施設でのトリートメント
②医療施設や介護施設でのセラピー導入事業
③サロンやスパのプロデュース
④アロマセラピースクールのプロデュース
⑤講師、講演、執筆

　ほかにも、日本ハンドケア協会理事としての活動など業務は多岐に渡りますが、上記が主な内容です。

Q サロンやスパのプロデュースとは、どのような仕事？

依頼主が求めることを形にし、利益が出る結果を出す仕事です。

　まず、企業からサロンオープン業務の依頼があります。それを受けてトリートメントメニューの考案、扱う商材の選択、技術指導などを行い、依頼主が求めるものを形にするのが我々の仕事です。仕事をコンス

タントにいただけるようになるには実績も必要ですし、相手の要望に応えるネットワークも欠かせません。もちろんやりがいがありますが、利益が出る結果を残さなければ次はない、厳しい仕事です。

Q 医療施設や介護施設でのアロマセラピー導入事業とは？

導入にあたってのあらゆる業務を請け、アロマセラピストも派遣します。

　アロマセラピーが浸透するのに伴い、最近になって医療施設や介護施設にも導入する動きが出てきました。施設内にトリートメントルームを併設するというのが一般的で、スパやサロンのプロデュース同様、その導入にあたってのあらゆる業務を請け負います。また、各施設にアロマセラピストを派遣する場合もあります。医療施設や介

護施設へのアロマセラピーの導入は私が
ずっと目指してきたことで、ここまでくる
のに15年の月日が必要でした。今後もさ
らに浸透するよう推進していきます。

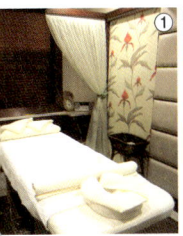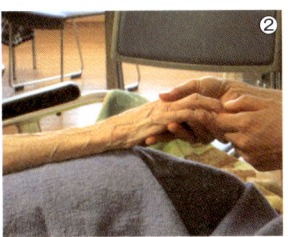

①川越市の愛和病院内のアロマセラピーサロン。「病院内で
のトリートメントはセラピストとしての立ち位置を自覚すること
が大切」と佐佐木さん。
②特別養護老人ホームでのトリートメント。介護施設や病院
で重要なのは「医師や看護師にアロマセラピーの必要性を
理解してもらい、実績を積んで信頼を得ること」。

Q アロマセラピストが活躍するための条件はなんでしょうか?

自分の主軸を持ち、ブレないようにすることです。

　アロマセラピストは資格を取得しただけ
でなれるものではなく、現場で千人、二千
人と触れながら一人前になります。体力が
必要なのはもちろん、相手が求めることに
応えることが大切です。

　アロマセラピストと言っても、スパやサ
ロン、エステ、病院、介護施設、それぞれ
にトリートメントの内容は異なり、インス
トラクターも、専門スクール、医療系の学
校、カルチャースクールでは教え方も異な
ります。自分が主軸としたいのはなにか、
それを見極め、焦点がブレないようにする
ことも重要ですね。

Q アロマセラピストが長く仕事を続けていく秘訣はなんですか?

全力を尽くし、終わったら次の目標を立てることです。

　私はトリートメントを行う度、講義を行
う度に全力を尽くし、終わったあとは、反
省して次の目標を立てます。私自身の次の
目標は、心と体のつながりを科学的に立証
すること。そのため、現在大学院で研究を
行っています。キャリアを積んでも、アロ
マセラピストの仕事にゴールはないと実感
しています。

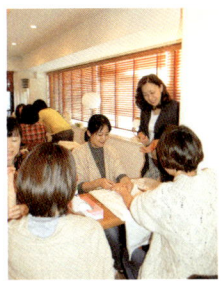

ハンドケアセラピスト認定講
座。「体に触れることは心に
触れること」と考え、一般の
方にもタッチケアの大切さを
広めています。

佐佐木景子さんの Biography

1990 年	アロマセラピーと出会い、生活の中で楽しむ。
1996 年	AEAJ*アロマテラピーアドバイザー資格取得。講師活動を始める。
1997 年	アロセラピストとしての活動を始める。
1998 年	AEAJ*認定アロマテラピーインストラクター資格取得。
1999 年	AEAJ*アロマセラピスト資格取得。
2000 年	**セラピスト派遣システムを確立**する。病院、ターミナルケア病院にて施術を始める。
2012 年	**介護施設での**ハンドケアボランティアを始める。

＊(公社)日本アロマ環境協会

株式会社フォアナインのホームページ
http://fournine-kn.com/

妊産婦ケアを実践し、
その重要性を説くアロマセラピスト

自身の妊娠を機に
妊産婦ケアを学習
妊産婦ケアの重要性を広め
すべての女性に幸せな出産を

鍼灸あん摩マッサージ指圧師でもあり、妊産婦をトータルにケアするマタニティケアリストとして活躍している藤原亜季さん。妊産婦ケアの重要性、妊産婦ケアを実践するために学んだこと、そして今後の目標などを伺いました。

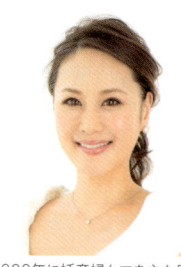

「天使のたまごグループ」
代表取締役
藤原亜季さん

PROFILE
マタニティケアリスト
鍼灸あん摩マッサージ指圧師
IFA認定アロマセラピスト

2006年に妊産婦ケアを主な目的とする鍼灸アロママッサージサロン「天使のたまご」を設立。2015年に「藤原亜季マタニティケアリストスクール」を開校。産後ママや赤ちゃんのためのブランド「CALINESSE」の商品企画・開発も行う。

Q 現在の仕事内容は?

①妊産婦のためのサロン「天使のたまご」でのトリートメントと鍼灸治療。
②妊産婦ケアのプロを育てる「藤原亜季マタニティケアリストスクール」での講師。
③上記のサロンとスクールのマネージメント。
④妊産婦や赤ちゃんのためのブランド「CALINESSE」の商品企画・開発。

　ほかに、代替医療の学術研究と医療とのパートナーシップを目指す「一般社団法人女性のための健康医療研究協会」も統括しています。

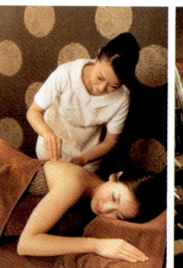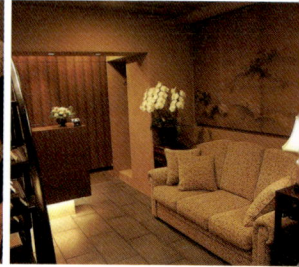

2006年に設立した「天使のたまご」。妊娠初期のつわりから、肩こり、腰痛、逆子などの妊産婦ケアが行われています。
http://www.tenshinotamago.com/

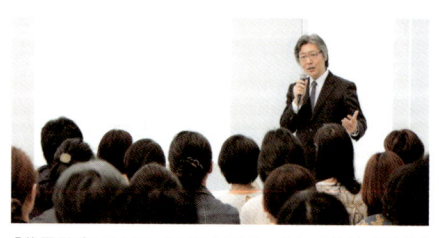

「藤原亜季 マタニティケアリストスクール」。5万人を超える臨床実績に基づいたカリキュラムで、妊産婦ケアに必要な知識と技術を習得できます。http://jawh-school.com/

Q 「マタニティケアリスト」とは?

妊産婦をトータルにケアする
セラピストのことです。

　鍼灸、マッサージ、アロマセラピーなどを用いながら、ひとりひとりに合わせた施術で妊産婦をケアしています。「天使のたまご」は、年間8000人を超える産前産後の女性にご利用いただいております。

Q マタニティケアリストを目指したきっかけは？

私自身がアロマトリートメントと鍼灸に助けられたことです。

私は2005年、鍼灸師の専門学校2年生のときに妊娠しました。思いがけない出来事でしたが、この妊娠が妊産婦ケアを専門とするきっかけになりました。妊娠中はつわりがひどいうえ、体調をくずしても薬は飲めません。アロマセラピーやリフレクソロジーのサロンは妊産婦にケアはしてもらえず、自分が携わっていたアロマトリートメントと鍼灸に助けられました。それからは、妊娠している自分の体を教材に、マタニティケアを学びました。

Q なぜ鍼灸師の免許を取得？

起業し、成功させるには大きな力になると思ったからです。

まず、アロマセラピストとしてサロンワークを行っていると、肩こりや腰痛など身体的なつらさを抱える方が多く、リラクゼーションを超えた治療をしてあげたいと思ったからです。さらに、私には"起業する"という学生時代からの大きな目標がありました。日本で起業し、自分のサロンを持つなら、鍼灸あん摩マッサージ指圧師という国家資格が大きな力になると思って決断しました。

Q 妊産婦ケアの重要性とは？

妊娠中に大切にされるとそれが子供を持つ幸せとなります。

妊娠中の体のつらさは我慢するもの、というのが通説でした。でも、妊娠中に大切にされること、心身を労ることがとても大切だということが医学的にもわかってきました。最近はマタニティケアへの関心も高まり、妊婦さんの口コミはもちろん、医療機関からサロンをご紹介いただくことも多くなりました。

Q アロマセラピストとして心掛けていることは？

"治す"ことと"癒す"こと、両方の実現です。

私は"治癒"の実現を常に心掛けています。治すことと癒すことのどちらも大切ですから。それを実践するためにアロマセラピーと鍼灸、両方の施術ができることは、大きなメリットです。

また、妊産婦ケアの重要性を積極的に発信するようにしています。現在は、サロン・スクール経営と並行して、昭和大学医学部で研究も行っています。少子化や産後うつなどの問題を解決するためにも、妊産婦ケアは必要不可欠なこと。これからも、ひとりでも多くの妊産婦が出産を快適に迎えられるよう尽力したいと思います。

藤原亜季さんの Biography

学生時代に世界数カ国を見聞し自然療法や伝統医療に興味を抱く。

2001 年	大学卒業後、アロマセラピストの資格を取得。
2005 年	自身の妊娠を機に妊産婦ケアの重要性を実感する。
2006 年	鍼灸あん摩マッサージ指圧師の免許取得。会社設立。銀座にマタニティ＆ママのための鍼灸マッサージ院「天使のたまご」をオープンする。
2015 年	「藤原亜季 マタニティケアリストスクール」を開校。
2015 年	5店舗目となる婦人科クリニックに併設した分院を札幌に開設。

医療施設内で妊産婦をケアする アロマセラピスト

ボランティアから
妊産婦ケアをスタート
データで必要性を示し
病院施設内にサロンをオープン

医療施設内にサロンをかまえ、病院と連携しながらトリートメントを提供する小杉美貴子さん。病院でのボランティアのスタートからサロンオープンに至るまでの経緯や、現在のお仕事内容について伺いました。

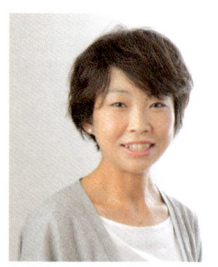

海老名メディカルサポートクリニック
「リラクゼーションルーム フラン」
チーフセラピスト

小杉美貴子さん

PROFILE
英国IFPA認定アロマセラピスト

ARTQ認定
妊産婦ケアマスター

ARTQ認定
ベビータッチケアマスター

会社勤務のあと、英国ロバートティスランド校にてアロマセラピストの資格を取得。アロマ＆ハーブ専門店での店長職を経て、2007年に「リラクゼーションルーム フラン」をオープン。海老名総合病院と連携し、妊産婦をケアする。

Q 現在の仕事内容は？

①海老名総合病院付属の海老名メディカル
　サポートクリニック内「リラクゼーション
　ルーム フラン」でのトリートメント
②上記のサロンのマネージメント
③産後ケアやベビーマッサージ教室などの
　講師
④後進のアロマセラピストの育成

この４つが大きな柱です。

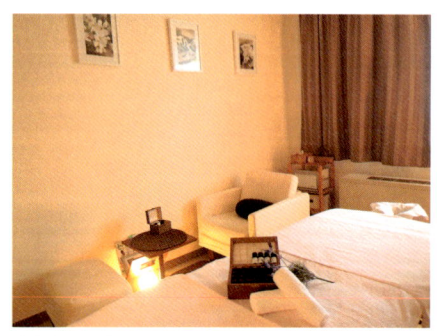

海老名総合病院に隣接する海老名メディカルサポートクリニック内にある「リラクゼーションルーム フラン」。
http://support.jinai.jp/aroma/

Q なぜ、病院でのボランティアを？

英国で学んだように、日本でも
医療との連携を実践したかったからです。

　私がアロマセラピーを学んだ英国では、医療の現場でアロマセラピーを提供するのが当たり前だったので、日本でも医療との連携を実践したいと思っていました。でも、私が帰国した2003年当時は、日本でのアロマセラピーを取り巻く環境は英国とは異なり、医療現場と連携するケースは、ごくわずかでした。

　ただ、その思いはよく話していたので、ある方が海老名総合病院のマタニティーセンター長を紹介してくださったんです。そして、同センター内で産後ケアのボランティアをスタートすることに。週２〜３回病院に通って、脚や背中を30〜40分ほど

トリートメントしました。月に約90人の分娩がある病院ですから、セラピスト2人で回るのは大変でした。でも、回数を重ねるごとに体験したいという方も増え、それが自信につながりました。

Q ボランティアからサロンオープンに至った契機は？

サロンの必要性を病院側にプレゼンテーションしたことです。

妊産婦さんをケアしたい気持ちはあっても、ボランティアでは続かない、と思いました。そこで、病院側にサロンオープンを認めてもらうべく、マタニティケアの必要性をプレゼンテーションしました。出産後ほとんどの方がトリートメントを受けている現状や、メンタルに良い変化があったなどと答えてもらったアンケート結果を示し、コスト算出まで行って承諾を得たんです。このとき、妊産婦ケアマスターの資格を取得していたことも後押しとなりました。

そして2007年、同病院に隣接する海老名メディカルサポートクリニック内の一室にサロンをオープンしました。現在は妊産婦のケアはもちろんのこと、総合病院に通院する患者さんや一般の方にもトリートメントを提供しています。

Q 病院施設内の施術で大変なことは？

すべての方がアロマセラピーに理解があるわけではないことです。

医療従事者の中には、アロマセラピーに懐疑的な見方をする人がいるのも現実です。医療との共存は、これからも大きな課題で

すが、実績を積み重ねることで病院からの信頼を得て、医療の現場とアロマセラピーの連携をさらに広げたいと思います。

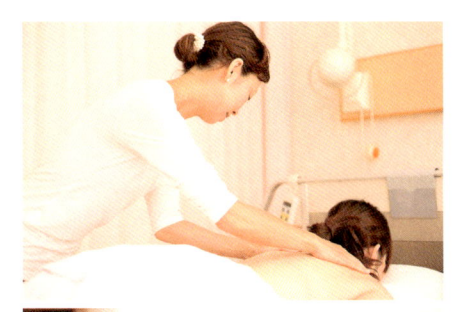

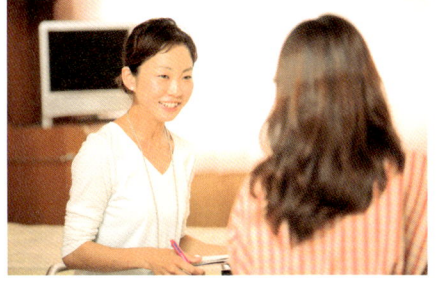

「きちんと勉強して正しい知識を得れば、アロマセラピーは妊産婦さんの大きな助けになります」と小杉さん。

小杉美貴子さんの Biography

2002 年	渡英し、ロバートティスランド校に入学。
2003 年	IFPA認定アロマセラピストを取得。帰国し、アロマ＆ハーブ専門店で店長を務める。
2004 年	海老名総合病院のマタニティーセンター長と出会い、同センター内で産後ケアのボランティアを始める。
2007 年	同病院に隣接する海老名メディカルサポートクリニック内の一室にサロンをオープンする。

親子のタッチコミュニケーションを
推奨するアロマセラピスト

親子の触れ合いの
大切さを説くこと。
五感を育む「香育」の実践が
セラピストとしてのライフワーク

「親子」をキーワードに、触れ合うことの大切さを幅広く伝えている齋藤智子さん。インストラクターとしても活躍する齋藤さんに、教えることの面白さや大切にしていること、そしてタッチケアの効果について伺いました。

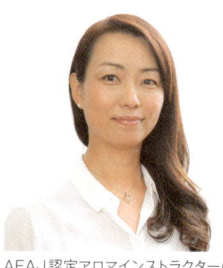

一般社団法人
プラスアロマ協会 理事長
齋藤智子さん

PROFILE

IAPA認定
アロマ調香デザイナー

JAI認定プロフェッショナル
アロマセラピスト

AEAJ認定アロマテラピー
インストラクター

AEAJ認定アロマインストラクターの資格を取得後、ベビータッチケア、精油のブレンドを深く学び、実践と指導にあたる。各養成講座やセミナー、小・中学校などでの香育を通して親子の触れ合いの大切さ、五感を研ぎ澄ませて生きるアロマライフの提案を行う。

Q 現在の仕事内容は？

① 触れ合うことの大切さを伝える
　「ベビータッチケア教室」の講師
② 小・中学校などで子供たちに行う
　香りの教育「香育」の講師
③ 「ジュニアアスリートファミリートレーナー
　講座」の講師
④ アロマ調香デザイナーの育成
⑤ 「一般社団法人プラスアロマ協会」の運営

　上記を柱に、「親子」をキーワードとした活動を行っています。そのほか、企業からの依頼を請けて香りの空間演出や講演も行っています。

Q ベビータッチケアの効果とは？

触れ合うことで
親と子両方の心が満たされます。

　触れることは、親子に限らず、人と人とのコミュニケーションの基本です。さらに、

「ベビータッチケア教室」では、ベビーマッサージを通して「触れることの大切さ」を、親にも子供にも伝えています。

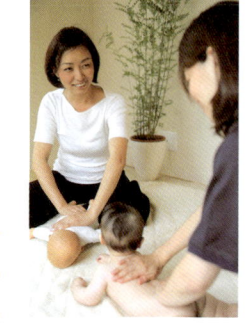

触れ合うことは互いの信頼関係を築くことにつながります。ベビータッチケアのクラスは、仕事を育休中のお母様が参加されることが多いのですが、はじめは皆さん緊張した面持ちでも、クラスが終了する頃には表情も柔らかくなります。初めての赤ちゃんに、どう触れていいかわからず、戸惑うお母様も少なくないんです。

　また、赤ちゃんの頃から親に触れられている子は、無意識のうちに、自分がどのように人に触れれば良いかを学び、自然と人を受け入れられるようになるんですよ。

Q 教えるという仕事に必要なことは？

自分の専門性を確立するための経験だと思います。

実は、私が自信を持って教えられるようになったのは、人に施術するアロマセラピストの勉強をしてからです。最初、試験のために教科書を覚えてインストラクターの資格を取得しましたが、その後セラピスト・アロマ調香デザイナーとして「現場での実践」を積むことで、より自信を持って伝えることができるようになりました。さらに、プロなら資格や技術はあって当たり前。そのうえで、自分の専門性を確立する必要があると思います。私の場合は、それが「親子のコミュニケーション」と「香りのブレンド」でした。

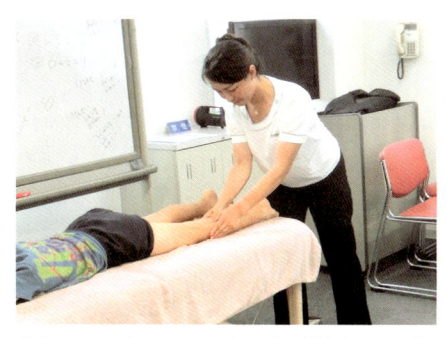

「ジュニアアスリートファミリートレーナー講座」では、スポーツに励む小・中学生の子を持つ親御さん向けに、ホームケアを指導しています。

ケガを未然に防ぐことにもつながりますし、これまでとは違う、新しい親子のコミュニケーションになると思います。これからも五感を研ぎ澄ませるアロマセラピーの可能性を追求していきたいですね。

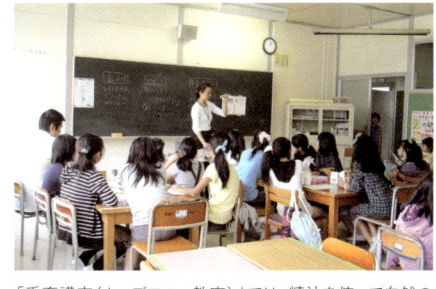

「香育講座（キッズアロマ教室）」では、精油を使って自然の香りの素晴らしさを子供たちに伝えています。

Q これからの活動の目標は？

スポーツに熱心な子供をケアする活動を積極的にやっていきます。

2015年11月から、スポーツに熱心な子供を親御さんが自宅でケアする「ジュニアアスリートファミリートレーナー講座」を開催しています。自宅でケアすることで、

齋藤智子さんの Biography

2002 年	会社員を経て、元々興味のあったアロマセラピーを独学でスタートする。
2004 年	アロマセラピースクールに通い、アロマセラピーインストラクター、セラピスト資格取得。
2005 年	ベビータッチケアのディプロマを取得。
2006 年	「ビアンジェ（現「atelier S.」）」をオープン。
2009 年	小・中学校などで子供たちに香りの教育「香育」を担当。
2015 年	オリンピックを見据えアスリートファミリートレーナー講座をスタート。
2016 年	IAPA認定アロマ調香デザイナー養成講座をスタート。

一般社団法人プラスアロマ協会（IAPA）のホームページ
http://www.iapa.or.jp/

atelier S.のホームページ http://saitotomoko.com

医療の現場で活躍する 臨床アロマセラピスト

アロマセラピストであり看護師
医療施設や介護施設で
臨床アロマセラピーを実践

臨床アロマセラピストとして医療の現場の最前線で
活躍する相原由花さん。アロマセラピストが医療の
現場で働く意味と今後の可能性、治療中の方や終
末期の方をケアするという現在の仕事の内容につ
いて伺いました。

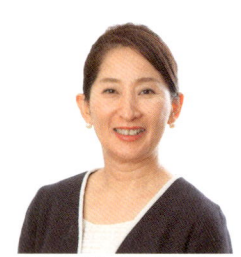

株式会社ホリスティック
ケアジャパン 代表取締役
相原由花さん

PROFILE
ホリスティックケアプロフェッショナル
スクール学院長
関西医科大学心療内科学講座研究員
日本アロマセラピー学会理事
日本統合医療学会理事
英国ITEC認定アロマセラピスト

大手流通企業の社員教育に携わったあと、英国ITEC認定アロマセラピストに。関西医科大学心療内科学講座研究員として実践と研究を行い、看護師の資格も取得。医療施設、福祉施設内にアロマケアルームを展開している。

Q 現在の仕事内容は？

① 臨床アロマセラピストを育成する
　「ホリスティックケアプロフェッショナル
　スクール」での講師
② 医療施設と連携した
　「アロマケアルームLife touch」の運営
③ 施設訪問型
　「アロマサブステーション」の運営
④ 医学部、看護学部、薬学部の非常勤講師
⑤ 「緩和ケアにおけるアロマセラピーの
　理論と実践」の講演活動

ほかに学会活動や執筆活動も行っています。

Q 臨床アロマセラピストとは？

病気に苦しむ患者に対し、アロマセラピーを
通じて症状緩和やQOL（Quality Of Life・
生活の質）の向上を目指す仕事です。

「より健康に、より美しく」ということ
を目的にするアロマセラピーとは異なりま
すね。現行の医療だけでは緩和できない心

医療者に向けて講演
を行うことも。臨床ア
ロマセラピーについ
て、幅広く指導を行っ
ています。

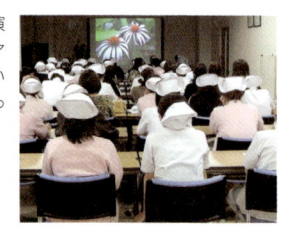

身の苦痛を抱えた方にアロマセラピーを行
い、症状を和らげて安寧を提供します。現
在は、緩和ケア科、心療内科、婦人科、整
形外科、リハビリ科などの医療施設や介護
老人福祉施設にケアルームを併設、あるい
は連携してアロマセラピーを行っています。

Q なぜ病院でアロマセラピーを実践？

恩師が看護師で、学んでいるときから
医療現場での活用を意識していました。

アロマセラピーを学んだスクールの恩師
が英国の看護師だったことから、授業では精

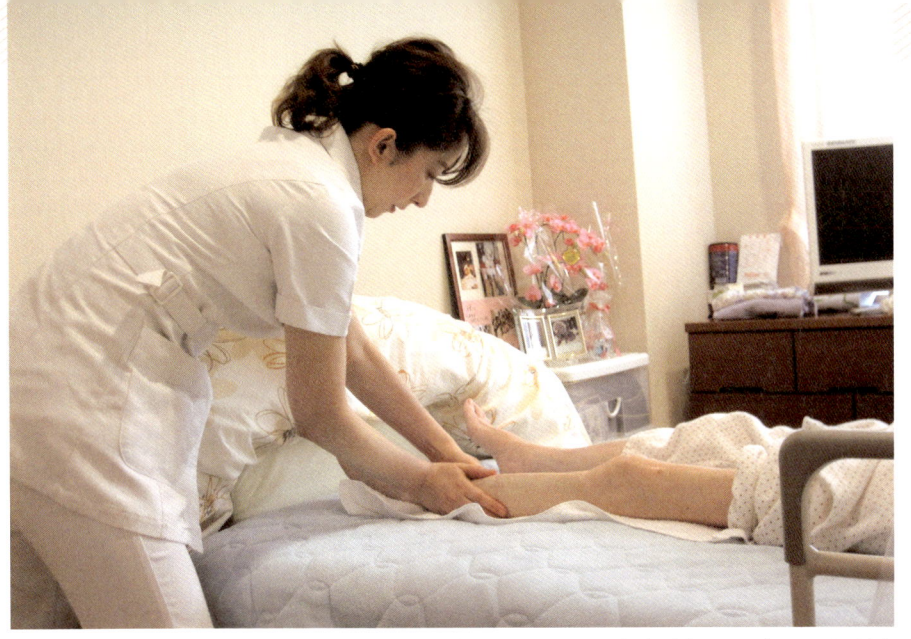

医療の現場で、患者さんに施術する相原さん。「決まった技術を押しつけるのではなく、相手の立場になって考える。それが臨床アロマセラピストにとって大切」と言います。

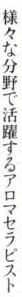

油の特性を活かしながら、いかに患者さんをケアするかという指導を受けていました。

アロマセラピストの資格を取得したあとは、自宅のサロンで施術したり、スクール講師として活動しながら、臨床アロマセラピストの在り方を探っていました。さらに、日々のサロンワークの中で、臨床アロマセラピーの有効性をより具体的に実感するようになっていったのです。

そしてある日、統合医療に関するセミナーでの懇親会の場で、参加している医師らにアロマセラピーについて説明する機会をいただきました。それがきっかけとなり、試験を受けて2001年に関西医科大学心療内科学講座研究員になったのです。それから心身症やがんの患者さんへの実践を重ね、日本における臨床アロマセラピーをつくり上げてきました。

相原由花さんのBiography

大学卒業後、10年間大手流通企業の社員教育に携わる。

1996 年	アロマセラピーと出会い、精油に深い興味を持つ。
2000 年	英国ITEC認定アロマセラピストの資格を取得。
2001 年	関西医科大学心療内科学講座研究員となる。
2002 年	アロマセラピストの教育を始める。
2005 年	医療施設と連携したアロマケアルーム「Life touch」を展開。
2006 年	兵庫県立大学看護学部に入学。
2009 年	（株）ホリスティックケアジャパンを設立し、ホリスティックケアプロフェッショナルスクールを開校。
2010 年	看護師・保健師となる。
2012 年	神戸市看護大学大学院修士課程がん看護学修了、兵庫県立大学大学院看護学研究科博士後期課程治療看護学入学。

相原由花さんの**フィールド**

■ 関西医科大学心療内科学講座研究員

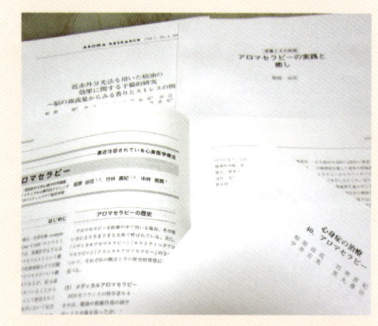

2001年、統合医療プロジェクトの研究員として入局。補完代替医療としての臨床アロマセラピーの効果と限界について実践と研究を行っています。

ホリスティックケアセンター
■ Life touch

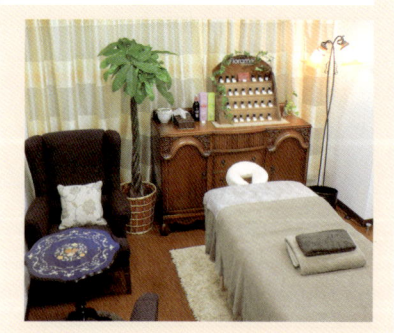

心療内科クリニック、不妊症専門クリニック、リハビリテーションセンター、介護老人福祉施設、緩和ケアセンターなど、医療施設と連携したアロマケアルームを展開し、統合医療の一端を担っています。
http://www.hcpro.jp/lifetouch.html

Ⓠ 実際に医療の現場に立った感想は？

**アロマセラピーの必要性を感じると同時に
現実も思い知りました。**

　病院では、慢性の疼痛を抱えた方やパニック発作に苦しむ方など心身症の患者さんのほかに、がんなどの重篤な病気を抱えた患者さんとも向き合ってきました。その中で、西洋医学の限界、そしてアロマセラピーの"癒しの力"の必要性を強く感じました。しかし一方で、アロマセラピーに対して医療従事者の理解がまだ十分でない現実にも直面しましたね。

Ⓠ なぜ、看護師を目指すことに？

**ケアの心を学び、
アロマセラピーを看護として実践する方法を
見つけたかったからです。**

　ある日、末期の患者さんに呼ばれて病室に行ったのですが、看護師から入室を拒否され、私は呼吸困難で苦しむ患者さんのもとに行くことができませんでした。それは患者さんの病状を考えてのことでしたが、私は「最期だからこそ患者さんを楽にしたい、癒したい」と申し出ました。でも看護師を説得できませんでした。このことが悔やまれ、自分がもっとケアについて学ばなければと強く思い、看護大学に入学しました。そこからスクール講師、アロマセラピスト、学生という3足のわらじを履いて、真の臨床アロマセラピストを目指す道を歩み始めたのです。

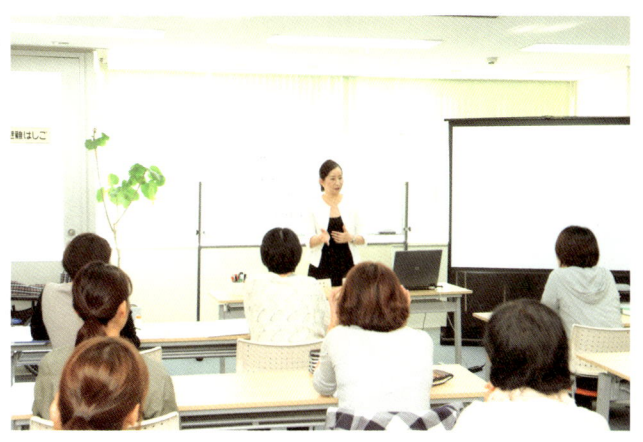

臨床で役立つスキルを身につけるためのスクール「ホリスティックケアプロフェッショナルスクール」を、神戸、名古屋、東京で開校しています。臨床アロマセラピスト養成、リフレクソロジスト養成などのコースがあり、これまで600名以上の卒業生が巣立っています。
http://www.hcpro.jp/

Q 臨床アロマセラピストのやりがいとは？

患者さんの"ありがとう"の言葉はなによりも励みになります。

患者さんが苦痛から解放され、安らかな顔でお休みになる姿は、私たちに勇気と確信を与えてくださいます。そんなとき、心・体・魂のすべてを癒せる真の臨床アロマセラピストに、私も少しは近づけたかなと思えます。でもある終末期の患者さんに「もっと早くあなたに会えていたら、こんなに苦しまなくてすんだのに」と言われたときは、とても心が痛みました。もっともっと臨床アロマセラピーを普及させて、早く患者さんに届けなければと思いましたね。

Q 臨床アロマセラピストを目指す方への指導は？

患者さんと真摯に向き合い、求めるケアを施すことが大切、と指導しています。

患者さんにアロマセラピーを施すのが目的ではなく、アロマセラピーという手段を使って患者さんをケアすることが目的だと伝えています。十分な精油の知識やトリートメント技術があることは当然ですが、さらに患者さんの状態に合った目的や方法を生み出せる実践力が必要になります。医療の現場で求められるのは知識と技術、想像力と創造力、思いやりと労わり、そして愛と感性です。そのために1症例1症例を大切に行うことが重要だと指導しています。

Q 今後の目標は？

医療や介護の現場に臨床アロマセラピーをさらに普及させていくことです。

現在、在宅療養する患者さんのために訪問アロマセラピー事業を進めています。また、企業と連携し、労働者のストレス軽減もはかっていきたいと思っています。そして、看護師が看護技術のひとつとしてアロマセラピーを提供できるよう、その介入プログラムの開発をしていきます。

スポーツ選手をサポートする アロマセラピスト

シドニー五輪での実績を機に
スポーツアロマの有用性を発信
次の目標は、もちろん東京五輪！

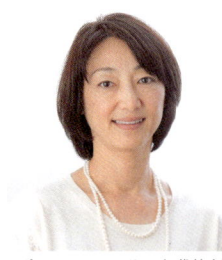

有限会社プレミナ
代表取締役
神﨑貴子さん

PROFILE

NPO法人日本スポーツアロマ
トレーナー協会 副理事長
さくら治療院 院長
プレミナセラピストスクール
校長

スポーツアロママッサージ、代替療法、自然療法を中心に施術を行う
アロマセラピスト・鍼灸師。医師、スポーツ関係者らとチームケアの一
員としてプロのアスリートからスポーツ愛好家の方まで幅広くボディ
ケアを行っている。

スポーツアロマトレーナーとして、多くのアスリート
やスポーツ愛好家を支える神﨑貴子さん。スポーツ
アロマという分野を確立されるに至った経緯、その
活動内容、そして今後の目標を伺いました。

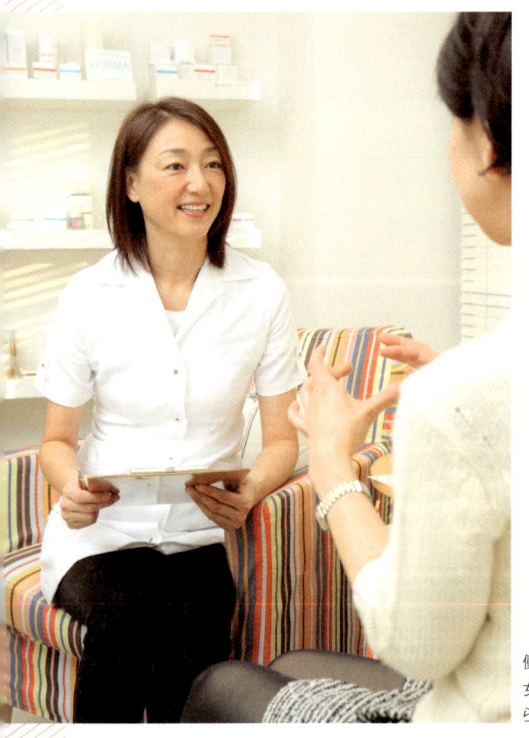

Ｑ 現在の仕事内容は？

① スポーツアロマトレーナーとしての
　アスリートのケアと治療
② 「プレミナセラピストスクール」での講師
③ 「さくら治療院」でのトリートメントと
　鍼灸治療
④ 上記の治療院やスクールなどの
　マネージメント
⑤ 競技会へのボランティア参加
⑥ NPO法人日本スポーツアロマトレーナー
　協会の運営

　上記の仕事を柱に、スポーツアロマに関
する講演や執筆活動なども行い、スポーツ
アロマトレーナー™ という職業の認知と啓
蒙を行っています。

働く女性の保健室をコンセプトとする「さくら治療院」では、
女性のライフステージと女性ホルモンのステージを考えなが
らのケアも実践しています。

Q なぜ、スポーツアロマトレーナーに？

**精油を使ったトリートメントは
疲労が抜けるのが早く、翌日体がよく動くのを
実感したからです。**

　私は小さな頃から体を動かすのが大好き
で、現在はトライアスロンに挑戦している
ほどです。アロマセラピーに出合ったのは
1994年頃のこと。当時、美容家の姉・吉
川千明が英国から色々な商材を取り寄せて
は、トリートメントを行っていました。私
もよく練習台になったのですが、精油を混
ぜたオイルでトリートメントをしてもらう
と、いい香りに包まれて気持ちが良いうえ、
それまで体験したスポーツマッサージとは
明らかに違う効果を感じました。「大好き
なスポーツに携わる仕事がしたい、手に職
をつけたい」と考えていたので、その経験
を仕事にするために、アロマセラピーにつ
いて学び始めました。

Q スポーツアロマという分野は、どのようにして確立を？

**アスリートが通うスパで実際に体に触れ
その効果を探りました。**

　アロマセラピーの勉強をしながら、しば
らくは、姉のアシスタントとして現場を学
び、経験を積んでいきました。そして1997
年、青山の高級会員制クラブ「ウラクデイ
スパ」でスーパーバイザーとして、施術と
セラピストの教育を担当することになった
んです。そのスパには五輪選手なども通っ
ていて、実際にアスリートの体に触れてケ
アする経験を積み重ねる中で、精油がアス
リートのパフォーマンスにもたらす力を探

りながら、スポーツアロマというメソッド
を確立していきました。

Q アスリートの反応は？

**まずはアロマセラピーにトライする気になって
もらうことが先決でした。**

　当時、スポーツの世界では、アロマセラ
ピーはまったく浸透していませんでした。ま
ずは、アロマセラピーを取り入れることで、
どのようにコンディションが上がるのかを説
明し、それならトライしてみようと思っても
らうことが必要でした。そのためには、知識
や技術があるのはもちろん、相手を納得させ
るプレゼンテーション力も不可欠でしたね。

神﨑貴子さんのBiography

1994 年頃	アロマトリートメントを受け、その効果に魅せられる。
1997 年	「ウラクデイスパ」にて施術を行う。
2000 年	シドニー五輪選手村（ジュリークボディケアセンター）で**海外選手のケアを担当**する。
2001 年	女性専用外来のクリニック「セラピールーム」をオープン。
2002 年	NPO法人日本スポーツアロマトレーナー協会発足　副理事長に就任。
2004 年	アテネ五輪スポーツアロマトレーナーとして、IOC公認のマッサージルームに従事。
2007 年	プレミナセラピストスクール開校。
2011 年	さくら治療院開院。
2012 年	マラソン競技に出場する高橋勇市選手のチームの一員としてロンドンパラリンピックに参加。
2013 年	プレミナマッサージルームオープン。
2015 年	「平成27年度　東京都スポーツ推進企業」に有限会社プレミナが認定される。

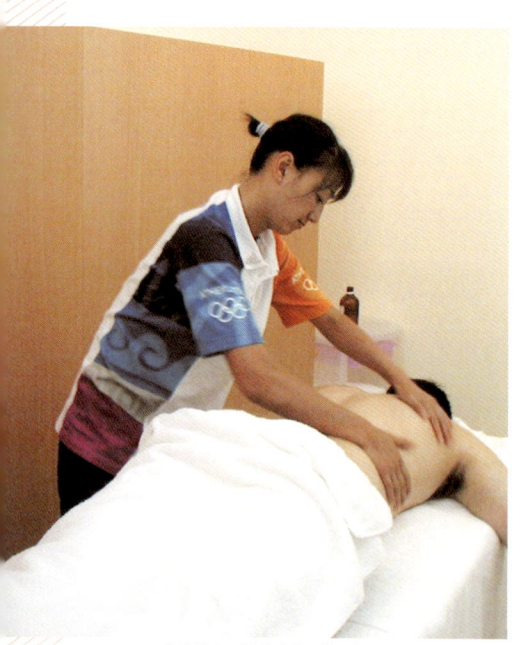

アスリートを施術中の神﨑さん。「スポーツアロママッサージを施すことが目的ではなく、選手のパフォーマンスを上げることが私たちの役割です」。

Q スポーツアロマが広まるきっかけは？

**2000年のシドニー五輪参加です。
メディアからの注目もぐんと増えました。**

シドニー五輪のスポンサーであったオーストラリアブランド「ジュリーク」と姉の吉川千明につながりがあったことから、選手村内にある、ボディケアセンターでボランティアとしてトリートメントを施すことができました。これが大きなチャンスとなりました。日の丸をつけて、世界中の選手をケアした経験は、その後の大きな糧です。五輪に参加したことで、メディアからの取材も増え、スポーツアロマという分野は徐々に認知されるようになりました。

Q なぜ鍼灸師の免許を取得？

**当時、日本でアスリートをケアするには
鍼灸師の免許を持っていることが当たり前と
されていたからです。**

実はシドニー五輪の選手村で会った関係者に、鍼灸あん摩指圧マッサージ師の免許を持っていないことを指摘されました。後々、それが原因でスポーツアロマ自体がバッシングされないように、帰国してからすぐに学校に通い、免許を取得したんです。

そして、2004年のアテネ五輪では、事前の準備と交渉が実を結び、国際オリンピック委員会公式のインターナショナルマッサージチームに参加しました。

Q 現在の啓蒙活動は？

**全国で行われているマラソン大会や
トライアスロン大会に、ボランティアとして
参加しています。**

まず、2002年にNPO法人日本スポーツアロマトレーナー協会を発足しました。私は副理事長として、積極的にメディアにもアプローチしたり講演を行ったりしてス

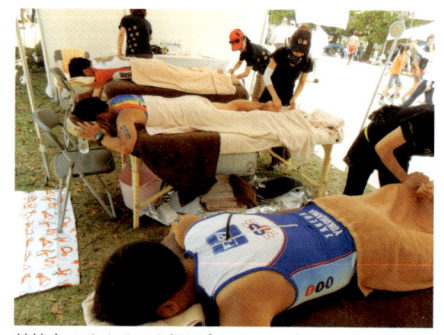

競技会でボディケアを行うプレミナセラピストスクール卒業生たち。競技大会には、ボランティアとして参加します。

ポーツアロマトレーナーいう職業の認知や、スポーツでの精油の有用性を伝えています。

また、各競技会ではプレミナセラピストスクールの卒業生たちとともに選手たちにボディケアを施し、スポーツアロママッサージによるパフォーマンスの向上を実感してもらっています。「去年もやってもらって結果が良かったから、また来たよ」とおっしゃる方も多いんですよ。

Ⓠ 次の目標は？

スポーツアロマトレーナーが活躍する姿が全国で見られることです。

五輪出場に向け、様々な競技の予選会が全国で行われますから、そこで日本スポーツアロマトレーナー協会のテントをひとつでも多く張り、スポーツアロマトレーナーに活躍してほしい。その実現に向け、指導を続けています。

また、東京五輪に向けて、子供たちのスポーツ熱も高まりを見せています。「子供のためにボディケアをマスターしたい」という親御さんも多く、実技練習会や1日講座に参加される方がとても増えています。また、プロ野球選手の奥様もいらっしゃいます。プロのスポーツトレーナーによるケアも重要ですが、家族がケアしてあげることで、応援されていることを実感し、頑張る後押しにもなるようです。その家族の思いを積極的にサポートしたいですね。今後も、活躍する選手がさらに増えるよう、スポーツアロマトレーナーとして様々な面から支えていきたいです。

神﨑貴子の**フィールド**

プレミナセラピストスクール

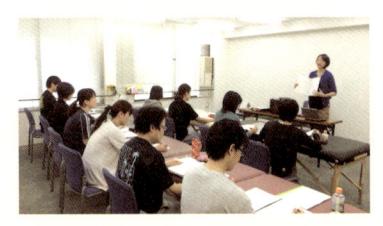

日本はもちろん、世界に通用するスポーツアロマトレーナーを育成するスクール。資格取得を目指す方から、家族や友人にスポーツアロマを施したい方まで幅広く学べます。
http://puremina.com/

NPO法人日本スポーツアロマトレーナー協会

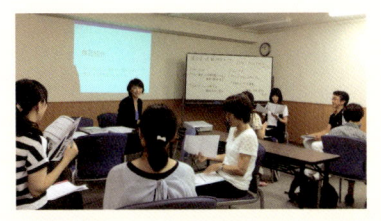

スポーツアロマの振興を目指す団体。全国で講習会やセミナーの開催、競技会での選手のサポートなどを行っています。神﨑さんは創立者として副理事長を務めます。
http://jsta-aroma.com/

さくら治療院

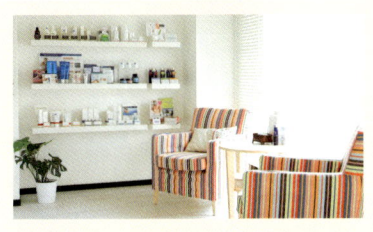

神﨑さんと、美容家で姉の吉川千明さんによる治療院。「働く女性の保健室」として、鍼灸治療、指圧、アロママッサージなどを行っています。
http://sakusakura.com/

スパでトリートメントを施す アロマセラピスト

お客様は老若男女 旅館全体の運営に参画し あらたなメニューにも 積極的に挑戦

高級旅館に併設するスパでアロマセラピストとして勤務する高橋久美さん。幅広い年代のお客様にサービスを提供するスパの仕事内容と、そのやりがいや面白さなどを伺いました。

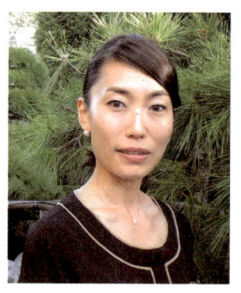

あたみ石亭
オーガニックスパ「息吹」
アロマセラピスト
高橋久美さん

PROFILE

会社員として企業に勤務したあと、アロマセラピースクールに入学し、勉強を始める。卒業後、アロマセラピストとして株式会社石のWAに就職。スパの運営全般を行う。

Q 現在の仕事内容は？

① お客様へのトリートメント
② スパの運営
（スケジュール管理、売上や在庫の管理、物販、掃除など）
③ 旅館の企画部としての活動

これらの仕事を、私を含め3人のスタッフで役割分担をしながら行っています。

Q 都会のサロンと旅館のスパとの違いは？

**お客様はアロマセラピーという言葉を
ご存知ない方が半数以上です。**

旅館の中にあるスパですから、来店されるお客様は老若男女。客層の幅はとても広く、アロマセラピーという言葉をご存知なく来店されるお客様が多いのが、都会のサロンと違うところかもしれません。まずは、アロマセラピーについて、わかりやすく伝

えるように意識しています。仕事内容は、スパの運営に関わることすべてで、それを他部署と連携しながら行っています。旅館ですから定休日はなく、業務も多岐に渡るので体力は必要です。前職はIT企業の会社員だったので、正直、最初は慣れなくて戸惑いもありました。それに代わりはいませんから、自己管理の大切さも痛感しています。

Q やりがいはなんですか？

**様々なお客様と関わることで
成長できる喜びを実感できます。**

宿泊代とは別に料金を払って施術を受けていただけるのは本当にありがたいことです。より満足度の高いサービスを求められるので、"ありがとう"と言われたときの嬉しさはなににも変えられません。

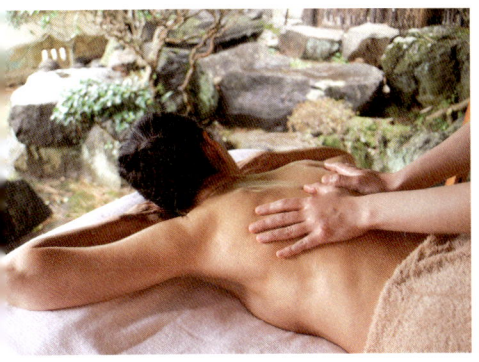

あたみ石亭オーガニックスパ「息吹·ibuki」。ジャスミンアロマティークの製品を使って、フェイシャル、ボディ、リフレクソロジーのメニューを提供。メンズケア、マタニティケアも行っています。http://sekitei.co.jp/atami/spa

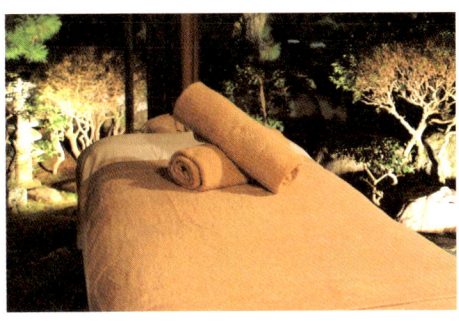

Ⓠ スクールを卒業し、アロマセラピストとして働いた感想は？

**資格取得だけでは不十分
現場での"修行"も必要です。**

　実際に働き始めてわかったのは、スクールを卒業し、資格を取得しただけでは、アロマセラピストとして通用しないということです。お客様に料金をいただくためには、やはり実践経験が必要ですね。ただ、経験を積まなければ難しいことも多いけれど、やり出すとアロマセラピーもスパの運営もとても深くて面白いということもわかりました。これからも色々な挑戦を続けて、成長していきたいと思います。

Ⓠ 旅館の企画部としての活動とは？

旅館の集客を上げるためにアイデアを提案するなど、旅館全体の運営にも関わっています。

　企画部に参加するようになって、ほかの部署のスタッフからサロンに提案をいただくことが増えました。さらに、コミュニケーションをとることで、互いの仕事内容への理解も深まっています。なにより、以前は待ちの姿勢だったのが「私たちがお客様を呼び込むんだ」という意識に変わりましたね。そんな経験がきっかけとなって、あらたに妊産婦向けのメニューをスタートさせたり、宿泊とスパがセットとなったパッケージをつくってもらったりしました。サロンがリニューアルした際も、積極的にイメージを伝え、反映していただいたのは嬉しかったですね。アロマセラピストとしてお客様に技術を提供して満足していただくのが第一ですが、この企画部の仕事にもあらたなやりがいを感じています。

高橋久美さんの**Biography**

2011 年	IT関連企業人事部で社内のメンタルヘルスケアを担当するうちに、心と体のつながりに興味を持つ。
2013 年	退職後、ウミガメ保全のボランティアに参加するため、屋久島に2カ月滞在して自然の在り方に感銘する。
	アロマセラピーに興味を持ち、自然療法の国際総合学院IMSIに入学。
2014 年	IFPA認定アロマセラピスト取得。
2015 年	株式会社石のWAに就職。あたみ石亭SPA息吹に配属。

商品開発に携わるアロマセラピスト

クライアントの要望に応え
商品や香りを開発
これもアロマセラピストの仕事

アロマセラピストの経験を経て、現在はアロマセラピー関連商品の開発に携わる小松純子さんと吉岡登紀子さん。商品開発とはどのような仕事か、アロマセラピストの資格がどのように役立っているのかを伺いました。

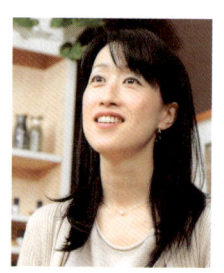
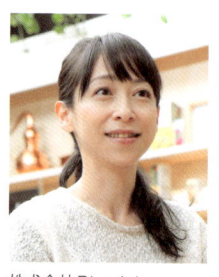

株式会社 Blue ink
商品開発担当
小松純子さん

株式会社 Blue ink
生産物流担当
吉岡登紀子さん

Q 現在の仕事内容は？

クライアントの依頼を請けての商品開発全般
（ヒアリング、プレゼンテーション、処方、原料調達、パッケージ提案、物流、販売促進プランなど）

小松純子さん（以下、小松）：クライアントはメーカー、ホテル、商業施設、映画会社など様々で、各クライアントがつくりたいアロマ製品、表現したい香りをヒアリングし、商品開発します。クライアントの求める香りを表現するための原料探しも私の仕事です。例えばラベンダーの精油でも、農場や季節によって香りが異なるため、その選定には細心の注意を払います。

吉岡登紀子さん（以下、吉岡）：私は開発されたものを商品として流通させるための生産システムを組み、物流コントロールまで携わります。

Q 今の仕事の面白さとは？

仕事の内容は幅広く、新しいことに
チャレンジできることです。

小松：現在働いているのが様々な内容の仕事をやっている会社なので、アロマセラピーを軸に色々な経験ができるのは、とても興味深いですね。

吉岡：たしかに仕事内容は多岐に渡りますが、私は変化が好きですし、すべてがアロマセラピーにつながっています。私の仕事には、海外生産した商品が日本の基準を満たしているかの品質管理も含まれます。日本人は要望が細かいため、それを海外の農家や工場に理解してもらうことから始まります。それらをクリアしたうえで、世界基準の厳しいオーガニック認定を受けた製品をつくることはやりがいがあります。

小松さんと吉岡さんが携わるブランド

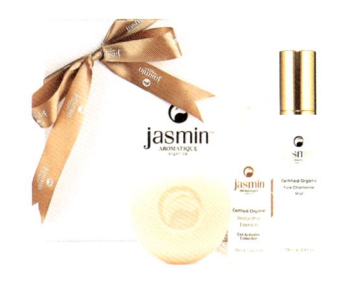

ジャスミンアロマティーク　オーストラリアのオーガニック認定を得た自社農場や、世界中のオーガニック農家から届く、最高級品質の原料のみを使用したブランド。

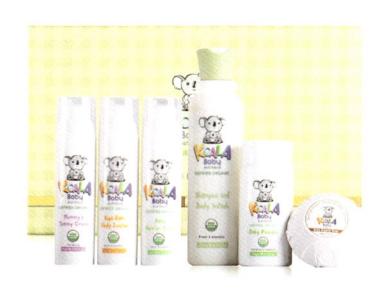

コアラベビー　食品基準のオーガニック成分でつくられた、「ママと赤ちゃんが安心して使える」ブランド。親子のスキンシップを楽しむツールとしても使えます。

Q 大変なのはどんなところ？

「アロマセラピーとは、精油とは、オーガニックとは」を、わかりやすく伝えることです。

小松：クライアントによっては、そういったことに初めて携わる方が担当されることも少なくありません。それに香りは目に見えないですから、余計にわかりにくいもの。だからこそ、100％天然の本物の香りに触れていただくことが大切と考えています。

Q 一般的なアロマセラピストのイメージとは違う仕事ですね。

サロンワーク以外にも知識と経験を活かせる場はあります。

吉岡：もちろん、サロンワークは素晴らしい仕事ではありますが、アロマセラピストの仕事は、トリートメント以外にも色々とあることが、実際に今の仕事を始めてわかりました。弊社の商品開発を行う約10人のほとんどはアロマセラピストなんですよ。

小松：最近は、香りに関する意識が高まっていますから、アロマセラピストの仕事の可能性も広がっていると思います。

小松純子さんの Biography

会社勤務の中、英国に興味を持ったことがきっかけでアロマセラピーと出合う。

2004 年　会社に勤務しながら、アロマセラピースクールに通い、AEAJ認定アロマセラピストを取得。

2005 年　（株）Blue ink の前身となる会社に入社。会社に勤務しながら、ジャスミンアロマティーク インスティテュートに通い、アロマセラピーや妊産婦ケアについて学ぶ。その後、アロマセラピストとしてサロンワークを行う。

2010 年　商品開発を担当する。

吉岡登紀子さんの Biography

女性専用クリニックで医療事務を務める中、同クリニックでのアネルズあづさの施術を見て、妊産婦ケアに興味を持つ。

2003 年　クリニックに勤務しながら、ジャスミンアロマティーク インスティテュートに通い、アロマセラピーを学ぶ。

2007 年　同スクールで妊産婦ケアを学ぶ。（株）Blue ink の前身となる会社に入社。アロマセラピストとしてサロンワークを行う。

2010 年　生産物流を担当する。

ジャスミン アロマティーク インスティテュートの紹介

http://annellsazusa.com/

＊下記の情報は2016年6月現在のものです。内容は変更になる場合がありますので、最新の情報はかならず上記ホームページなどで確認してください。

　私のスクールでは、現在4カ国での展開を進め、グローバルな視点でのアロマセラピー教育を行っています。資格だけをたくさん取得することを目的とした教育ではなく、重視しているのは、なにを目標として現場で活動するセラピストになるかです。それを常に意識し、実践に役立つカリキュラムを提供しています。

精油の化学＆ブレンディングフォーミュレーター養成講座

●精油ブレンド学Ⅰ

精油を「素材」として体感し、視て、触れて学ぶことを軸に「香りを楽しむ」という原点に立ち戻って精油の理解を広げていくことを目指すコースです。

【時間】各日10:30〜18:00
　　　　全3回　合計22.5時間
【講師】アネルズあづさ ほか

●精油ブレンド学Ⅱ

Ⅰの授業から進んで、「イメージ空間」や「商品」によりフォーカスし、企画書作成を含めたブレンド方法を学びます。

【時間】各日10:30〜18:00
　　　　全2回　合計15時間
【講師】アネルズあづさ

●精油ブレンド学Ⅲ

Ⅰ、Ⅱで得た知識や技術をもとに、さらなるプロフェッショナルスキルを習得します。現場に基づいた環境設定において、カスタマイズブレンドの一連の流れを体感し、習得する授業です。

【時間】各日10:30〜18:00
　　　　全1回　合計7.5時間
【講師】アネルズあづさ

妊産婦とベビーのためのプロフェッショナルクリニカルアロマセラピーコース

妊産婦ケア領域のアロマセラピーを専門とするクリニカルセラピストのスペシャリスト育成コースです。産後のベビーケアにおける知識やケア方法なども網羅し、総合的な習得ができるカリキュラムとなっています。

【時間】合計90時間
【講師】アネルズあづさ、二神真行、デニス・ティラン　ほか
【カリキュラム】妊産婦ケアにおけるアロマセラピー / 妊産婦ケア実技 / 産科・婦人科生理解剖学 / ベビータッチケア / 妊産婦におけるクリニカルアロマセラピーとリフレクソロジー

五十音順　精油インデックス

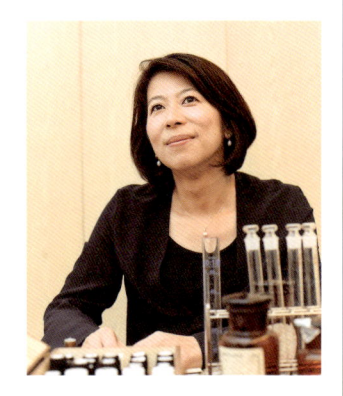

［著者］
英国IFPA認定アロマセラピスト／株式会社Blue ink代表取締役

アネルズあづさ

英国 ITHMA 認定プロフェッショナルアロマセラピーコース、
妊産婦とベビーの補完療法を中心として3年半の英国留学後、
2000年に株式会社Blue inkの前身となる有限会社アロマティークを設立。
産婦人科内でのアロマセラピー分娩ケアを推進し
医療従事者および一般向けの講座やセミナーを国内外において行う。
その一方で、ハリウッド映画や著名人、大企業の専属フォーミュレーターに
選ばれるなど、日本における精油ブレンディングの第一人者として活躍。
そのほか、六本木ヒルズ「TOUCH」でのバスアロマコンサルティングや
商品開発、温泉旅館「あたみ石亭」スパマネージメントなど、各企業に対する
アロマセラピーのコンサルティング、および新聞や雑誌にコラムを執筆。
著書に『誰も教えてくれなかった 精油のブレンド学』（BABジャパン）、
『マタニティアロマセラピー コンプリートブック』（BABジャパン）がある。

http://annellsazusa.com/

〈参考文献〉
『The Chemistry of Aromatherapeutic Oils』E.Joy Bowles著（A&U）
『THE ESSETIAL OILS VOLUME I〜VI』GUENTHER著（KRIEGER）
『The Complete Guide to Aromatherapy』Salvatore Battaglia著（The International Centre of Holistic Aromatherapy）
『Essential Chemistry for Safe Aromatherapy』Sue Clarke著（CHURCHILL LIVINGSTONE）
『AROMATHERAPY For HEALING THE SPIRIT』Gabriel Mojay著（GAIA）
『ESSENTIAL OILS』Jennifer Peace Rhind著（SINGING DRAGON）
『ESSENTIAL OIL CROPS』E.A. Weiss著（CAB INTERNATIONAL）
『The complete aromatherapy & essential oils』Nerys Purchon and Lora Cantele著（Robert ROSE）
『LAVENDER』Virginia McNaughton著（GARDEN ART PRESS）
『FRAGRANCE AND WELLBEING』Jennifer Peace Rhind著（SINGING DRAGON）
『AN INTRODUCTORY GUIDE TO AROMATHERAPY』LOUISE TUCKER著（EMS Publishing）
『CLINICAL MASSAGE THERAPY』James Waslaski著（PEARSON）
『DEEP TISSUE MASSAGE』Art Riggs 著（North Atlantic Books）
『MASSAGE THERAPY RESEARCH』Tiffany Filed著（Blackwell Publishing）
『Essential Oil Safety Second Edition』Robert Tisserand・Rodney Young著（CHURCHILL LIVINGSTONE ELSEVIER）
『アドバンスト・アロマテラピー』カート・シュナウベルト著（フレグランスジャーナル社）
『精油の化学』デイビッド・G・ウイリアムズ著（フレグランスジャーナル社）
『アロマセラピーサイエンス』マリア・リス・バルチン著（フレグランスジャーナル社）
『新版 からだの地図帳』佐藤達夫監修（講談社）
『アロマセラピーとマッサージのためのキャリアオイル事典』レン・プライス、シャーリー・プライス、イアン・スミス著（東京堂出版）
『キレイな"からだ・心・肌"女性ホルモン塾』対馬 ルリ子・吉川 千明著（小学館）

デザイン●小谷田一美
撮　　影●久保寺誠、前田一樹
植物撮影●アネルズあづさ
画像協力●Shutterstock.com
イラスト●後藤知江
モ デ ル●蜂巣あずさ
ライター●川原好恵
編集協力●成田すず江、保науず恵那
　　　　　（株式会社テンカウント）
編集アシスタント●松岡愛佳
　　　　　（株式会社テンカウント）
編集担当●梅津愛美
　　　　　（ナツメ出版企画株式会社）

香りを知る・楽しむ・活用する
アロマセラピー パーフェクトBOOK
2016年8月29日　初版発行

著 者　アネルズあづさ　　　　　©Annells Azusa,2016
発行者　田村正隆
発行所　株式会社ナツメ社
　　　　東京都千代田区神田神保町1-52　ナツメ社ビル1F（〒101-0051）
　　　　電話 03-3291-1257 （代表）　FAX 03-3291-5761
　　　　振替 00130-1-58661
制 作　ナツメ出版企画株式会社
　　　　東京都千代田区神田神保町1-52　ナツメ社ビル3F（〒101-0051）
　　　　電話 03-3295-3921 （代表）
印刷所　ラン印刷社

ISBN978-4-8163-6095-4　　　　Printed in Japan
＜定価はカバーに表示してあります＞
＜乱丁・落丁本はお取り替えいたします＞

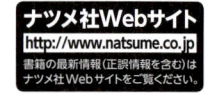

ナツメ社Webサイト
http://www.natsume.co.jp
書籍の最新情報（正誤情報を含む）は
ナツメ社Webサイトをご覧ください。